Yoga

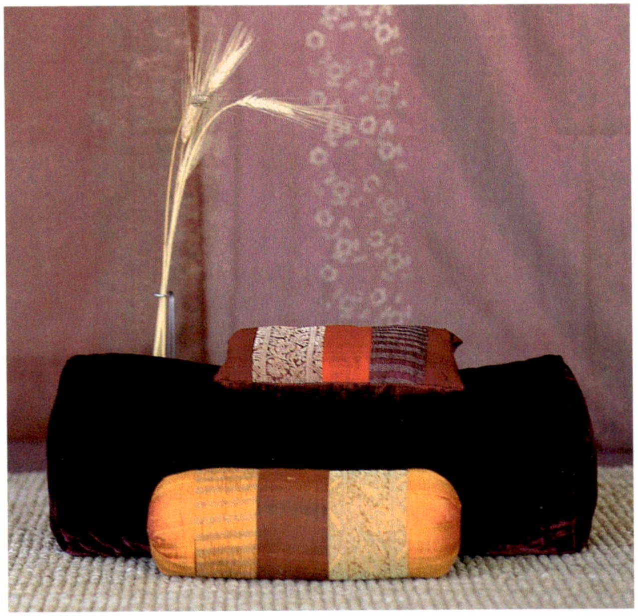

Das Übungsbuch

W0238925

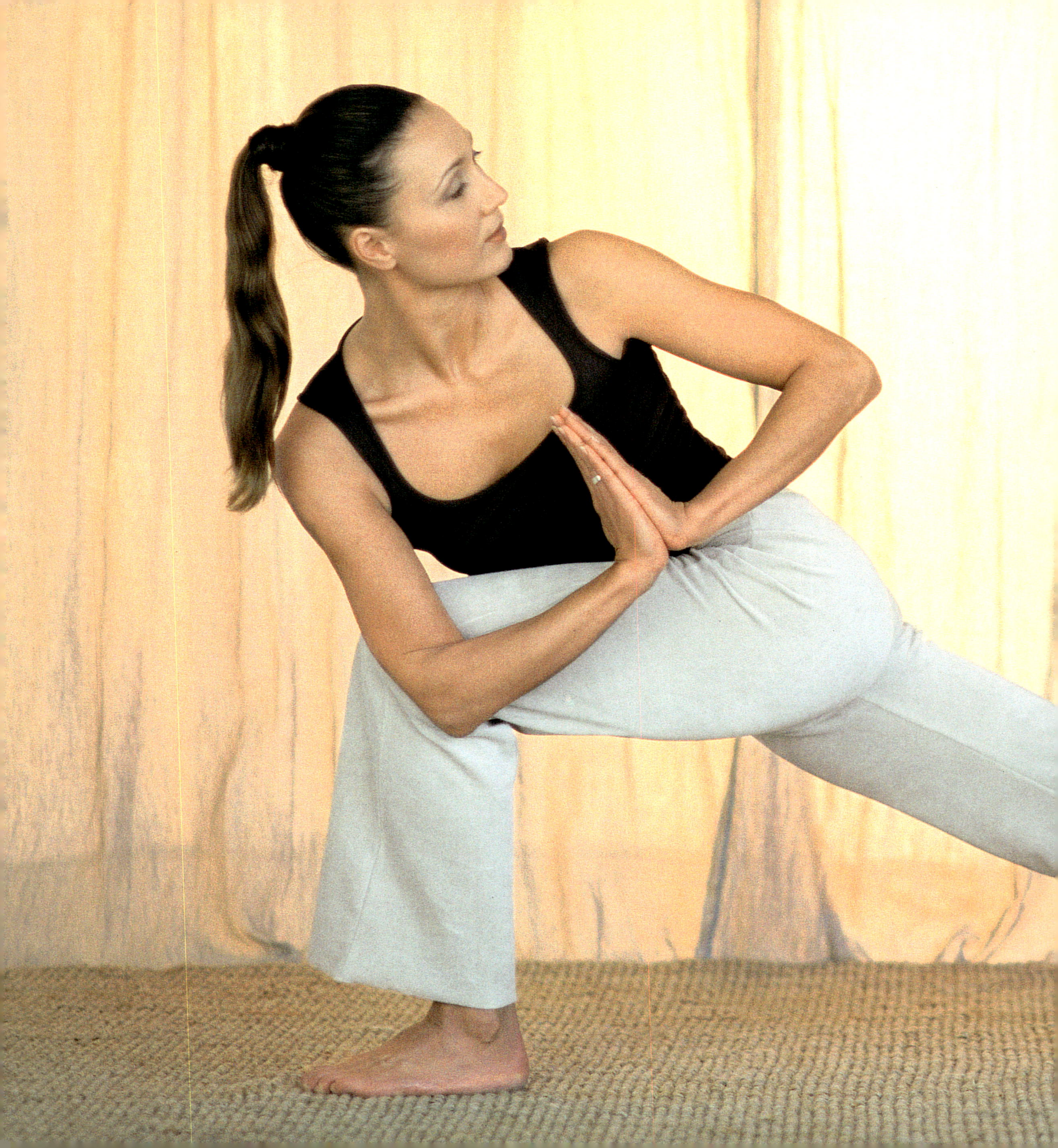

Das Übungsbuch

Körper und Seele im Einklang

Yoga

Ute Witt / Barbra Noh

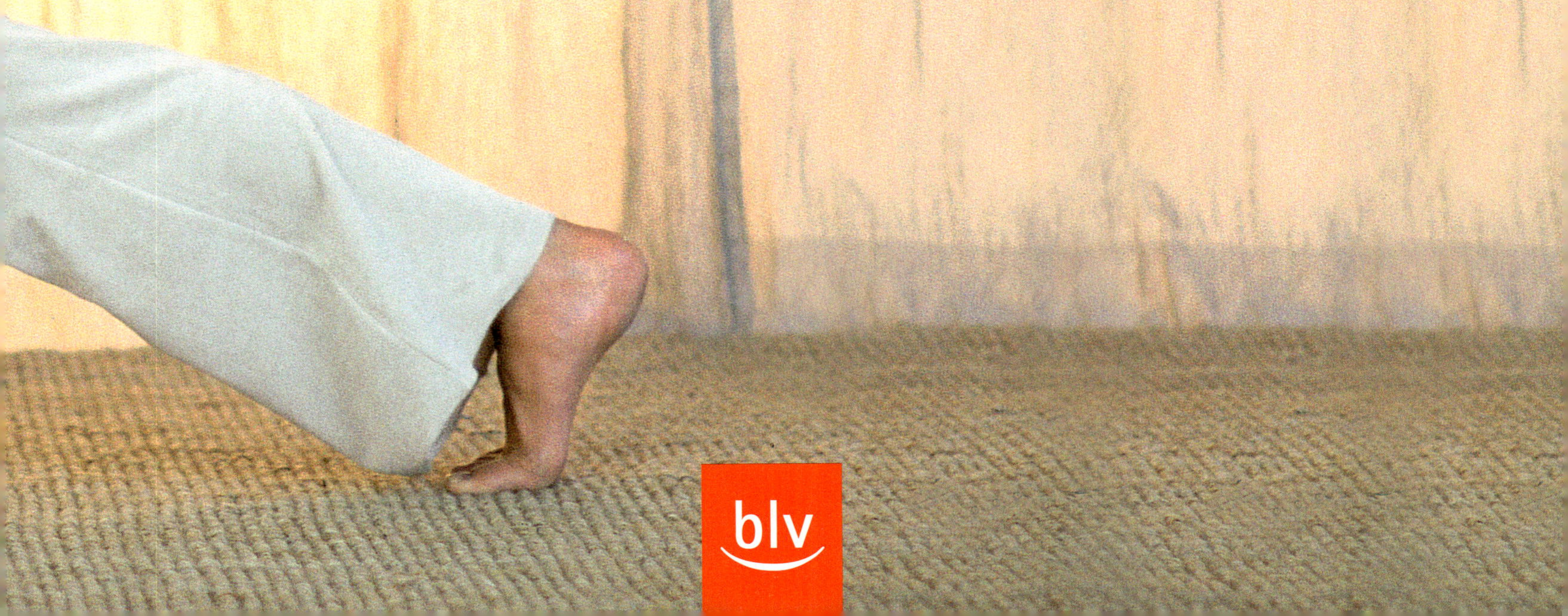

blv

Der Yoga-Weg
ist der Weg zum Glück

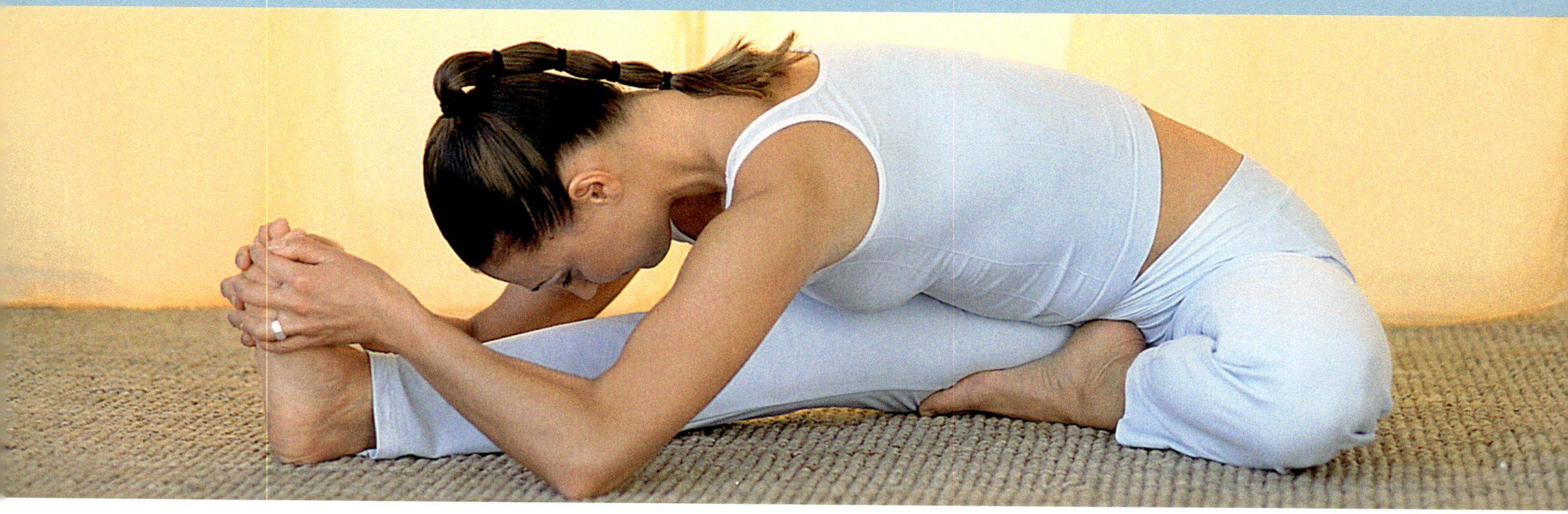

Inhalt

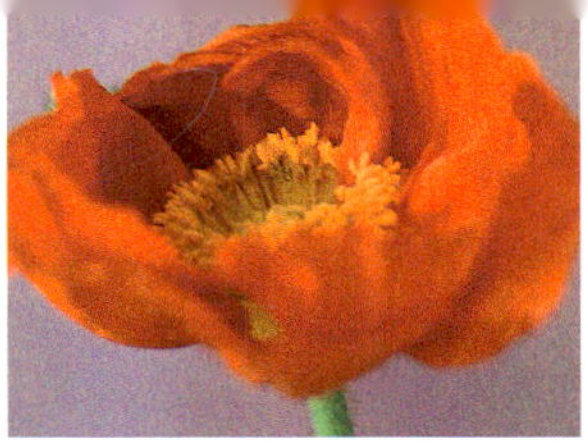

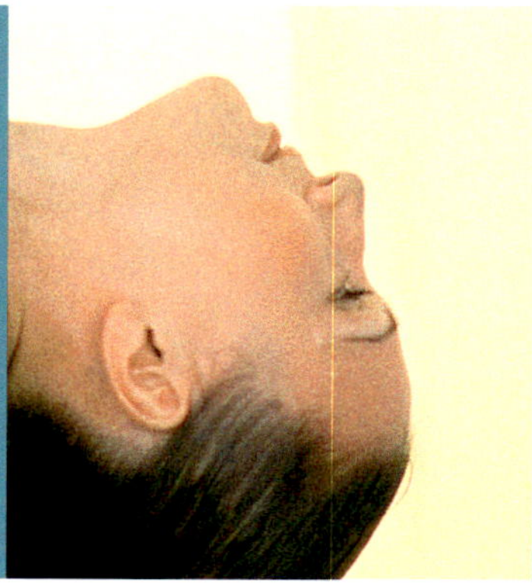

Vorwort

Auf dem besten Weg

Herzlichen Glückwunsch! Sie sind auf dem besten Weg Ihr Leben zu bereichern, zu verschönern, glücklicher zu gestalten.

Es gibt viele Gründe, sich mit der indischen Wissenschaft Yoga zu beschäftigen. Eines der wichtigsten Motive, warum sich bereits über drei Millionen Deutsche auf die jahrtausendealte Lehre eingelassen haben, ist der Wunsch nach mehr Wohlbefinden.

Einerseits stärken Yoga-Übungen Herz, Kreislauf und Atmung, wirken positiv auf die Entgiftungs- und Verdauungsorgane. Andererseits geben sie Kraft und Ausdauer, können Stress abbauen, das Immunsystem stärken und sogar Krankheiten heilen. Es gibt unzählige Beispiele von regelrechten Wunderheilungen. Die können wir Ihnen leider nicht garantieren. Aber wir versprechen Ihnen das, was wir am eigenen Leib erlebt und erfahren haben: Yoga wirkt immer und immer wieder.

Dieses Buch kann keinen Unterricht ersetzen. Es soll Sie vielmehr in Ihrer Übungspraxis begleiten. Wenn Sie noch auf der Suche nach der für Sie geeigneten Methode sind, gerade einen Kursus begonnen haben und zu Hause Ihre ersten Kenntnisse vertiefen wollen oder als bereits Fortgeschrittene Ihre Praxis aus einer neuen Perspektive betrachten möchten, werden Sie in diesem Buch zahlreiche Anregungen finden.

Wir beschränken uns dabei nicht auf eine bestimmte Schule, sondern präsentieren Ihnen klassisches Hatha Yoga in Verbindung mit unserer persönlichen Erfahrung, sodass Sie die Vorzüge verschiedener Stilrichtungen vereint finden. Wir liefern Ihnen das Handwerkszeug, damit Sie Ihr persönliches Wohlfühl-Programm entwickeln können.

Sie lernen in mehr als 140 Abbildungen über 100 Asanas (Körperhaltungen) kennen, lernen, wie sie wirken und worauf es bei der exakten Ausführung ankommt. Darüber hinaus erfahren Sie, wann, wo, wie oft und wie lange Sie idealerweise üben sollten, wie Sie Ihren Meister finden und wie Sie sich Ihr individuelles Übungssystem zusammenstellen.

Wir möchten Sie ein Stück auf Ihrem Yoga-Weg begleiten – dem Weg zum Glück.

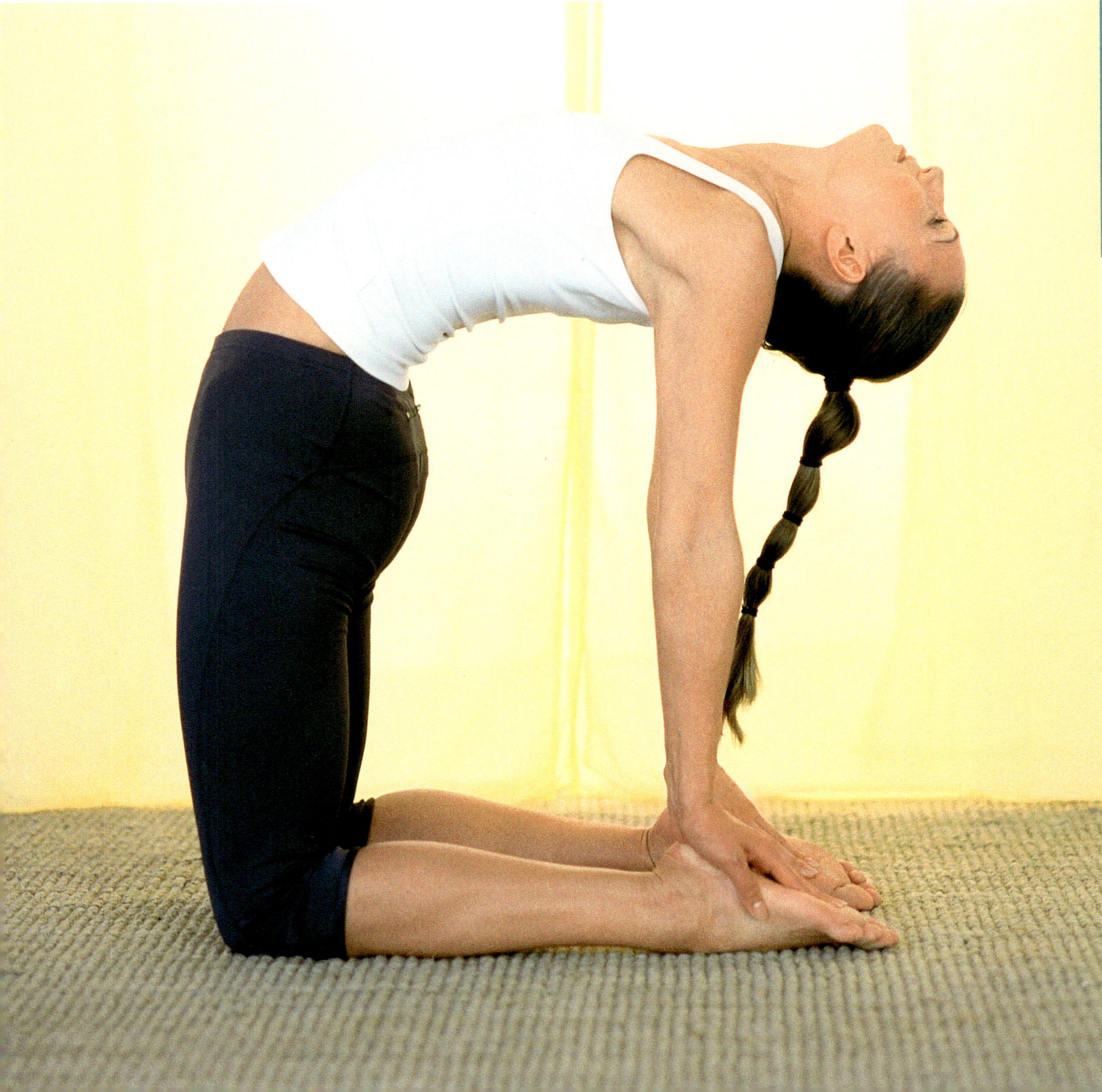

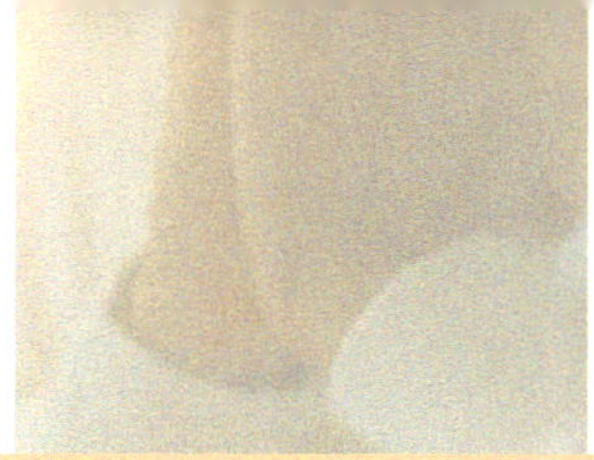

Die Yoga-Welt

Yoga ist der goldene Schlüssel,
der das Tor zu Frieden, Ruhe und Freude öffnet.
B.K.S. Iyengar

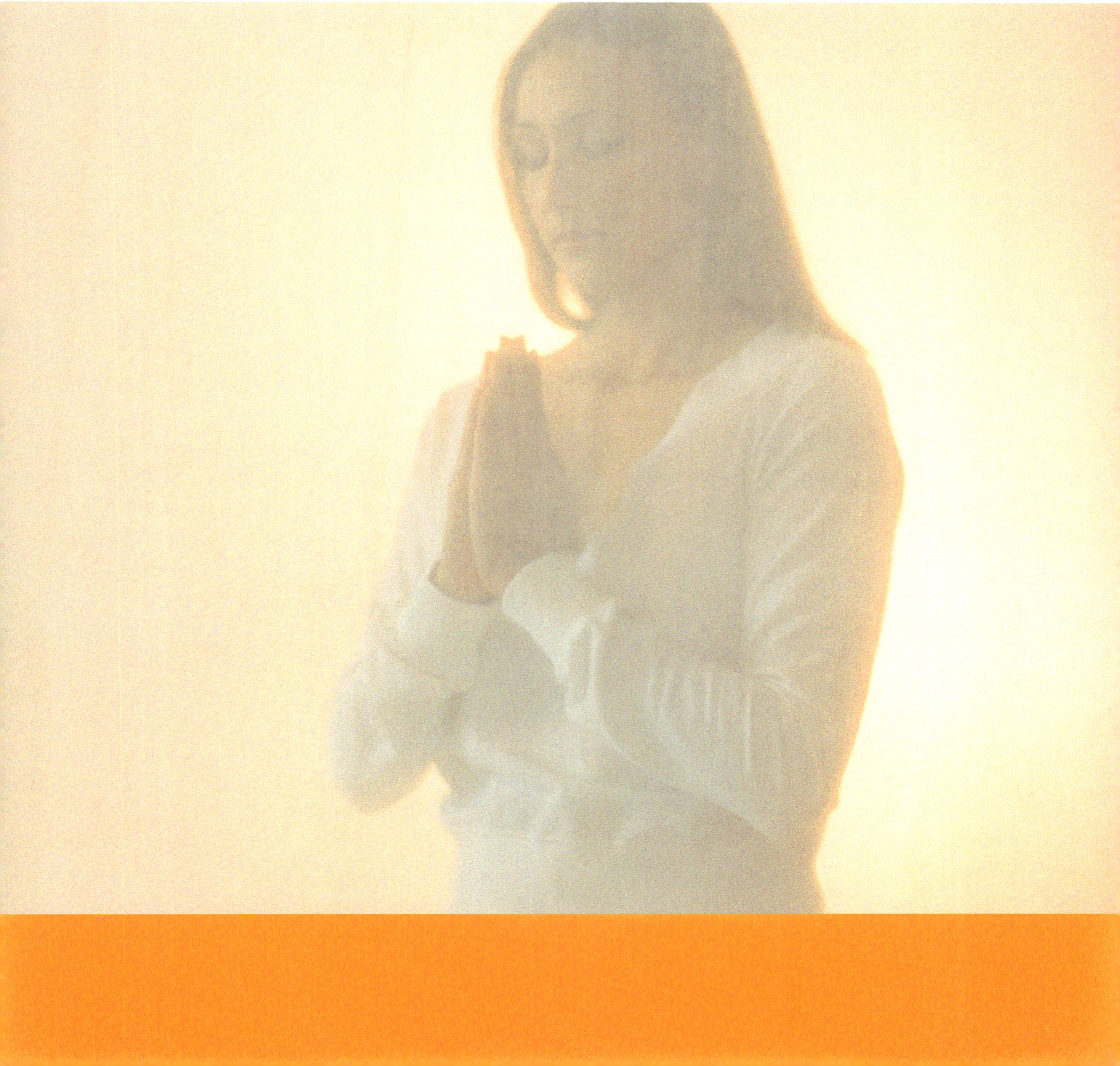

Meditation in Bewegung

Warum Yoga auch Ihr Leben bereichern und verschönern kann

Yoga ist wie Musik
Der Rhythmus
des Körpers
Die Melodie
der Gedanken
Die Harmonie der Seele
Ergeben die
Sinfonie des Lebens

Alle reden von Yoga. Doch worüber reden sie dann überhaupt? Was ist Yoga?

- Yoga ist keine Heilslehre, obwohl es heilen kann.
- Yoga ist keine Philosophie, der man sich unterwerfen muss – was nicht ausschließt, dass Yoga weise machen kann.
- Yoga ist kein Wundermittel, aber eine Bereicherung.
- Yoga ist mehr als Gymnastik, Workout, Stretching oder Akrobatikkunst – obschon es alles das ist.
- Yoga ist eine ganzheitliche Methode für mehr Wohlbefinden, Gesundheit, ja: mehr Glück im Leben.

Yoga bedeutet im Sanskrit – der klassischen Sprache Indiens – wörtlich »Joch« und im übertragenen Sinne »Verbindung«. Yoga üben heißt demnach, dass man sich gleichsam durch ein Joch mit dem Göttlichen vereinigt. Es beinhaltet das Streben nach der Harmonie von Körper, Geist und Seele.
Hatha Yoga erzielt diese harmonische Einheit durch präzise Körperübungen (Asanas) und spezielle Atemtechniken (Pranayama). Es reinigt die *Nadis*, die Energiebahnen des Körpers, in denen *Prana*, der Lebensatem fließt. Und es ist ein Weg zu körperlicher und geistiger Selbsterfahrung.

Nach einiger Zeit des Übens werden Sie merken, wie sich Ihre Kraft, Kondition und Beweglichkeit durch Yoga verbessern. Wobei diese neue Gelenkigkeit durch muskelaufbauende Bewegungen erarbeitet wird, Sie müssen also nicht befürchten, sich zu überdehnen oder irgendwelche Bänder auszuleiern – wenn das auch auf einigen Fotos mit zirkusreifer Akrobatik so aussehen mag. Das Wichtigste ist, dass Sie die Logik des Körpers verstehen lernen, Ihre Wachsamkeit für eine sinnvolle Haltung geschärft wird und Sie dadurch in der Lage sind, Fehlhaltungen zu bemerken und schnell wieder zu ändern, um gesund zu bleiben.
Sie können Yoga nur als Fitness-Training betrachten, wenn Sie wollen. Die Nebeneffekte bekommen Sie trotzdem, sozusagen geschenkt: einen aktiven, anmutigen, gesünderen Körper, eine entspanntere Seele – was Ihnen helfen wird, die Herausforderungen des Lebens leichter anzunehmen.

Die Wirkung des Yoga tritt auch ein, wenn Sie sich kein bisschen mit der tieferen Bewandtnis der Haltungen oder der yogischen Lehre befassen. Sie werden es sowieso erleben: Denn sind erst einmal Ihre Muskeln im Gleichgewicht, sind Sie es auch. Sie fühlen sich einfach in jeder Beziehung entspannter. Diese Entspannung hilft,

Wesentliches von Unwesentlichem unterscheiden zu können und gezielt aktiv zu werden.

Wie »funktioniert« Yoga?

Durch eine bestimmte Art des Übens wie etwa das Sonnengebet, bei dem die Stellungen sehr häufig gewechselt werden, wird Ihre Herz-Kreislauf-Leistung fast wie bei einem Dauerlauf trainiert. Diese schweißtreibende Angelegenheit, die Ihre ganze Aufmerksamkeit erfordert, macht es möglich, dass Sie völlig abschalten können und trotz der hohen Aktivität zur Ruhe kommen. Yoga arbeitet immer mit Gegensätzen, die zu vereinigen sind: Alle Übungen werden auf beiden Seiten praktiziert, auf aktive folgen passive Haltungen, auf hitzige Anstrengung folgt besänftigende Stille.

Dies beinhaltet auf der einen Seite intensive Feinarbeit mit millimeterweisen Veränderungen an einzelnen Stellungen. Es erfordert Ihre ganze Aufmerksamkeit sie zu erspüren und sich darüber zu freuen. Das bedeutet, dass Sie keine schnellen Erfolge erwarten dürfen. Es bedeutet aber auch, dass der Yoga-Weg nie endet. Es gibt immer noch etwas Neues zu entdecken.
Auf der anderen Seite werden bestimmte Übungen sehr lange gehalten. Das hat zur Folge, dass der Energiefluss durch das Nervensystem strömt, wodurch es zunehmend stärker und belastbarer wird. Insgesamt nimmt Ihre zur Verfügung stehende Energie zu. Diesen Effekt spüren vor allem Anfänger, die nach ihrer ersten Stunde mit zahlreichen Rückbeugen eine halbe Nacht lang nicht schlafen können. Andere aber schlafen tiefer und länger als üblich. Im psychischen Sinne werden Sie erleben, wie Ihre Willenskraft, Ihre Zielstrebigkeit und Ihr Durchhaltevermögen steigen, auch angesichts kniffliger Aufgaben im Alltag.

Die neuen körperlichen Erfahrungen werden Ihren Geist beeinflussen, ob Sie wollen oder nicht. Es kann passieren, dass Sie an einem Tag felsenfest auf einem Bein stehen und am nächsten das Bein nicht heben können, ohne ins Schleudern zu geraten. Sie sind eben im wahrsten Sinne des Wortes unausgeglichen. Na und? Im Yoga gibt es kein Versagen. Will Ihnen eine Stehübung einmal nicht gelingen, üben Sie eben im Sitzen oder am nächsten Tag weiter. In kaum einem anderen Lebensbereich lässt sich diese Erfahrung deutlicher wahrnehmen: die Erfahrung und die heute längst nicht mehr selbstverständliche Einsicht, dass der Mensch nicht nur Körper oder Kopf ist, sondern immer beides.

Das ist Yoga: Geduld und Zuversicht, Gelassenheit und Ausdauer. Deshalb ist Yoga für jeden Menschen geeignet, egal in welcher körperlichen Verfassung, egal wie alt, egal wie groß oder gelenkig. Und diese kleinen Erlebnisse, diese Begegnung mit sich selbst, wird sich auf Ihr Familien- oder Berufsleben, Ihre Freundschaften übertragen. Mit Geduld und Gelassenheit gesellt sich auch das Glück zu Ihnen. Eine Yoga-Stunde endet nie mit Verlassen des Studios. Sie nehmen immer etwas mit: Energie oder Entspanntheit, Beschwingtheit oder Leichtigkeit – und manchmal auch Muskelkater.

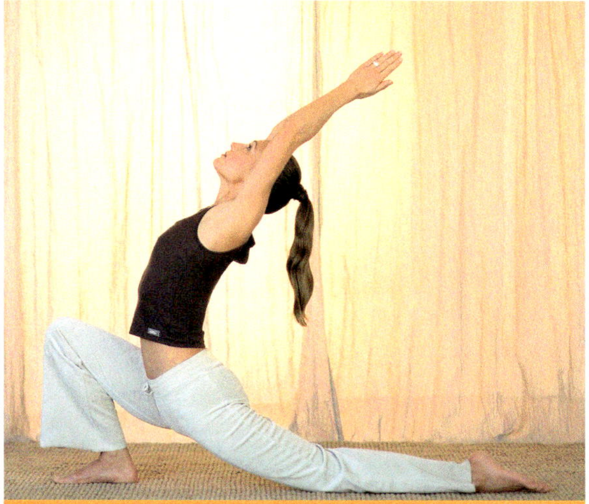

Bringe dein Denken zur Ruhe.
Reflektiere.
Sei gewahr.

Buddha

Was kommt auf mich zu?

Yoga kann Ihr Leben positiv beeinflussen

Der Prüfstein für die Weisheit eines Menschen ist seine Gleichmut. Kleine Steinchen, die in den See des Bewusstseins geworfen werden, sollten nicht den ganzen See aufwühlen.

Paramahansa Yogananda

Wir wollen Ihnen nichts vormachen. Um in den Genuss all dieser wunderbaren Wirkungen zu gelangen, ist eines unerlässlich: Disziplin. Willensstärke, ein wenig Überwindung und Beharrlichkeit sind ebenfalls notwendig. Kaum eine Übung wird Ihnen etwas bringen, wenn Sie sie nicht aushalten.
Im Yoga hat alles seinen Sinn. Nicht umsonst wird immer wieder darauf hingewiesen, den Fuß so oder anders zu stellen. Es wird Momente geben, in denen Sie an Ihre Grenzen stoßen, nicht mehr können, keine Lust oder Kraft mehr haben. Gerade am Anfang – und manchmal auch später – können Muskel- und Gelenkschmerzen, Übelkeit, Kopfweh oder Stimmungsschwankungen auftreten. Doch das sind in der Regel schlichtweg Reinigungsreaktionen des Körpers, auch auf emotionaler Ebene, die nach einer Weile wieder abklingen.

Wenn Sie dann dranbleiben, durchhalten, weitermachen, werden Sie anschließend umso fröhlicher sein. Sie werden ungeahnte Dimensionen erreichen, physisch und psychisch. Dimensionen, die Ihnen verborgen bleiben, wenn Sie vorzeitig aufgeben.
Eine dieser Dimensionen ist der ganz und gar fehlende Konkurrenzgedanke. Bestimmt werden Sie manchmal neidvoll zu Ihrer Mattennachbarin schauen, die sich viel weiter vor- oder hinunterbeugen kann. Das sind die Momente, in denen Sie Gleichmut und Güte mit sich selbst praktizieren lernen. Es geht darum, sich nicht zu vergleichen. Leistung und messbarer Erfolg sind dem Yoga fremde Begriffe.

Wir müssen Sie vorwarnen: Ihr Leben könnte sich ganz schön verändern! Ihr Verhältnis zu sich selbst, zu Ihrem Körper und somit auch zu anderen wird sich wandeln. Einige Ihrer Wertvorstellungen könnten sich ebenso verschieben wie Ihr Umgang mit der Zeit. Ihre bisherige Ernährung und Kleidung könnten in Frage gestellt werden. Sie werden körperliche Veränderungen an sich feststellen:
Sie gehen und stehen aufrechter, bewegen sich harmonischer. Sie könnten auch empfindlicher werden gegen schlechte Luft, Lärm, Temperaturschwankungen. Vielleicht werden Sie sogar mutiger, selbstsicherer, toleranter und genügsamer. Eins ist sicher: Gänzlich unberührt wird es Sie nicht lassen. Wagen Sie das Abenteuer Yoga.

Die Vielfalt der Yoga-Stile

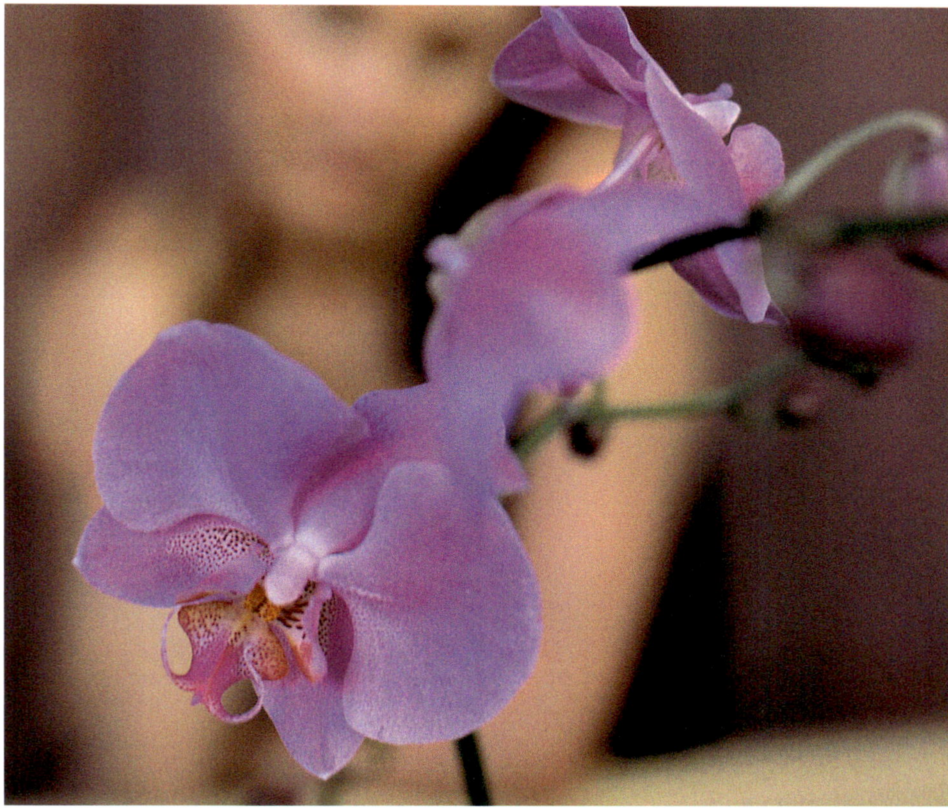

Yoga boomt. Mit dem stetig steigenden Interesse an Entspannungstechniken tauchen ständig neue Ansätze mit verheißungsvollen Versprechen auf. Mittlerweile können Sie in jeder Volkshochschule, jedem Fitness-, Tanz- oder Gymnastik-Studio einen Kursus buchen. Mehr oder weniger kompetente Trainer bieten ihre ganz spezielle Yoga-Philosophie. Da wird im Namen des Vaters, des Mondes, des heiligen Geistes das Räucherwerk entzündet, philosophiert, gekocht, meditiert. Einige Stilrichtungen aber verfügen über international gültige Ausbildungsstrukturen. Bei denen können Sie sicher sein, im Unterricht vertrauten Abläufen zu begegnen. Sie sollten sich dennoch nicht zu schnell festlegen, sondern verschiedene Ansätze ausprobieren. Entscheidend bei der Suche nach Ihrer bevorzugten Yoga-Variante ist Ihr Ziel. Wollen Sie meditieren oder sich als Ausgleich zum Bürojob mehr bewegen, suchen Sie Entspannung oder wollen Sie sich auspowern? Unsere Übersicht soll Ihnen die Wahl erleichtern.

Hatha Yoga

Dies ist der Oberbegriff der verschiedenen Yoga-Formen. Siehe Seite 15 ff.

Ashtanga Yoga

Beim ausgesprochen körperorientierten Ashtanga Vinyasa Yoga handelt es sich um eine sehr alte, genau festgelegte Abfolge von Asanas. Der Übungsstil ist sehr anspruchsvoll, fördert Kondition, Muskelaufbau und Beweglichkeit. Zentrale Rolle spielt die fließende, dynamische Synchronisierung von Atmung und Bewegung zu übergangslosen Movements. Ashtanga Yoga ist Yoga-Neulingen weniger zu empfehlen.

Iyengar Yoga

Wer bei Iyengar Yoga ewig langes Liegen und Meditieren in räucherstäbchengeschwängerter Luft erwartet, wird enttäuscht. Iyengar Yoga ist eine kraftvolle, ausdauernde, präzise Übungsmethode, die das Gespür für die ideale anatomische Ausrichtung des Körpers fördert. Sri Bellur Krishnamachar Sundara Iyengar, 1918 in Indien geboren, hat den weltweit anerkannten Maßstab detaillierter Ausführung der Yoga-Körperhaltungen und -Atemtechniken gesetzt. Er gilt als fortschrittlichster aller lebenden Yogis – sowohl in Praxis als auch in Didaktik und Theorie. Sein Verdienst ist es, dass er die klassischen Positionen mit westlichem Verständnis von Anatomie und Physiologie verband.

Guru und Yogi

Der Schüler wird Yogi genannt und der Meister Guru. »Gu« bedeutet Dunkelheit und »ru« Licht. Ein Guru führt von der Dunkelheit ins Licht. Er zeigt Ihnen den Weg, hilft Ihnen bei den Schritten. Gehen müssen Sie selbst.

B. K. S. Iyengar etablierte Yoga als Heilmittel für zahlreiche Krankheiten und wurde dafür von den Vereinten Nationen ausgezeichnet. In der Praxis werden Hilfsmittel wie Gurte, Klötze, Polster, Stühle eingesetzt, die es auch Anfängern sowie alten und weniger beweglichen Menschen ermöglichen, Haltungen auszuführen und in den Genuss ihrer Wirkungen zu kommen. Meditative Elemente kommen im Unterricht manchmal etwas zu kurz. Forderndes, diszipliniertes Bemühen steht im Vordergrund.

Kundalini Yoga

Die spirituelle Yoga-Variante. Das nordindische Yoga-System umfasst neben vielfach sehr schnell ausgeführten Körperübungen auch Heiltechniken wie Massage, Ernährungs- und Lebensführungslehren. Gemeinsames Meditieren ist wichtig, es geht um Selbsterfahrung und die Frage nach dem Sinn des Lebens, nach der Beziehung zum Göttlichen.

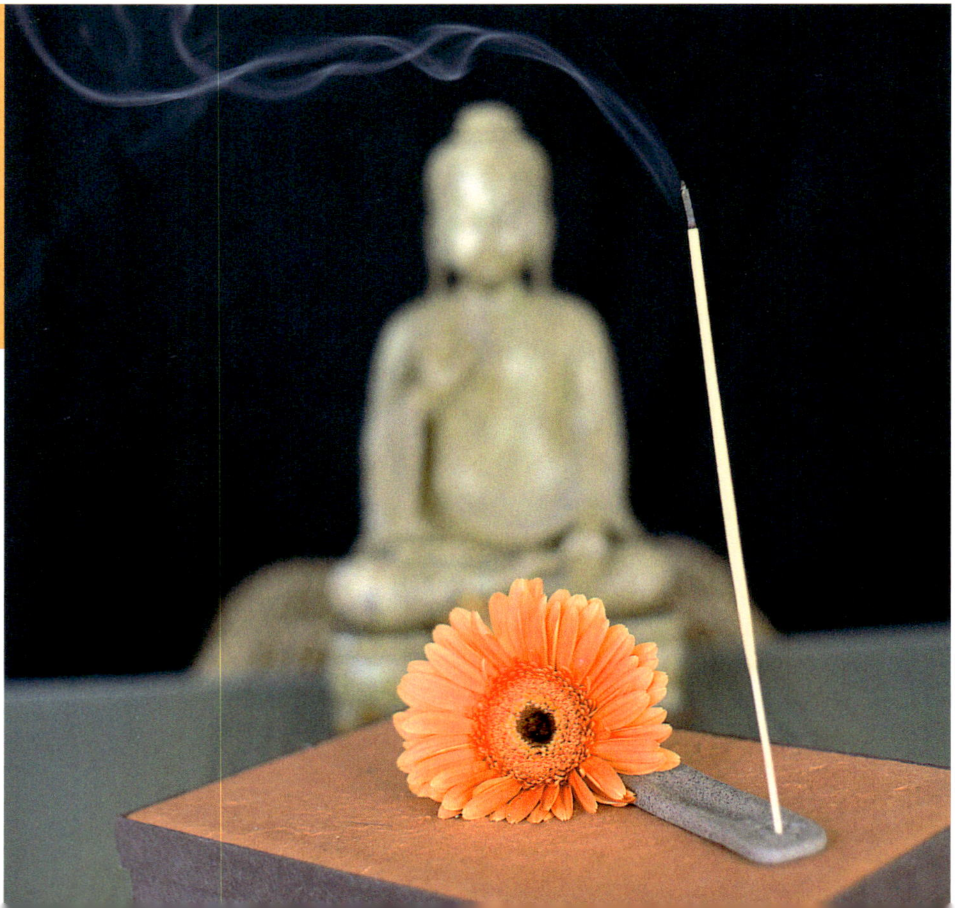

Power Yoga

Die populäre amerikanische Variante des indischen Asthanga Yoga orientiert sich am Hatha Yoga, ist aber beeinflusst von den Erkenntnissen der modernen Sportmedizin. Viel Wert wird auf Energiesteigerung und Entgiftung gelegt. Daher wird meistens sehr dynamisch in langen Asanas-Reihen geübt. Das reinste Workout. Diese Methode wird oft in Fitness-Studios angeboten und dort – jeglicher Spiritualität beraubt – auf körperliche Fitness reduziert.

Sivananda Yoga

Die vielleicht nach wie vor umfassendste, sehr traditionelle Variante. Der große und weise Yogameister H. H. Swami Sivananda (1887–1963) gab einst seinen Schülern den Auftrag, Yoga auch im Westen zu vermitteln. Wir können ihm dankbar dafür sein. Seine Lehre basiert auf lediglich zwölf Grund-Asanas, aber fünf gleichwertig zu betrachtenden Prinzipien: der richtigen Entspannung, dem richtigen Üben, der richtigen Atmung, der richtigen (vegetarischen) Ernährung, dem positiven Denken und Meditation. Das Körpertraining wird nicht als Fitnesstraining betrachtet, vielmehr als Weg, um über die Physis der Psyche näher zu kommen. Diese Variante setzt die Bereitschaft voraus, Yoga als Lebensweise zu betrachten.

Vini Yoga

Es entspricht der Lehre Krishnamacharyas (1888–1989), dem wir zu verdanken haben, dass das uralte Wissen um die Yoga-Sutren gerettet wurde. Einer seiner Leitsätze war: »Wir lehren das, was für den Schüler am besten ist, der Mensch vor mir, der ist der wichtigste.« Das klassische Vini Yoga sucht die Balance zwischen Körper und Geist, stellt aber den Menschen in den Mittelpunkt. Die Konzepte des Vini Yoga verstehen Yoga als einen offenen Weg zu mehr Gesundheit und innerem Frieden, frei von religiösen Dogmen, transparent und hinterfragbar.

Die Kunst des Hatha Yoga

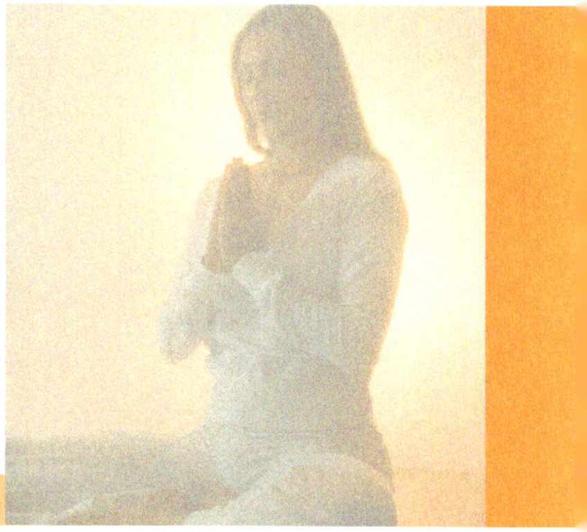

Es ist alles eine Frage der Energie

Kombination aus Kraft und Konzentration

Die im Westen am häufigsten praktizierte Yoga-Form ist Hatha Yoga, das »Yoga der Energie«. Die Sanskrit-Silben *Ha* und *Tha* bezeichnen zwei Pole der menschlichen Existenz: *Ha* bedeutet Sonne und symbolisiert das rationale Bewusstsein, die aktive Kraft, *Tha* hingegen bedeutet Mond und meint das Unterbewusste, den Bereich der Träume und Emotionen. Der Ausgleich dieser Kräfte wird durch Körperübungen, Atemregulierung, geistige Konzentration und Meditation angestrebt. In einer Übersetzungsvariante aus dem Sanskrit bedeutet das Wort *Hatha* »kraftvolle Bemühung«.

Alles im Leben ist eine Frage der Energie. Das merken wir meistens erst, wenn sie einmal nachlässt. Plötzlich fällt alles irgendwie schwerer, man fühlt sich schlapp, Lustlosigkeit breitet sich aus. Das kann ein paar Stunden, aber auch wochenlang andauern. Muss es aber nicht.
Es mag paradox klingen, doch verlorene Energie kommt zurück, wenn Sie aktiv werden. Durch die vermutlich über 3000 Jahre alten, immer weiter erforschten und entwickelten Übungen werden nicht nur die Gelenke drehfreudig, auch die geistige Beweglichkeit nimmt zu. Viele Leistungssportler üben diese Haltungen um sich besser konzentrieren zu können und sich vor Verletzungen zu schützen. Nebenbei verfliegen Stress-Symptome wie von selbst, man fühlt sich ausgeglichener und gelassener.

Wichtiger Bestandteil des Hatha Yogas ist Vinyasa. Nachdem Sie einzelne Asanas einstudiert haben, werden sie aneinander gereiht und in fließendem Übergang geübt: Bewegung in Synchronisation mit der Atmung. Die Reihenfolge ist dabei jedoch nicht beliebig, sondern zu sinnvollen Serien festgelegt (siehe Übungsteil Seite 116).

Ursprünglich ist Hatha Yoga ein Teil des achtgliedrigen Pfades des Raja Yoga, der von dem Weisen und Philosophen Patanjali (etwa 200 v. Chr.), in seinen Yoga-Sutren beschrieben ist. Das sind 185 Aphorismen (Merksprüche) zum Verhalten des Menschen, die ihn zur Selbsterkenntnis führen sollen.

Wer jede einzelne Stufe dieses Pfades beschreitet, wird am Ende das große Ziel erreichen: die Befreiung des Selbst. Alle Yoga-Arten stehen auf die eine oder andere Weise mit den darin behandelten Themen in Verbindung (siehe Seite 16 f.). Dieses Buch beschäftigt sich mit den Stufen drei und vier.

Wenn Sie meinen, Welten von den Abbildungen entfernt zu sein, nehmen Sie es gelassen. In ein paar Wochen werden Sie staunen, wie weit Sie gekommen sind. Im doppelten Wortsinn: Ihr Körper ist geschmeidiger geworden, Ihr Geist hat gelernt, dass Geduld der Weg zum Ziel ist.

Der achtgliedrige Yoga-Pfad des Patanjali

Die ersten vier Stufen werden zuweilen mit Hatha Yoga gleichgesetzt und als »Yoga der Bemühung« übersetzt. Auf einer tieferen Ebene des Verständnisses jedoch dient die angestrebte körperliche und geistige Ausgeglichenheit nicht dem Selbstzweck, sondern der Absicht, zur spirituellen Natur des eigenen Wesens vorzudringen.

1. Yama

Universelle ethische Gebote. Gewaltlosigkeit (wohlgesonnen zu sein), Nicht-Lügen (Wahrhaftigkeit), Nicht-Stehlen (Aufrichtigkeit), Enthaltsamkeit (Beherrschung der Sinne und der Sexualität), Besitzlosigkeit (Großzügigkeit, Bezähmung der Habsucht). In ihrer Vollendung weisen diese fünf Aspekte auf einen Bewusstseinszustand, in dem die Bindung an Körper und Sinne aufgegeben worden ist.

2. Niyama

Disziplin und Selbstbeherrschung. Fünf Gebote zu Sitte und Verhalten, die auf die innere und äußere Reinigung abzielen:

1. Reinheit und Sauberkeit,
2. Zufriedenheit,
3. Entsagung und spirituelle Disziplin,
4. Studium der Schriften und Selbststudium,
5. Hingabe an Gott und seinen Willen.

3. Asanas

Die Körperhaltungen. Sie dienen sowohl der Stärkung und Gesunderhaltung des physischen Körpers als auch der Förderung der mentalen Widerstandskraft und Ausgeglichenheit. Sie wurden entwickelt, um den Körper zu befähigen, für die Meditation lange Zeit regungslos sitzen zu können.

4. Pranayama

Die Atemtechnik. Sie unterstützt die Wirkung der Asanas. Pranayama ist darauf ausgerichtet, die Lebensluft ins Gleichgewicht zu bringen, und so zu innerem Gleichgewicht und Frieden zu gelangen, aber auch den Geist zu zügeln.

5. Pratyahara

Das Zurückziehen der Sinne. Das Ziel ist es, sich den Sinneseinflüssen zu entziehen oder sie zu meistern und die Aufmerksamkeit nach Innen zu lenken. Der Yogi zieht seine Wahrnehmung von der dinglichen Welt zurück und richtet sie auf das eigene innere Bewusstsein oder auf Gott.

6. Dharana

Die Konzentration. Der Yogi richtet seine Gedanken auf einen gewählten Gegenstand oder eine Idee aus. Er ist in der Lage, seine Gedanken konsequent zu lenken und zu bündeln.

7. Dhyana

Die Meditation. In der geistigen Versenkung erwacht das transzendentale Bewusstsein und lässt das Denken verstummen. Das Bewusstsein wird vollkommen frei von Raum und Zeit.

8. Samadhi

Einssein mit dem göttlichen Wesen. In dieser höchsten Stufe münden die yogischen Bemühungen in höchste Gleichmut. Die Trennung zwischen dem Objekt der Wahrnehmung und seinem Bewusstsein verschwindet. Es erwacht die Weisheit, die das Göttliche erlebt.

Zu verdanken haben wir diese uralten Gebote hingebungsvollen Lehrern, die ihr Wissen und ihre Weisheit von Schüler zu Schüler – und somit von Generation zu Generation – weitergegeben haben. Immer wieder wurde das Übungssystem der etwa 108 klassischen Asanas verfeinert und optimiert. Daher bereichern sie auch uns Menschen des 21. Jahrhunderts und werden es ganz bestimmt auch in Zukunft tun. Modern gesprochen und auf die körperliche Wirkweise reduziert, könnte man Hatha Yoga als eine Mischung aus ausdauerndem Krafttraining und exzessivem Stretching bezeichnen. Eines der Hauptziele des Hatha Yogas ist jedoch ein ausgeglichener Energiefluss durch die Nervenzentren des Körpers, die Chakren, die für unsere Gesundheit verantwortlich sind. Sie sind an der Wirbelsäule vom Steißbein bis zum Scheitel übereinander angeordnet. Auf dieser Achse fließt die Lebensenergie von unten nach oben und hält die Energie in den Chakren in Harmonie (siehe rechts).

Die alten Weisen waren der Überzeugung, dass die Chakren permanent aktiviert werden müssen, da sie die Antriebsräder des Organismus sind. Sie sind nicht sichtbar oder messbar, aber ihre Wirkung ist spürbar. Asanas (die Körperübungen) und Pranayama (die Atemübungen) stimulieren die Chakren, indem sie sie in Schwingung bringen und Energie erzeugen – göttliche Energie, kosmische Energie. Yoga soll diese göttliche Energie im Menschen erwecken und in geistige Energie verwandeln.
Der jahrtausendealten yogischen Weisheit mag man sich anschließen oder nicht. Sie ist ein Modell für menschliche Eigenschaften, die sich auch mittels moderner Technologie nicht erklären lassen: den Charakter oder die Persönlichkeit eines Menschen, seine Gefühle, seine Seele. Jedenfalls ist sie eine schöne Erklärung, warum Yoga besänftigt, harmonisiert und glücklich macht.

Die sieben Haupt-Chakren

Das erste Chakra: Das Wurzel-Chakra (Muladhara) sitzt am unteren Ende der Wirbelsäule wie eine Wurzel und verbindet den Menschen mit der physischen Welt. Es ist bedeutsam für die Erfüllung der Grundbedürfnisse wie Essen und Trinken.

Das zweite Chakra: Das Sakral-Chakra (Swadhishtana) ist am Kreuzbein hinter den Geschlechtsorganen und steuert die sexuelle Energie, Fruchtbarkeit, Sinnlichkeit.

Das dritte Chakra: Das Solarplexus-Chakra (Manipura) oberhalb des Nabels bildet das Zentrum für Widerstandskraft, Willensstärke, Selbstsicherheit. Im aktivierten Zustand vermittelt es Ruhe, im passiven Angstgefühle.

Das vierte Chakra: Das Herz-Chakra (Anahata) liegt im Brustraum. Als Mittelpunkt des Systems ist es der Liebe zugeordnet, zu sich selbst und zu anderen. Es lenkt Mitgefühl, Hingabe und Vergebung.

Das fünfte Chakra: Das Kehlkopf-Chakra (Vishuddha) soll zu Kommunikation, persönlicher Ausdruckskraft und Kreativität befähigen.

Das sechste Chakra: Das Stirn-Chakra (Ajna) zwischen den Augenbrauen hat Bezug zu Intuition, also dem Erkennen innerer Zusammenhänge, zu Vorstellungskraft und Menschlichkeit.

Das siebte Chakra: Das Kronenchakra (Sahasrara) am Scheitelpunkt des Kopfes steht in Beziehung zur Vereinigung mit dem universellen Geist. Ist es aktiviert, empfindet der Mensch Frieden und Freiheit.

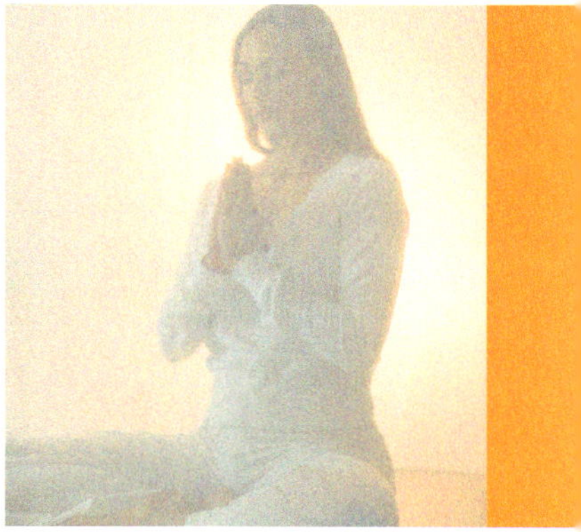

Atmen Sie sich glücklich

Pranayama bringt die Lebensenergie zum Fließen

Wichtige Grundregel: *Üben Sie nicht unbedingt in der U-Bahn oder während eines Meetings. Sorgen Sie dafür, dass Ihnen angenehm warm ist und Sie ungestört sind. Hören Sie keine Musik nebenbei. Gönnen Sie sich eine Auszeit.*

Meistens atmen wir, ohne es zu merken. Das vegetative Nervensystem steuert diesen Prozess und sorgt dafür, dass wir genug Sauerstoff bekommen. Erst wenn mal die Luft wegbleibt, weil Sie sich furchtbar erschreckt oder Angst haben, spüren Sie, wie wichtig diese Selbstverständlichkeit für das Wohlbefinden ist.

Wer gelernt hat, seinen Atem bewusst zu steuern, kann Stress-Situationen, Wut oder gar Panikgefühle einfach wegpusten, indem er mal richtig tief durchatmet. Das ist der Punkt: Die meisten Menschen atmen zu flach. Doch diese so genannte Brustatmung nutzt nur einen Teil des Lungenvolumens. Besser ist die Bauchatmung. Und die kann man lernen.

Atemübungen im Yoga sind ebenso wichtig wie Körperübungen. Atem ist die Verbindung zwischen unserem Inneren und der Außenwelt. Durch tieferes, bewussteres Atmen nehmen Sie mehr Sauerstoff auf, was die Blutzirkulation im Körper erhöht. Dadurch werden alle Organe und Muskeln, vor allem aber Herz und Gehirn, besser versorgt – mit Nährstoffen und Energie. Gleichzeitig wird das Nervensystem beruhigt und der Abtransport von Stoffwechselprodukten und Giftstoffen des Körpers verbessert. Darüber hinaus verfeinert die Beobachtung der Atmung Ihre Körperwahrnehmung und schult das Konzentrationsvermögen.

Absolvieren Sie zunächst die folgenden Übungen separat. Probieren Sie sie dann in verschiedenen Alltags-Situationen aus und erleben Sie, wie Ruhe und Gelassenheit Sie durchfluten. Nach und nach werden die Techniken wie von selbst in Ihre Asanas-Praxis einfließen. Ihr Lehrer wird Sie anweisen: Beim Hinaufstrecken und Hochdehnen wird eingeatmet, beim Beugen und Hinabgehen ausgeatmet.

Die 3 wichtigsten Atemtechniken

Kapalabhati – Reinigungsatmung

Diese Technik erfolgt schnell, rhythmisch und mit Kraft. Sie fördert die Aktivität des Zwerchfells, des Muskels unterhalb der Lunge zwischen Brustkorb und Bauch. Die kräftige Pumpbewegung, die Sie dabei ausführen, reinigt nicht nur die Atemwege und Energiebahnen, sie heizt die Entgiftung an, was beispielsweise für Raucherinnen von Bedeutung ist. Intensives Üben kann daher anfangs manchmal zu plötzlicher Übelkeit, Schwindel oder

Kopfschmerzen führen. Das ist aber nur kurzzeitig und vorübergehend der Fall und letztendlich ein gutes Zeichen.

- Setzen Sie sich aufrecht hin, am besten in den halben Lotussitz (siehe Seite 65) oder Schneidersitz. Sollte es Ihnen Mühe bereiten, den Rücken senkrecht und die Schultern nach hinten-unten zu halten, legen Sie ein Kissen oder eine gefaltete Decke unter die Sitzknochen. Das Sitzen soll Sie einige Minuten lang nicht beschäftigen.
- Legen Sie die Handrücken auf den Knien ab. Zeigefinger und Daumen sollen sich berühren, damit sich der Energiekreis im Oberkörper schließt, wie er auch durch die Beinhaltung im unteren Körperbereich geschlossen ist. Neigen Sie ein wenig das Kinn zur Brust. Dabei bleibt der Nacken lang und die Kehle weich.
- Atmen Sie einige Atemzüge lang normal.
- Atmen Sie dann aus und ein wenig wieder ein, aber nicht aus, sondern ziehen Sie den Bauchnabel ruckartig zur Wirbelsäule.
- Pressen Sie in kurzen Stößen die Luft durch die Nase aus.
- Das Einatmen erfolgt passiv. In dem Moment, wo Sie die maximale Spannung im Bauch loslassen, fließt automatisch etwas Luft durch die Nasenlöcher ein. Die Betonung liegt auf der Ausatmung.
- Sie spannen und entspannen in schnellem Tempo die Bauchmuskeln. Sie sollten Ihr Auspressen aus der Nase als deutliches Schnauben hören.
- Pumpen Sie 10-mal in diesem Rhythmus. Dann wieder einige Atemzüge normal atmen.
- Ehe Sie zur nächsten Runde starten, halten Sie die Luft kurz an. Steigern Sie sich damit von Runde zu Runde, von etwa 30 bis zu 60 Sekunden.
- Wenn Sie sich gut fühlen, absolvieren Sie noch eine zweite Runde. Vielleicht sogar noch eine dritte. Und spüren Sie, wie Ihr Kopf klarer und frischer wird. Verdauungsprobleme lösen sich. Die Reinigungsatmung ist ideal, um morgens in Schwung zu kommen.

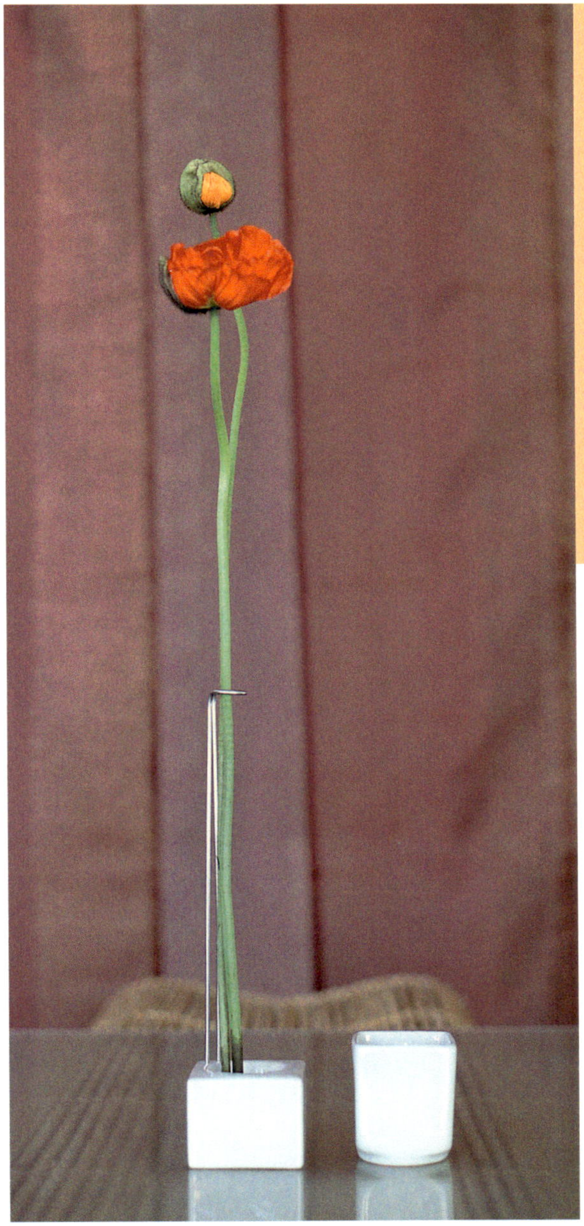

Wenn der Atem
in Bewegung ist,
sind es auch
die Gedanken.
Wenn der Atem ruht,
dann ruhen auch sie.
Da der Yogi
nach Ruhe strebt,
so soll der Atem
beruhigt werden.

Hatha-Yoga Pradipika
des Svatmarama

Volle yogische Atmung

Diese Technik dient der Entspannung und sollte Sie so oft wie möglich im Tagesablauf begleiten. Sie steuern Ihre Atemzüge, sollen aber keinen Druck ausüben oder sich dabei quälen. Ihr Atemrhythmus ist ein langer ruhiger Fluss. Sie können im Schneidersitz üben. Anfangs geht es aber in Rückenlage am Boden leichter. Diese Technik wird auch Drei-Phasen-Atmung genannt.

- Schließen Sie die Augen.
- Legen Sie eine Hand entspannt auf den Bauch unterhalb des Nabels, die andere auf den Brustkorb.
- Atmen Sie zunächst ganz normal mit geschlossenem Mund nur durch die Nase.
- Dann atmen Sie langsam, ohne Anstrengung sehr tief ein. Das Zwerchfell senkt sich, der Bauch bläht sich zu einem kleinen Ballon auf. Der untere Teil der Lungen wird mit Luft gefüllt. Dann ziehen Sie den Luftstrom weiter hoch, der mittlere Teil der Lunge und somit der Brustkorb weiten sich. Zuletzt heben sich die Schlüsselbeine, weil nun auch der obere Lungenteil voller Sauerstoff ist.
- Halten Sie kurz diese Maximalposition und lassen Sie die Luft dann mit sehr sanftem Druck kontrolliert von den Schlüsselbeinen über die Brust und den Bauch bis zum Becken heraus. Dabei sinkt der Unterleib ganz weich so weit ein, dass es sich anfühlt, als könne er an die Wirbelsäule sinken.
- Fühlen Sie unter Ihren Händen diese Auf- und Abbewegung.
- Nach und nach fließt Ihr Atem immer langsamer und behäbiger durch Ihren Rumpf.
- Achten Sie auf die kleine Pause, die zwischen dem Ein und Aus der Luft entsteht und die allmählich von allein größer wird.
- Erspüren Sie, wie sich mehr und mehr Ihre Flanken seitlich nach außen dehnen. Behalten Sie aber die ganze Zeit über die Kontrolle. Nach zehn bis fünfzehn Zyklen atmen Sie normal weiter und horchen in sich hinein. Wie fühlen Sie sich?

Auch wenn Sie Ihren Meister gefunden haben, sollten Sie sich nicht zu stark emotional binden. Er hat viele Schüler und muss seine Aufmerksamkeit verteilen.

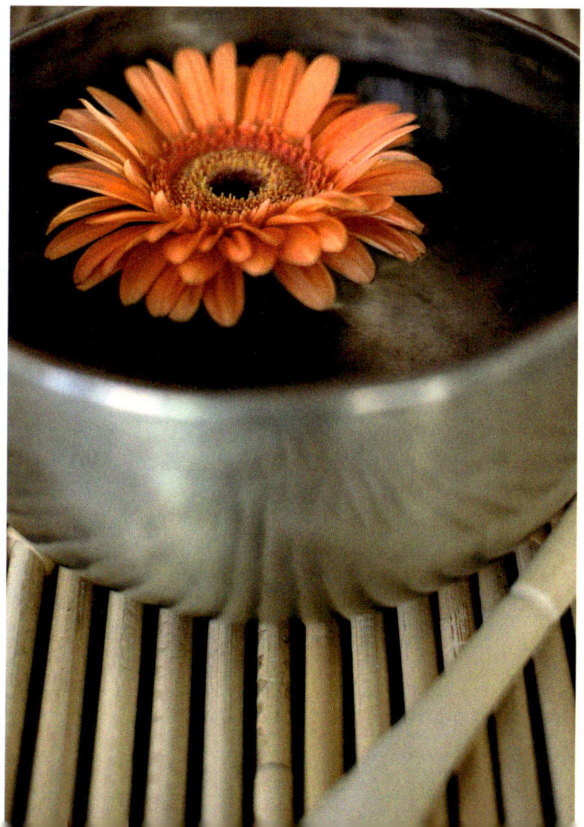

Ujjayi – der Atem des Siegers

- Die Ujjayi-Atmung ist eine lautmalerische Technik, die während des Übens praktiziert wird. Sie atmen sehr langsam und tief mit geschlossenem Mund, gleich bleibend ruhig, unabhängig vom Bewegungstempo.
- Beim Einatmen verengen Sie die Kehle ein wenig, sodass ein saugendes, schnorchelndes Geräusch entsteht.
- Beim Ausatmen pressen Sie den Atem mit einem »Haaa«, als würden Sie eine Scheibe anhauchen, wieder aus sich heraus. Ziehen Sie den Bauchnabel zur Wirbelsäule und halten Sie ständig diese Spannung. Die Konzentration auf die geführte Brustatmung bringt Sie sehr tief zu Ihrem Inneren und lässt Sie die Haltungen intensiver erleben.

Anuloma Viloma – Die Wechselatmung

Diese Atemtechnik erfordert ein wenig Übung, ist aber ein kleines Wundermittel: Fühlen Sie sich hibbelig, nervös, überanstrengt, unkonzentriert oder ausgepowert, ziehen Sie sich zurück und beruhigen sich auf diese Weise. Es wird immer nur durch ein Nasenloch ein- und durch das andere ausgeatmet. Der entstehende ausgewogene Energiefluss sorgt für harmonisches Gleichgewicht im Nervensystem.

Die Yogis nehmen dazu die **Handhaltung Vishnu Mudra** ein: Klemmen Sie Zeige- und Mittelfinger der rechten Hand fest in die Hand-Innenfläche. Das Schließen des rechten Nasenlochs erfolgt mit den Spitzen von Daumen auf der einen und Ring- sowie kleinem Finger auf der anderen Seite.

- Setzen Sie sich aufrecht in den halben Lotus- oder Schneidersitz (siehe Seite 65), evtl. etwas durch ein Kissen erhöht oder an eine Wand gelehnt.
- Versuchen Sie, Ihr Gesicht zu entspannen. Schließen Sie die Augen.
- Atmen Sie zunächst ein paar Mal ruhig ein und aus.
- Greifen Sie (ohne den Kopf zu senken) mit Ringfinger und Daumen von unten Ihre Nase und drücken Sie leicht auf die Nasenflügel, so dass Sie noch normal durch beide Nasenlöcher atmen können.
- Halten Sie nun mit dem Daumen das Nasenloch zu, auf dem er liegt, und atmen Sie tief, aber ohne Anstrengung durch das andere ein. In dem Moment, wo Sie ausatmen müssen, halten Sie kurz die Luft an, lösen den Daumen, verschließen mit dem Ringfinger das Nasenloch, auf dem er ruht, und atmen durch das rechte Nasenloch aus. Atmen Sie durch dieses wieder ein, Daumen drauf und durch das andere wieder aus.
- Machen Sie das so lange, bis Sie den Vorgang verinnerlicht haben. Dann wird von ganz allein das Ausatmen doppelt so lange wie das Einatmen dauern.

Meisterhafte Wahl

Yoga kann man sich nicht selbst beibringen. Daher ist die Suche nach der passenden Lehrerin oder dem für Sie perfekten Lehrer ein wichtiger Schritt auf Ihrem Yoga-Weg. Diese Tipps helfen Ihnen dabei.

- Zertifikate sagen wenig über die Qualifikation. Ihr Meister sollte aber eine Ausbildung absolviert haben. Wichtig ist, dass er über lange Übungspraxis verfügt.
- Er muss Ihnen sympathisch sein.
- Er sollte jahrelange Erfahrung besitzen,

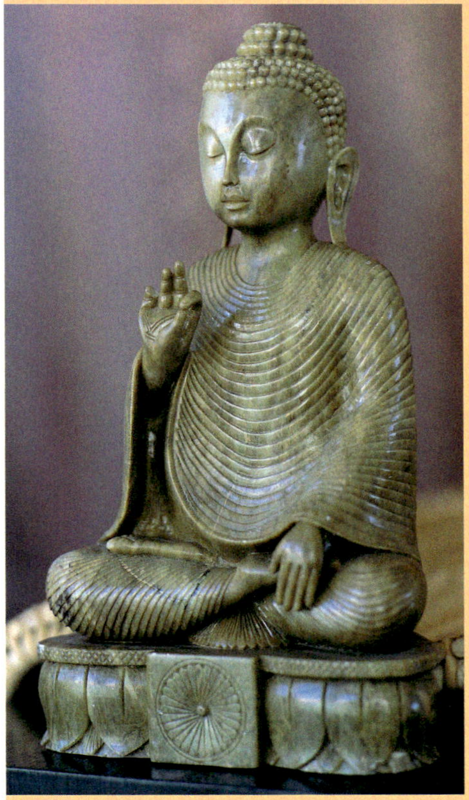

er sollte den manchmal anstrengenden, mühevollen, aber auch erhebenden und bereichernden Weg des Yoga gegangen sein, um Sie verstehen zu können, um Ihre Krisen nachvollziehen zu können.
- Er sollte Ihnen Vertrauen einflößen, so dass Sie sich bereitwillig von ihm leiten und belehren lassen.
- Sie sollten immer das Gefühl haben, dass er weiß, was er tut. Unwichtig ist, wie berühmt er ist.
- Kann er gut erklären? Atemberaubende Verrenkungen vorzuführen ist die eine Seite. Pädagogische Qualität die andere.
- Sie sollten sich Ihrem Meister gegenüber nicht schämen, eine Frage zu stellen oder über Ihre Probleme beim Üben, Schmerzen oder Verständnisschwierigkeiten zu sprechen.
- Er sollte kein Selbstdarsteller sein, der Sie mit akrobatischen Künsten beeindruckt, aber gleichzeitig verschüchtert oder demotiviert.
- Sie dürfen von ihm etwas Besonderes erwarten – sowohl körperlich als auch geistig.
- Betrachten Sie, was Sie selbst brauchen – viel Motivation, Mitgefühl, Lob oder eher eine strenge Hand?
- Ist er kreativ oder gleicht eine Stunde der anderen? Wenn Sie weiterkommen wollen, sollte der Unterrichtsstil fordernd und fürsorglich, umsichtig, aber auch abwechslungsreich sein.

Auf dem Weg zum Wohlbefinden

Ein wenig Basiswissen gehört dazu: die Grundregeln

Nur eine ideale Haltung verschafft Ihnen das gesamte Yoga-Erlebnis. Haltung im doppelten Sinne: als Körper-Haltung und als Geistes-Haltung. Schaffen Sie daher die besten Voraussetzungen für Ihr Üben. Es sind nicht viele – aber diese Grundregeln sollten Sie beachten.

Die optimale Vorbereitung

- Praktizieren Sie Yoga an einem angenehm warmen und ruhigen Ort, wo Sie ungestört sind.
- Sorgen Sie für frische Luft.
- Üben Sie nicht in praller Sonne.
- Egal, was Sie vorhaben: Üben Sie barfuß.
- Benutzen Sie eine rutschfeste Unterlage. Sie brauchen sicheren Stand und Kontrolle über Ihre Lage auf der Unterlage. Ein Schaffell ist zwar kuschelig, kann das aber nicht leisten. Die Standardmaße einer Yoga-Matte sind 1,80 mal 0,60 Meter.
- Niemals direkt nach dem Essen üben, sondern frühestens vier Stunden nach einer Hauptmahlzeit und ein bis zwei Stunden nach einer kleineren Zwischenmahlzeit. Das hat nichts mit Askese zu tun, sondern damit, dass Ihnen übel werden könnte. Außerdem schwächt Verdauung die Konzentrationsfähigkeit. An dieser Stelle spüren Sie deutlich, wie Yoga Ihr Leben beeinflusst. Ihre Essgewohnheiten werden sich ändern.
- Während der Menstruation sollten Sie keine Umkehr-Haltungen ausführen. Hören Sie in dieser Zeit besonders auf Ihren Körper.
- Wenn Sie erkältet oder krank sind, sollten Sie nur sehr schonende Übungen wählen oder pausieren.
- Während der Schwangerschaft befragen Sie zunächst Ihren Arzt. Es gibt wunderbare Asanas-Zyklen für werdende Mütter. Informieren Sie auf jeden Fall Ihren Lehrer darüber.

Der Körper ist
dein Tempel
Halte ihn sauber
und rein,
damit die Seele
darin wohnen kann.

B.K.S. Iyengar

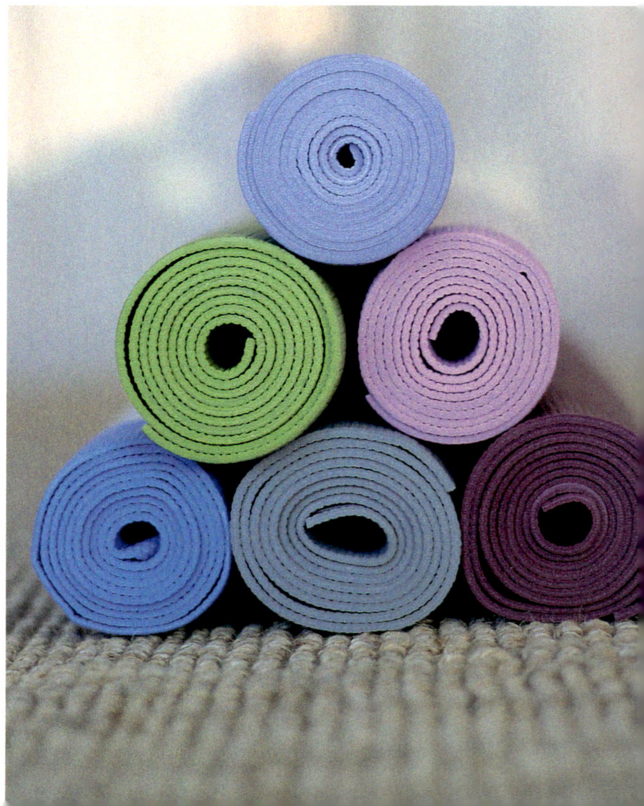

Do's & Dont's im Yoga-Studio

Kleiderfrage: Spezielle Yoga-Kleidung ist unnötig. Obwohl es je nach Stilrichtung gewisse Modetrends gibt.
Tragen Sie bequeme, dehnbare, aber eher enge Kleidung. Das erleichtert es Ihrem Lehrer, Sie zu korrigieren. Viele Lehrer mögen keine schwarzen Outfits, weil die kaschieren, wenn Sie Ihre Knie nicht strecken.
Beim Schulterstand sollen die Hände Sie stützen. Das geht am besten auf nackter Haut. Daher sind Bodies unter dem T-Shirt beim Üben weniger empfehlenswert. Ideal sind Bustiers. Sie lassen den Rücken frei und Sie sind immer noch angezogen, wenn Sie in der Hitze des Übens das Shirt ausziehen möchten.

Temperaturhaushalt: Kleiden Sie sich nicht zu warm. Sie könnten überhitzen, da die Räume meistens gut geheizt sind. Für die Schlussentspannung können Sie sich Socken und eine Strickjacke mitbringen.

Frischekick: Insbesondere im Sommer ist es für Sie selbst und auch die anderen Schüler angenehm, wenn Sie sich vor dem Unterricht die Füße waschen.

Würdenträger: Respektieren Sie den Altar, der in fast jedem Yoga-Studio zu finden ist. Werfen Sie der Shiva-Statue nicht achtlos Ihre Trainingskleidung, Taschentücher oder Wertsachen zu Füßen.

Trockenzeit: Verzichten Sie während des Übens auf Getränke. Zum einen ist dafür meist kein Stauraum vorhanden. Zum anderen unterstützen Sie durch Wasserverzicht die Entgiftungsprozesse Ihres Körpers.

Timing: Sollten Sie sich ausnahmsweise einmal verspätet und der Unterricht bereits begonnen haben, bleiben Sie im Eingangsbereich stehen und warten Sie, bis Ihr Lehrer Sie auffordert einzutreten. Er wird!

Mienenspiel: Auch, wenn Sie sich stark konzentrieren und nur ernste, vielleicht sogar missmutige Gesichter um sich herum sehen – lächeln Sie, wenn Ihnen danach ist. Yoga bedeutet Freude.

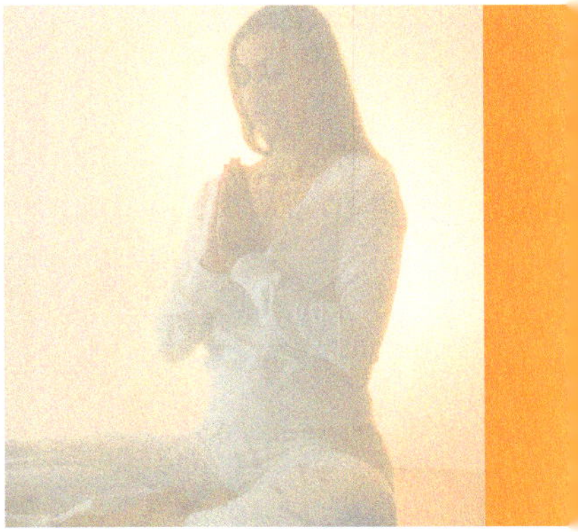

Die innere Einstellung

- Zwingen Sie sich zu nichts. Asanas kann man nicht von heute auf morgen lernen. Gehen Sie geduldig und nachsichtig mit sich um. Lassen Sie sich Zeit. Das ist ebenso Yoga-Praktizieren wie auf einem Bein zu stehen.

- Achten Sie auf Ihre Leistungsgrenzen und überschreiten Sie sie nicht. Am Anfang werden Sie oft starkes Ziehen oder Spannung in Muskeln und Gelenken spüren. Das ist erlaubt und gewollt. Schmerzen nicht. Den Unterschied zwischen positivem, gesundem und negativem, nämlich gesundheitsschädlichem Schmerz zu erkennen ist ein wichtiges yogisches Ziel.

- Sie werden Empfindungen erleben, die Ihnen fremd sind. Lassen Sie sich nicht entmutigen. Stellen Sie sich dieser Herausforderung. Fordern, aber überfordern Sie sich nicht.

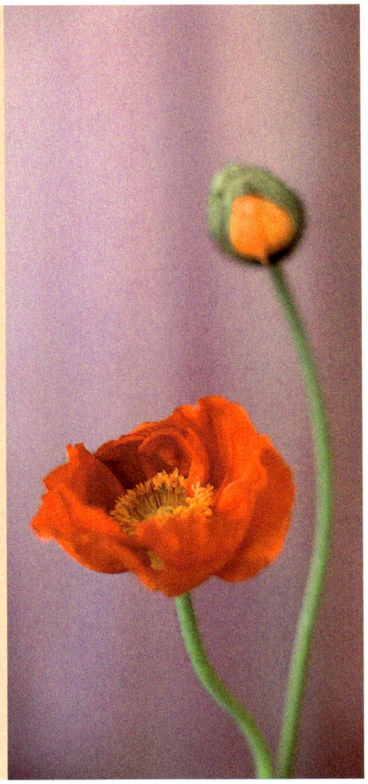

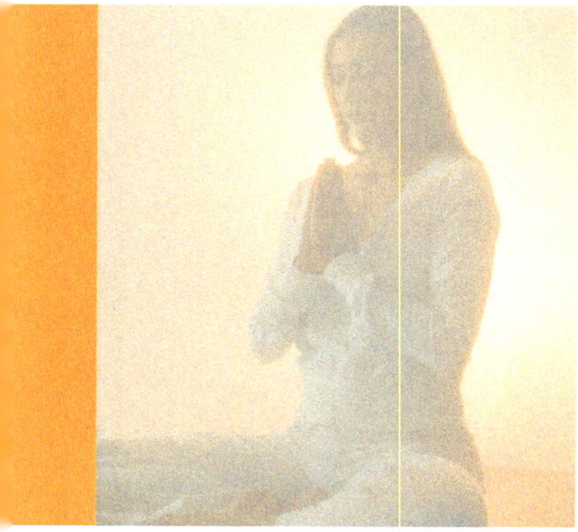

Keine Angst vor großen Tieren
Da die Sanskrit-Namen, die Yogis auf der ganzen Welt benutzen, komplizierte Zungenbrecher sind, gibt es diverse Übersetzungen. Viele sind jedoch nichts weiter als Phantasiewörter. Es gibt eine allgemeingültige Übersetzung ins Englische. Wir verwenden die deutsche Übersetzung dieser englischen Übungsbegriffe.

Die Bildsprache zur Bewegung

Im Praxisteil werden die wichtigsten Asanas ausführlich beschrieben, alle Haltungen sollten in beide Richtungen ausgeführt werden. Um eine Haltung zu beenden, bewegen Sie sich auf demselben Weg zurück, wie Sie sie eingenommen haben.

Symmetrie
Yoga will den Körper optimal, d. h. symmetrisch ausrichten. Bemühen Sie sich, Ihre Körperhälften und Gliedmaßen gleich weit zu dehnen, wegzustrecken oder abzuspreizen. Fast jeder Mensch hat ein minimal längeres Bein oder eine etwas tiefer stehende Schulter, so genannte Dysbalancen. Nach einiger Zeit werden Sie ein sicheres Gespür dafür entwickeln und registrieren, wie sich jegliche Disharmonie ausgleicht.

Füße
Im Yoga ziehen Sie meistens die Fußspitzen an, so dass Achillessehnen und Waden gedehnt werden. Im Stehen soll das Gewicht gleichmäßig über die gesamte Fußsohle verteilt werden, wobei tendenziell die Ferse stärker belastet wird. Die Zehen sind strikt geradeaus gerichtet und weit auseinander gespreizt. Das hat einen kleinen Haken: Durch Yoga können Ihre Füße wachsen. Sie werden vielleicht neue Schuhe brauchen. »Füße parallel« bedeutet, dass die Außenkanten der Füße parallel zu einander und zur Mattenkante stehen sollen.

Beine
Ausgestreckt sind sie unter Spannung. Ziehen Sie die Kniescheiben zu sich hoch, dann tritt der Oberschenkelmuskel hervor. Hüftbreit bedeutet, dass sie senkrecht unter den Hüftknochen stehen.

Hüften
Je dehnfähiger sie sind, desto weniger Last liegt auf dem unteren Rücken. Sie zu öffnen bedeutet, den Oberschenkel nach hinten und außen zu rollen.

Hände
In der Luft werden die Finger zusammengehalten und gestreckt, der Daumen angelegt. Handballen nicht überdehnen. Am Boden jedoch sind die Finger meistens weit gespreizt, wobei die Mittelfinger genau parallel zueinander geradeaus ausgerichtet sind. Bemühen Sie sich, jeden einzelnen Finger gleichmäßig flach zu Boden zu drücken. Die Hände schulterbreit zu halten heißt, dass sie senkrecht unter den Schultergelenken sind.

Schultern
Sie werden fast immer nach hinten und unten gezogen, sollen nicht nach vorne hängen, weil dann der Brustkorb einsinkt. Ziehen Sie die Schulterblätter nach innen an die Rippen. Das ergibt eine aufrechte und gesündere Haltung. Vor allem liegen die Lungenspitzen frei, so dass Sie effektiver atmen können.

Nacken
Knackpunkt bei vielen Menschen, die am Computer arbeiten. Er darf niemals gestaucht sein. Daher wird er immer zunächst zum Himmel gedehnt, ehe er nach hinten oder seitlich gebeugt wird. Das Kinn wird leicht zur Brust geneigt.
Liegt Gewicht auf ihm wie im Schulterstand oder Pflug, muss er gleichmäßig gerade am Boden ruhen. Dann ist jegliches Drehen und Wenden verboten.

Augen
Solange Sie üben, bleiben sie offen, damit Sie wachsam verfolgen können, was Sie tun. Erst in der Schlussentspannung werden Sie geschlossen.

Wie, wie oft, wie viel und wie lange?

- Wer den ganzen Yoga-Genuss erleben will, muss regelmäßig üben. Einmal pro Woche einen Kursus zu besuchen genügt nicht. Üben Sie lieber jeden Tag ein wenig als einmal in der Woche stundenlang.
- Wann die beste Zeit zum Üben ist, richtet sich nach Ihren Bedürfnissen. So kann ein Sonnengruß morgens angenehm aktivieren und Energie für den Tag geben. Abends könnte er Ihnen den Schlaf rauben.
- Wichtig ist, dass Sie sich zu nichts zwingen oder mit Gewalt Ihrem Körper etwas abverlangen, wozu er noch nicht bereit und in der Lage ist. Gehen Sie behutsam mit sich um. Strebsamkeit und Ehrgeiz sind erlaubt, völlige Erschöpfung und Schmerzen verboten.
- Man kann beim Yoga ganz schön ins Schwitzen geraten. Das ist in Ordnung. Bekommen Sie bei einer Übung keine Luft mehr, sind Sie zu weit gegangen. Ruhiges Atmen sollte jederzeit möglich sein.
- Lassen Sie sich nicht in die Gelenke sinken, wenn Ihnen die Kräfte schwinden, das kann zu bösen Überdehnungen führen. Sie sollten stets einen festen Halt fühlen. Bewegen Sie sich möglichst sanft und vermeiden Sie abrupte Stellungswechsel.
- Teilen Sie sich Ihr Üben so ein, dass es anfangs eine Phase des Zur-Ruhe-Kommens gibt, dann die Stehübungen, wieder beruhigendere Asanas und abschließend eine Schlussentspannung.
- Stehübungen sollten Sie 20 bis 30 Sekunden in der Endposition halten.

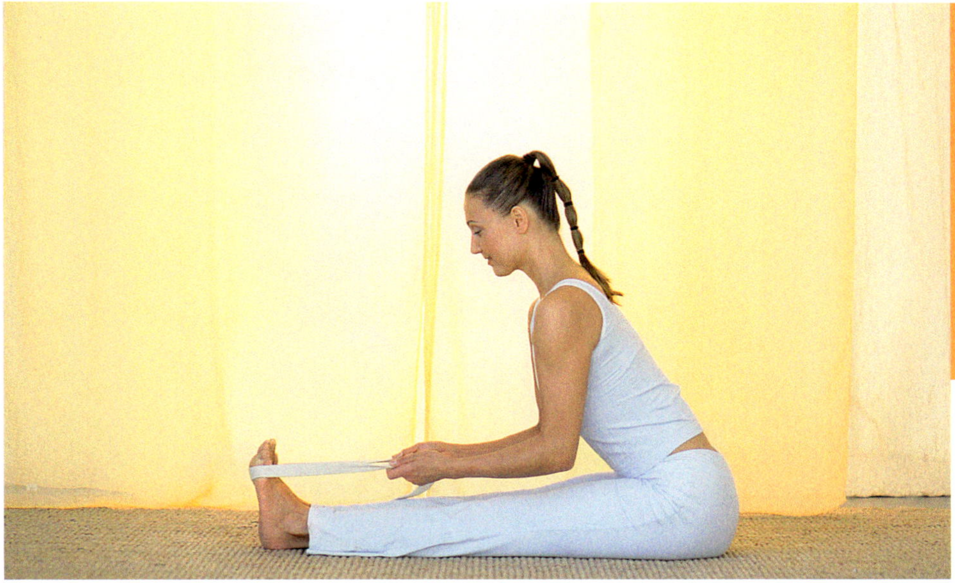

Wechselweise

Um Rücken, Gelenke und Kreislauf zu schonen, wird im Yoga viel Wert auf den Wechsel von einer Haltung zur anderen gelegt.

Vom Liegen zum Sitzen

- Ziehen Sie zunächst die Knie zur Brust. Lassen Sie sie zur rechten Seite sinken. Bleiben Sie dort einen Moment wie ein Embryo liegen, öffnen Sie die Augen. Drücken Sie mit Hilfe der Arme den Rumpf über die Seite zum Sitz. Den Kopf hängen lassen, er wird erst angehoben, wenn Sie sitzen.

Vom Sitzen zum Stehen

- **Schneller** Die Beine zum Schneidersitz kreuzen und sich mit Hilfe der Arme (in Hüftnähe) hochdrücken.
- **Sanfter** Beine anwinkeln, seitlich ablegen und in den Kniestand auf die Unterschenkel kommen. Dann einen Fuß aufsetzen, mit dem anderen hochdrücken.

Die Eigenschaften, die von einem Schüler verlangt werden, sind Disziplin, Vertrauen, Hartnäckigkeit und Ausdauer, um regelmäßig ohne Unterbrechung zu üben.

B.K.S. Iyengar

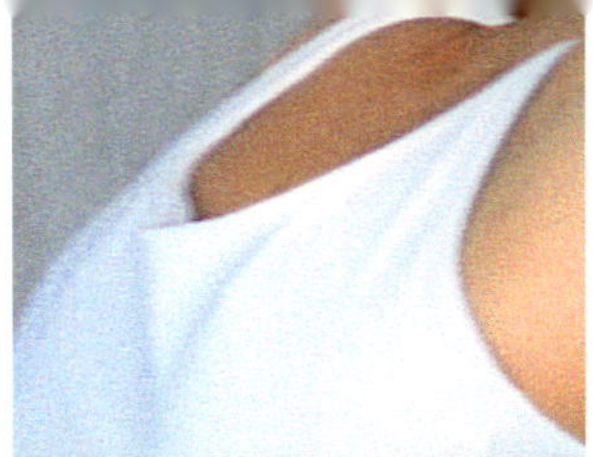

Der Yoga-Weg

Die Asanas sind das Herz des Yoga,
sie schenken Ihnen Anmut und Ausdauer.

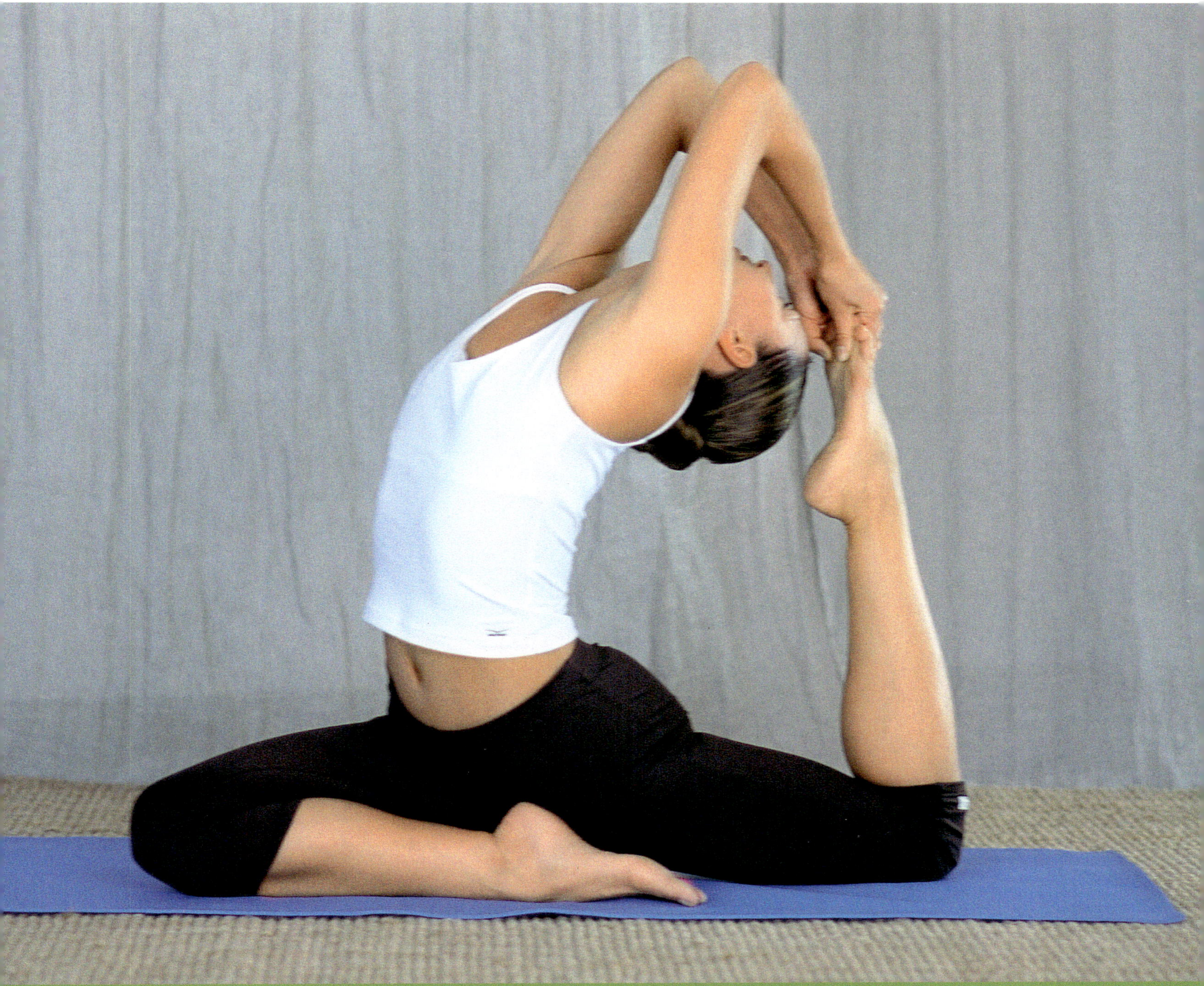

Endlose Energie

Eine der wichtigsten Übungen für Körper und Geist

Regelmäßige Yoga-Übungen helfen, der Hektik des Alltags gelassen und standhaft entgegenzutreten.

B.K.S. Iyengar

Ihre Mühe wird belohnt

Es gibt Yoga-Haltungen, die vieles gleichzeitig bewirken: Kräftigung des Körpers, Entspannung von Muskeln und Nerven. Obwohl Sie sich dabei ein wenig anstrengen müssen, werden Sie sofort reich belohnt – mit dem Gefühl, neue Energie getankt zu haben. Eine dieser Alleskönner-Übungen ist der nach unten gerichtete Hund. Stellen Sie sich einen Vierbeiner vor, der Kopf und Vorderbeine lang nach vorne reckt, die Hinterbeine aber durchgestreckt lässt und sich vom Scheitel bis zu Sohle dehnt.

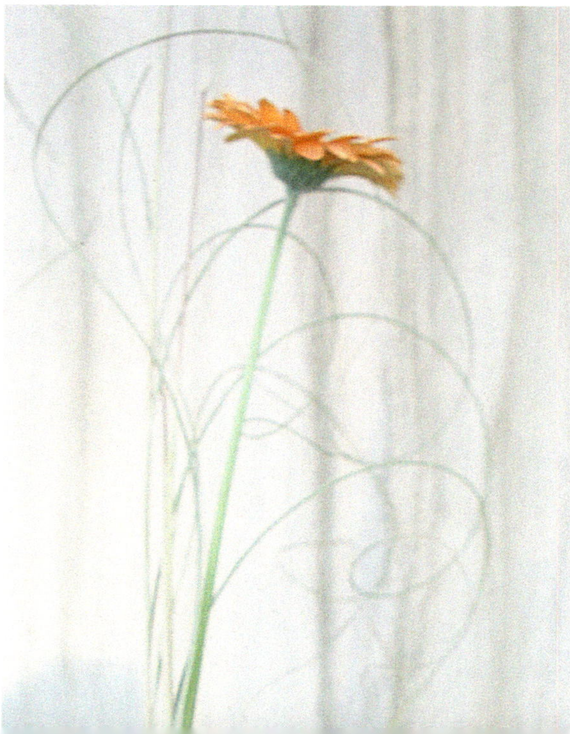

Die Hundhaltung vereint viele positive Aspekte der Asanas in sich. Sollten Sie einmal keine Zeit zum ausgiebigen Üben haben, dann wählen Sie nur diese Haltung. Sie bietet Ihnen so viel wie mehrere andere Übungen zusammen. Fühlen Sie sich abgespannt und erschöpft, verleiht Ihnen der Hund frische Kraft. Durch die intensive Streckung erhalten die Bandscheiben mehr Raum. Schmerzen im Lendenwirbelbereich werden gemildert. Steife Schultern werden weicher. Da sich der Brustkorb weitet, können Sie freier und tiefer atmen. Das Gehirn wird besser durchblutet und somit erfrischt. Diese Haltung beruhigt und hebt die Stimmung.

Anfangs wird es Ihnen vielleicht schwer fallen, die vielen Anweisungen umzusetzen. Aber die Mühe lohnt sich. Sie werden sich von Mal zu Mal geschmeidiger, anmutiger und kraftvoller fühlen. Und bei kaum einer anderen Übung lernen Sie so viel über sich und Ihren Körper. Zum Beispiel, wie er Tag für Tag anders reagiert. Benutzen Sie unbedingt eine rutschfeste Matte. Und wenn Sie beim Üben schnell aus der Puste geraten, können Sie anfangs die Fersen gegen eine Wand pressen.

Endlose Energie

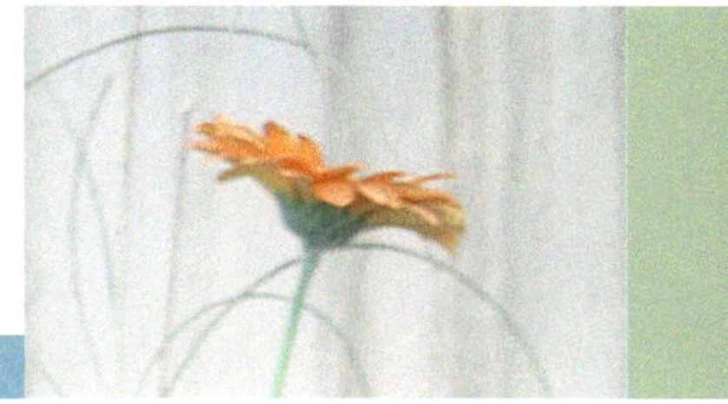

Genussvoll in die Hundhaltung

Adho-Mukha-Shvanasana

1 Hinknien, Füße und Knie etwa 30 Zentimeter auseinander. Rumpf vorbeugen, Stirn zum Boden, die Arme parallel zueinander lang nach vorne ausstrecken. Hände flach auflegen. Die Finger sind weit gespreizt, die Fingerspitzen zeigen nach vorne.
Aufrichten, in den Vierfüßlerstand kommen. Die Arme sind senkrecht unter den Schultern. Nicht ins Hohlkreuz fallen, Nacken lang und entspannt lassen. Fußspitzen aufstellen.

2 Langsam die Beine strecken, Po und Steißbein ziehen Sie nach oben.
Auf die Fußspitzen kommen und die Beine fest durchstrecken. Kniescheiben hochziehen. Position der Hände nicht verändern. Finger und Handflächen drücken fest in den Boden, die Ellenbogen bleiben durchgedrückt und zeigen Richtung Boden. Dadurch können Sie sich nach hinten-oben schieben.
Den Kopf leicht anheben, so dass sich die Ohren auf Höhe der Oberarme befinden. Senken Sie die Fersen. Atmen Sie ruhig und gleichmäßig, ohne in der kraftvollen Streckung nachzulassen.
Zurückkommen: Beugen Sie die Knie und gehen Sie über den Vierfüßlerstand zurück in die Kindhaltung.

Ziel: Die Wirbelsäule soll vom Steißbein über die Schultern bis zum Hinterkopf eine Linie bilden, ganz leicht nach innen sinken. Die Fußsohlen stehen fest am Boden. Die Schultern werden breit.

Effekte: Arme, Bauchmuskeln, Beine und Fußgelenke werden gekräftigt, Waden und Achillessehnen gedehnt. Vor allem aber wird die Wirbelsäule mobilisiert.

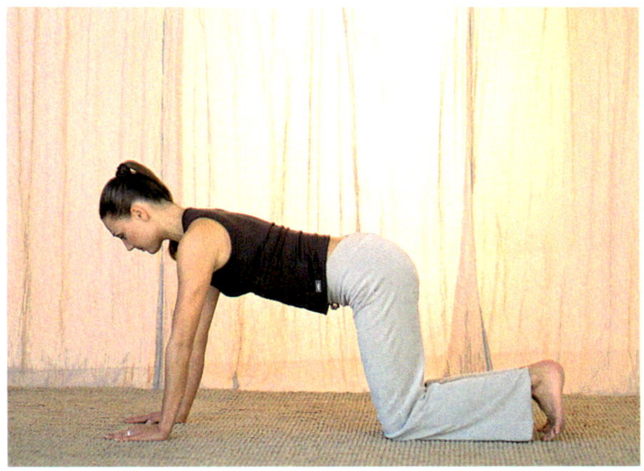

1 Zwischenschritt: Vierfüßlerstand, dann Fußspitzen aufsetzen.

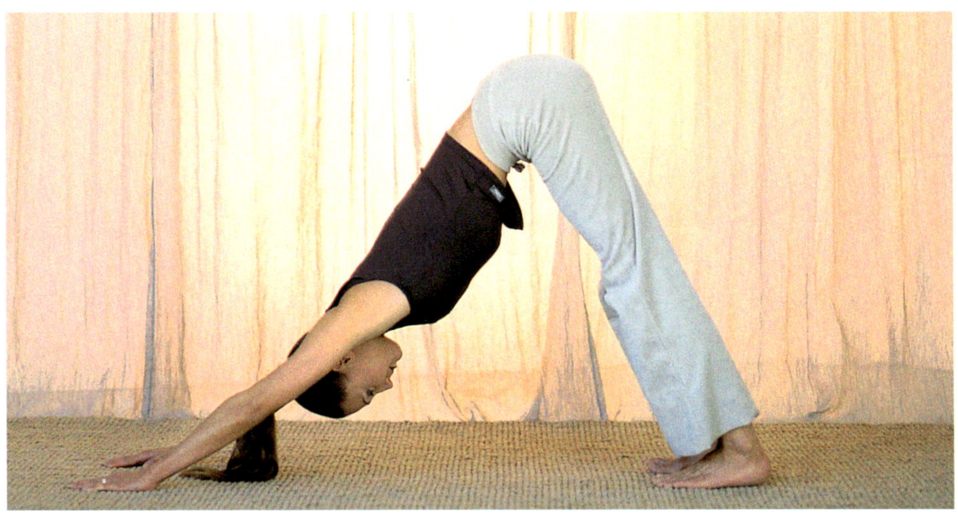

2 Endposition: Bei einem perfektem Hund kann man sehen, wie die Energie fließt.

SO NICHT!

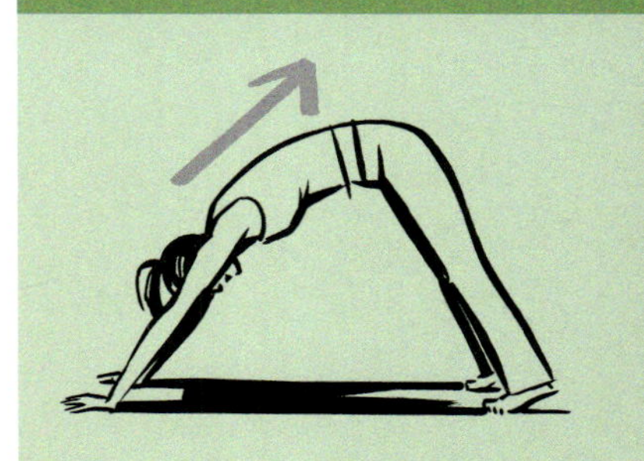

Hände und Füße sind zu weit auseinander, die Wirbelsäule ist nicht gestreckt, die Schultern sind zu weit vorne.

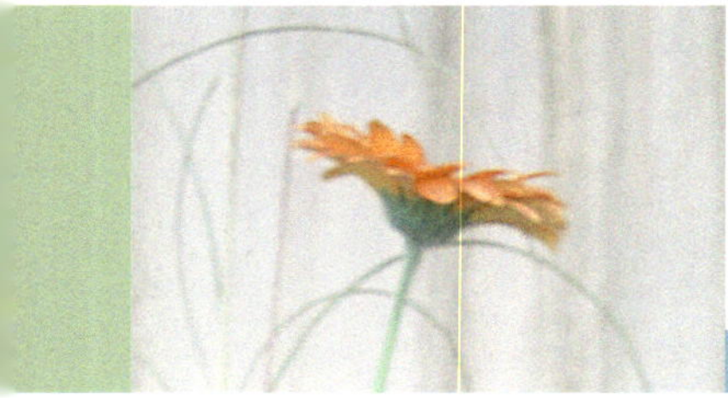

Zwei Hund-Varianten

Adho-Mukha-Shvanasana

Der Yogi beherrscht seinen Körper durch die Asanas und macht ihn zu einem geeigneten Gefäß für den Geist. Denn er weiß, dass der Geist seiner bedarf. Eine Seele ohne Körper gleicht einem Vogel, der nicht mehr fliegen kann.

B.K.S. Iyengar

1 Gehen Sie in die Hundhaltung. Strecken Sie sich von den Händen aus über die Schultern, den Rücken und den Po bis hin zum Steißbein. Drücken Sie die Beine kräftig durch.
Um die Streckung der Beine und somit der Wirbelsäule, aber auch die Dehnung der Beinrückseite zu intensivieren, beugen Sie nun im Rhythmus Ihres Atems im Wechsel die Beine: Rechtes Knie beugen, ohne den Fuß zu verdrehen. Kurz halten, dann das linke Knie beugen.

2 Hundhaltung. Sie lösen den linken Fuß vom Boden und heben das Bein gestreckt nach oben.
Die Hüften bleiben parallel zueinander, nicht das Bein ausdrehen, sondern den Oberschenkel bewusst nach innen rollen, das linke Knie zeigt zum Boden.
Die Fußspitze zeigt nach unten.
Nicht im Rücken einsinken oder mit den Schultern nach vorne schieben. Ebenso wenig mit dem rechten Bein ausweichen. Die Arme bleiben aktiv. Bein wieder senken. Hundhaltung.

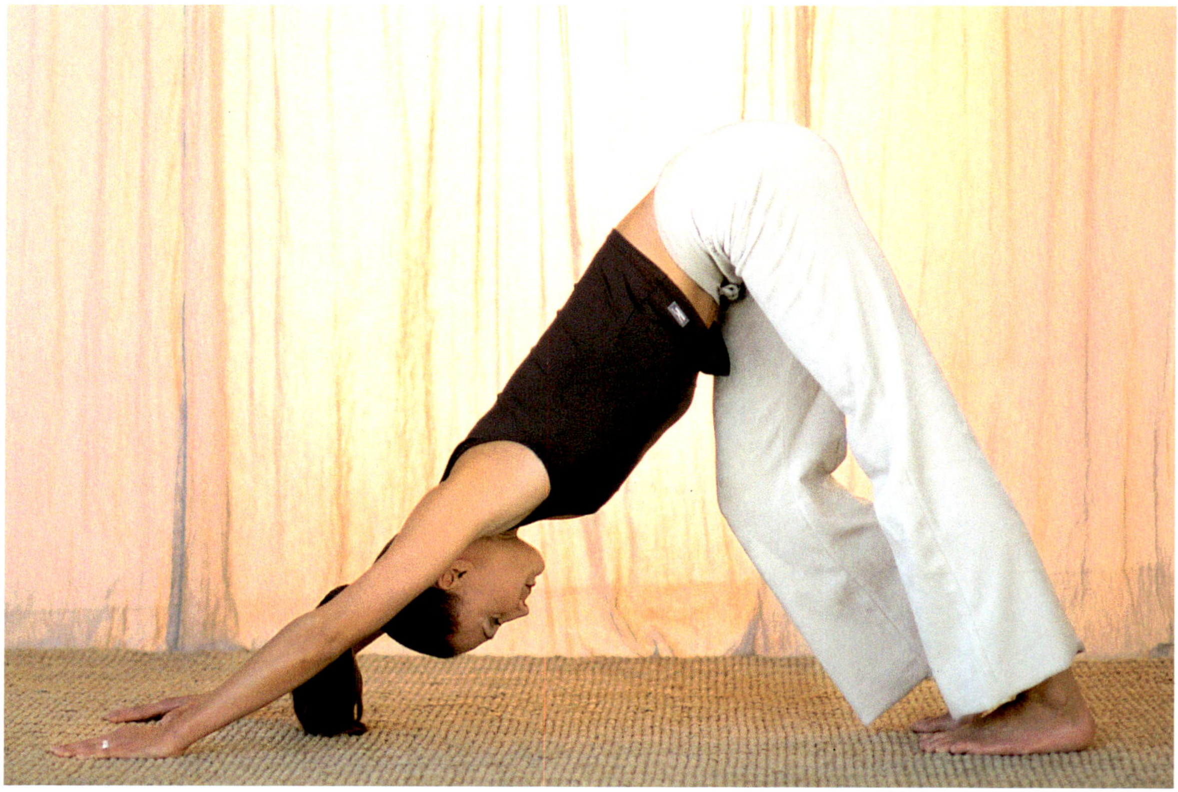

1 Zwischenschritt: Hundhaltung mit im Wechsel gebeugten Knien.

TIPP

Versuchen Sie, Ihren Hund immer länger zu halten. Atmen Sie schön gleichmäßig. Von Mal zu Mal wird Ihnen die Haltung leichter fallen.

Ziel: Fuß, Bein, Po, Rücken, Schultern, Nacken und Arme bilden eine Linie.

Effekte: Diese Hund-Variante kräftigt intensiv die Beine und den Schultergürtel. Sie spüren, wie der Druck auf den Armen nachlässt, ein erhebendes Gefühl.

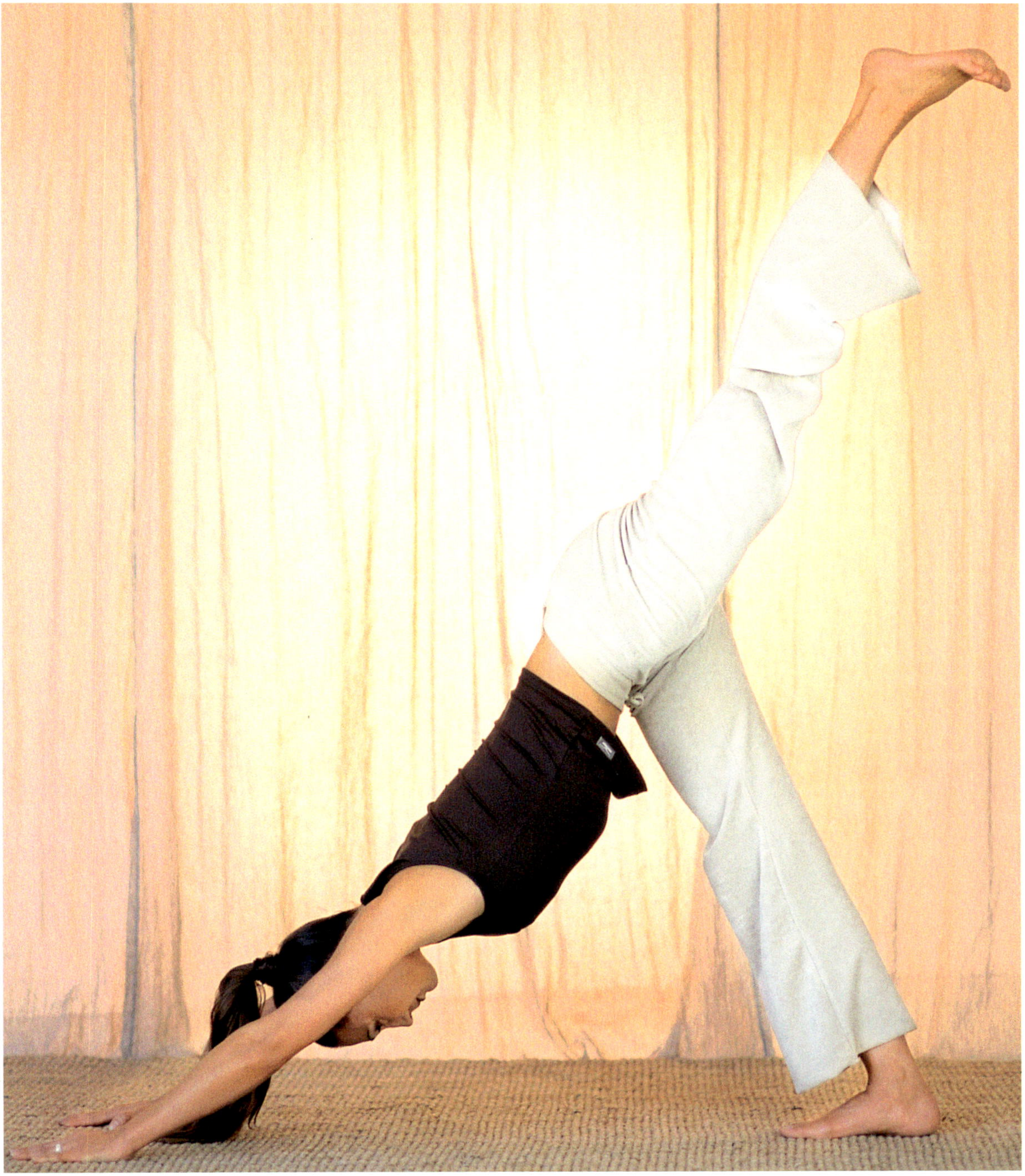

2 Endposition: Hundhaltung mit nach oben gestrecktem Bein.

SO NICHT!

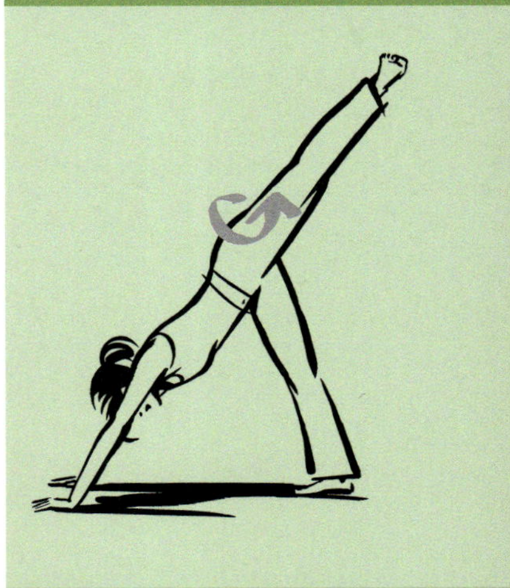

Das gehobene Bein ist verdreht, somit auch die Hüfte. Die Fußspitze zeigt zur Seite, nicht nach unten.

Die Stehübungen

Entwickeln Sie Beweglichkeit und Ausgeglichenheit

Am Anfang sollten Asanas im Stehen zwei Drittel Ihrer Übungspraxis ausmachen.

Mitten im Leben stehen

Einige der Asanas werden Ihnen vielleicht bekannt vorkommen. Aus dem Sportunterricht, dem Fitness-Kursus oder der Krankengymnastik. Der Ursprung ist Yoga. Sie könnten die Übungen tatsächlich auch nur als Sport betrachten. Damit würden Sie sich aber um viele positive Wirkungen bringen. Yoga-Haltungen wirken ganzheitlich, berühren und erreichen über die Bewegung den Geist. Auf der körperlichen Ebene trainieren Stehübungen einerseits Ausdauer, Muskelkraft und Körperhaltung, andererseits Beweglichkeit und Elastizität. Sie sorgen für mehr Geschmeidigkeit der Gelenke, Muskeln, Bänder und Sehnen und halten sie gesund. Jeder Nerv, jede Drüse wird angesprochen. Darüber hinaus erlangen Sie Standfestigkeit. Sie stehen im wahrsten Sinne des Wortes sicherer und stabiler im Leben.

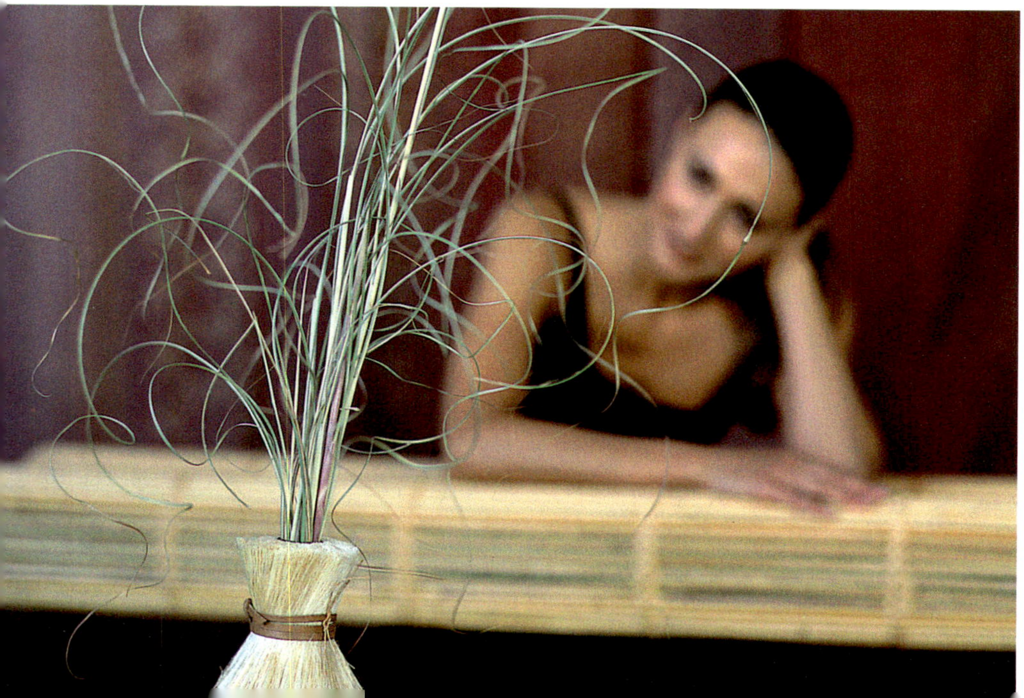

Üben Sie ganz besonders die Berghaltung so oft es geht in Alltagssituationen: in der U-Bahn, in der Schlange an der Supermarktkasse, beim Kochen und vor dem Spiegel, im Fahrstuhl oder wenn Sie sich unterhalten – zur Freude Ihrer Bandscheiben.

Die Bewegungsabläufe erfordern Ihre ganze Konzentration. Dadurch kommen Ihre Gedanken zur Ruhe. Im Moment des Übens treten die Probleme und Sorgen des Alltags in den Hintergrund. Die Nerven beruhigen sich, Stress und Anspannung fallen von Ihnen ab. Das sorgt für neue Vitalität. Darauf können Sie sich verlassen, auch wenn Sie eine Übung noch nicht so perfekt beherrschen, wie auf den Bildern gezeigt.

Bewegen Sie sich sanft und gefühlvoll. Gehen Sie geduldig mit sich um. Entscheidend ist, dass Sie Ihren Körper besser kennen und verstehen lernen, nicht, auf Anhieb eine komplizierte Position zu beherrschen. Sehr wichtig bei allen Haltungen ist, dass Sie niemals die Luft anhalten. Versuchen Sie stets gleichmäßig und tief durch die Nase ein- und auszuatmen. Das erleichtert Ihnen das Üben und versorgt alle Muskeln und Organe mit Sauerstoff, also mit (Lebens-)Energie.

Die Stehübungen

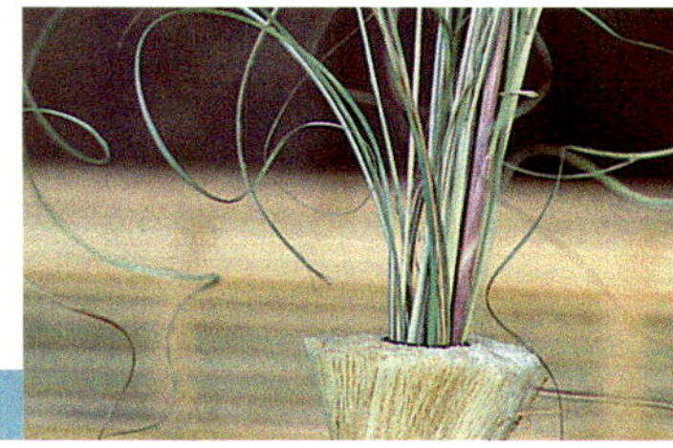

Die Stabilität der Berghaltung

Tadasana

1 Stellen Sie sich aufrecht hin, die Füße geschlossen, das Gewicht gleichmäßig über die gesamte Fußsohle verteilt. Fersen und große Zehen berühren sich. Die Zehen sind gespreizt, so dass jeder einzelne Raum hat. Die Beine sind durchgestreckt, die Oberschenkel fest, die Kniescheiben angehoben. Der Bauch ist leicht eingezogen, das Becken senkrecht, was erreicht wird, indem man das Steißbein sanft nach unten Richtung Fersen bewegt.
Heben Sie den Brustkorb, indem Sie die Schulterblätter nach hinten-unten ziehen, so dass sich der Raum zwischen Schultern und Ohren vergrößert.
Die Arme hängen leicht unter Spannung herunter, die Hände befinden sich auf Mitte der Oberschenkel, ohne sie zu berühren. Die Finger sind nach unten ausgestreckt, die Daumen liegen an.

Ziel: Sie stehen fest und aufrecht wie ein Berg. Beide Füße und Beine sind ganz gleichmäßig belastet. Der ganze Körper ist symmetrisch und strebt nach oben.

Effekte: Die Beine sind stark. Die Wirbelsäule ist optimal aufgerichtet und frei beweglich. Der Atem kann fließen und erfüllt den gesamten Brustraum.

2 Variante 1: In der Berghaltung führen Sie vor der Brust die Handflächen zusammen.
Alle Finger berühren einander, die Daumen streifen das Brustbein. Die Schultern bleiben hinten-unten, die Ellenbogen zeigen senkrecht zum Boden. Dies ist die Gebets- oder Grußhaltung, die indische Gebärde der Verehrung und Dankbarkeit. Sie heißt Namasté.

3 Variante 2: Berghaltung. Heben Sie die Arme gestreckt über den Kopf, Handflächen aufeinander.
Strecken Sie sich maximal nach oben, beugen Sie sich leicht zurück. Nicht ins Hohlkreuz gehen, die Dehnung erfolgt im Brustkorb! Halten Sie den Nacken in Verlängerung der Wirbelsäule. Die Beine bleiben stabil.

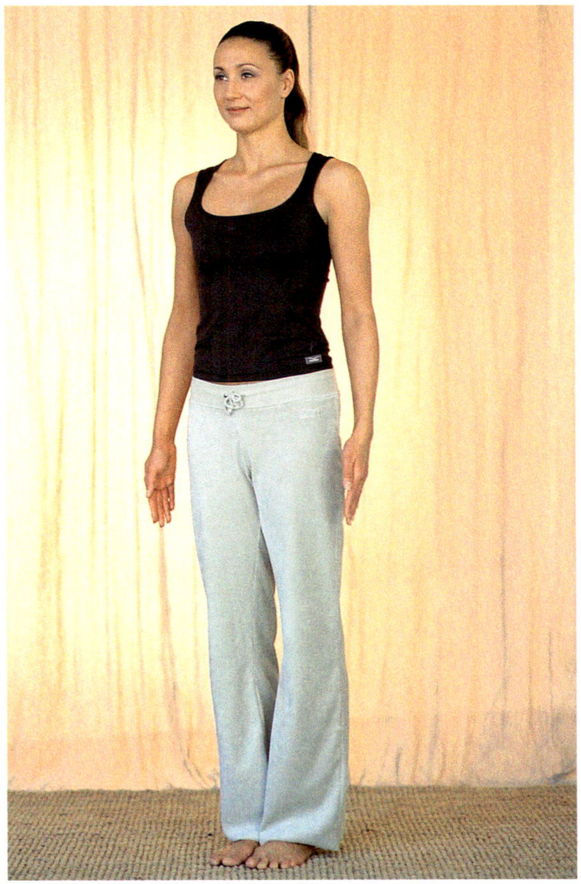

1 Die Berghaltung: Sie ist die Grundlage aller Übungen im Stehen.

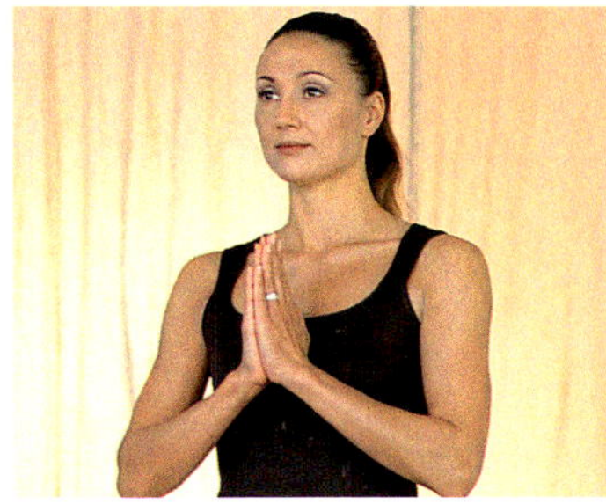

2 Berghaltung mit Namasté: Die Gebetshaltung im Stehen.

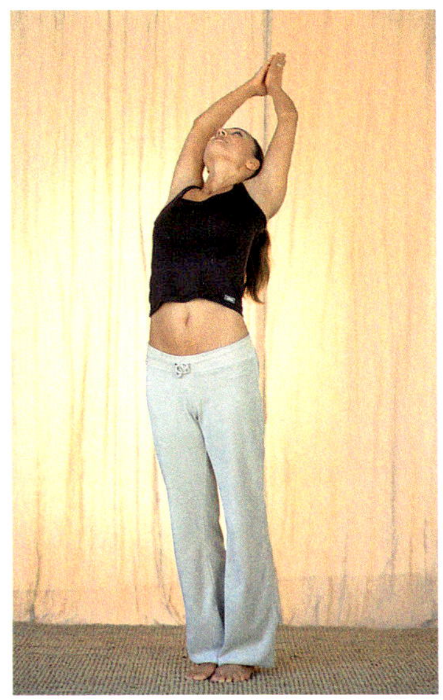

3 Berghaltung mit Rückwärtsdehnen: Streben Sie zum Himmel.

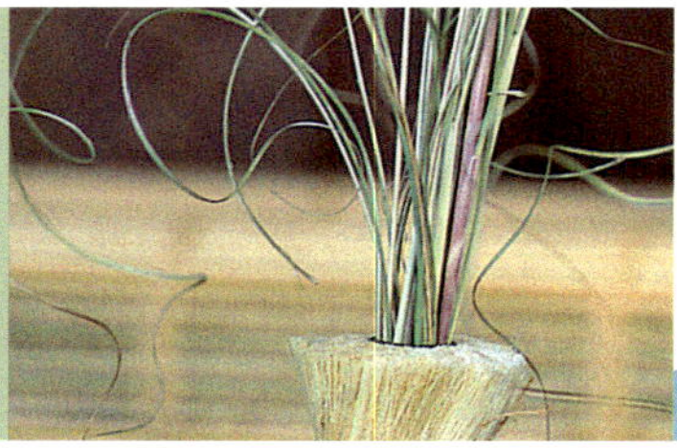

Die Baumhaltung

Vrikshasana

1 Sie stehen in der Berghaltung.
Heben Sie das rechte Bein seitlich ausgedreht ca. 1 Zentimeter vom Boden, finden Sie Ihre Balance.
Der Blick ist weich und nach vorne gerichtet. Fixieren Sie einen Punkt.
Greifen Sie mit der rechten Hand das Fußgelenk, ziehen es möglichst hoch und pressen die Fußsohle seitlich auf den linken Oberschenkel. Die Fußspitze zeigt senkrecht nach unten, das Knie weit zur Seite.
Die Beckenknochen bleiben parallel. Halten Sie die gesamte Wirbelsäule aufrecht.

2 Legen Sie die Handflächen vor der Brust aufeinander, ohne die Schultern hochzuziehen (Namasté).
Atmen Sie tief und ruhig.
Halten Sie das Standbein fest gespannt, ziehen Sie die Kniescheibe hoch. Drücken Sie es ein wenig gegen die Fußsohle, das stabilisiert zusätzlich.

3 Strecken Sie langsam die Hände senkrecht über den Kopf, die Oberarme parallel zu den Ohren.
Nach einigen Atemzügen die Haltung auflösen, Berghaltung.

4 **Variante:** Berghaltung. Fuß ein wenig vom Boden heben und ausbalancieren.
Greifen Sie den Fuß diesmal mit beiden Händen und legen Sie ihn mit der Fußkante so hoch wie möglich auf den anderen Oberschenkel.
Hände vor der Brust falten. Stehen Sie aufrecht!
Das gebeugte Knie sachte nach hinten-unten ziehen.
Strecken Sie die Arme über den Kopf, recken Sie sich aus den Schultern heraus immer weiter nach oben.
Der Nacken bleibt lang.

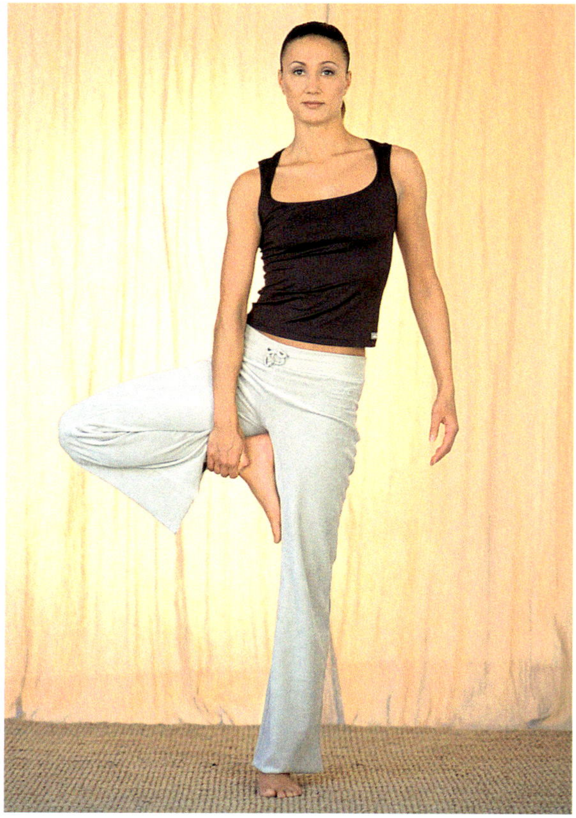

1 **Ausgangsposition:** Die Berghaltung erfordert Ihre ganze Konzentration.

TIPP

Das Wichtigste bei Gleichgewichtshaltungen ist Geduld. Es gibt Tage, da wollen sie nicht gleich gelingen. Lassen Sie sich Zeit. Auch ein Baum braucht Jahre, um fest verwurzelt zu sein.

Ziel: Sie stehen ruhig, stabil und sicher wie ein Baum, der fest im Boden verwurzelt ist.

Effekte: Stärkt die Bein- und Fußmuskeln, macht steife Knie flexibler. Die Schultern werden beweglicher, die Brust geweitet, was das Atmen erleichtert. Fördert die Konzentrationsfähigkeit, den Gleichgewichtssinn und sorgt für geistige Ausgeglichenheit.

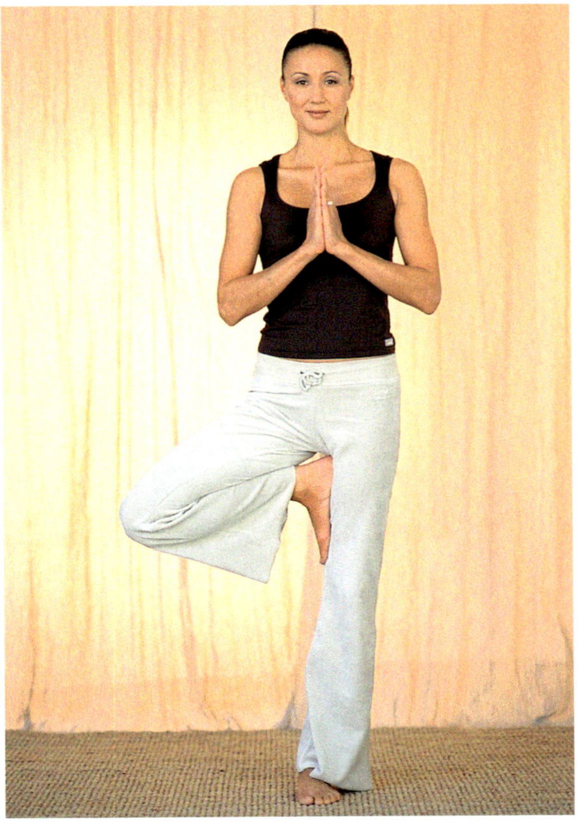

2 **Zwischenschritt:** Diese Armhaltung gibt zusätzliche Stabilität.

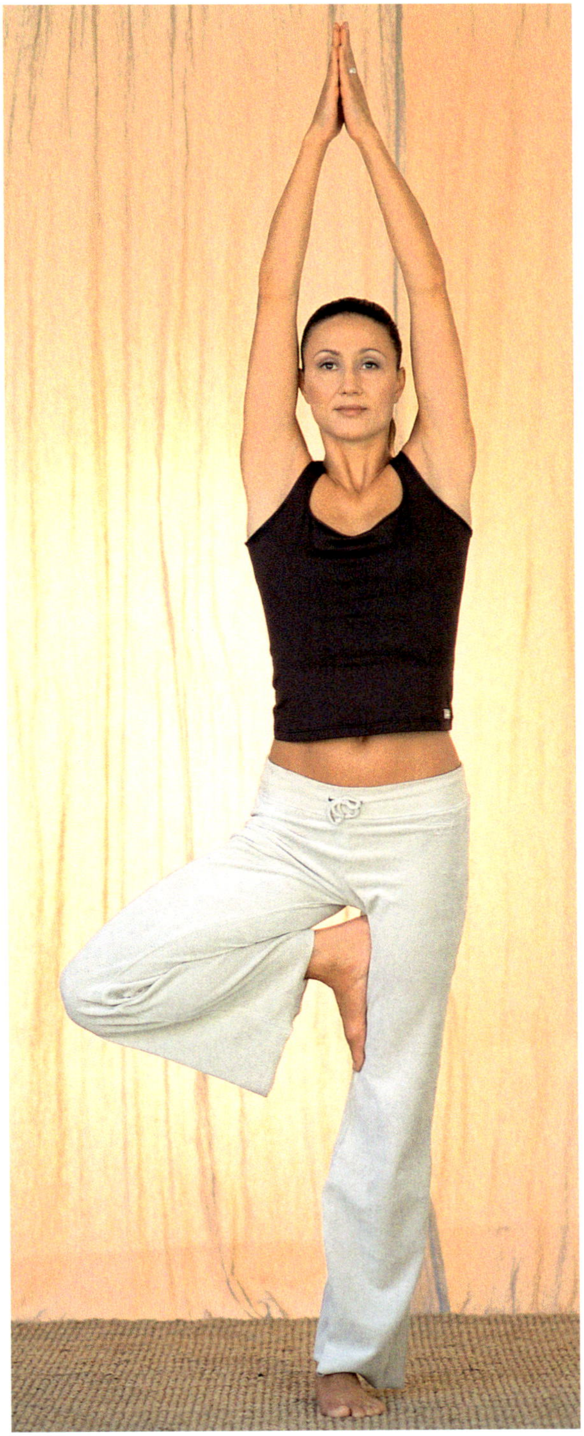

3 **Endposition:** Erst finden Sie festen Stand und dann innere Ausgeglichenheit.

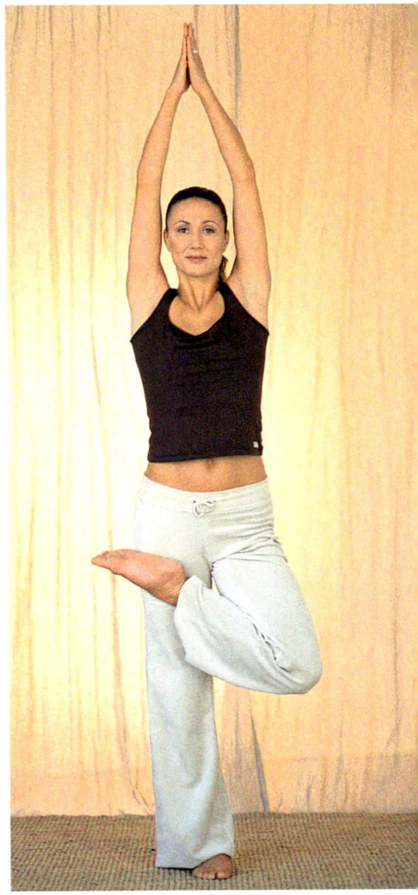

4 **Endposition Variante:** Der Atem beeinflusst die Balance.

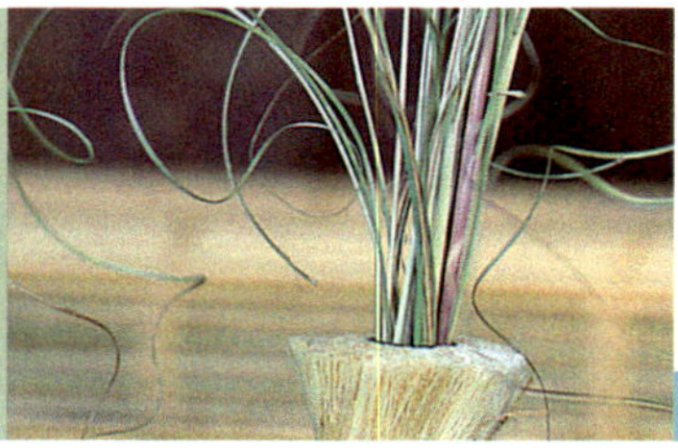

Dreieckshaltung

Utthita-Trikonasana

1 Aufrecht in der Berghaltung stehen. Füße etwas mehr als einen Meter auseinander nehmen. Sie zeigen parallel nach vorne. Fußsohlen fest am Boden, Zehen gespreizt. Die Kniescheiben sind angezogen. Sie sollen ständig Spannung in den Oberschenkeln spüren. Arme waagerecht heben. Nicht die Schultern zu den Ohren ziehen, sondern die Schulterblätter bewusst nach hinten-unten nehmen. Die Arme bleiben parallel zum Boden.
Den rechten Fuß um 90° nach rechts, den linken leicht (etwa 30°) nach innen stellen. Die rechte Ferse ist exakt auf der Mitte des linken Fußgewölbes.
Das Steißbein zieht nach unten. Nicht im Becken kippen. Rollen Sie den linken Oberschenkel nach hinten, nach außen, das Knie zeigt nicht zum rechten Bein, sondern geradeaus.
Drehen Sie den Kopf zur Seite und blicken Sie auf Ihre rechte ausgestreckte Hand.

2 Ziehen Sie sich mit dem linken Arm ganz leicht nach hinten, um die Wirbelsäule noch besser aufzurichten.
Beugen Sie sich aus der Hüfte heraus vor. Der rechte Arm zieht Sie weit nach vorne, so dass die rechte Körperseite lang gestreckt wird, das Becken verschiebt sich leicht nach links.

3 Beugen Sie sich nun so weit Richtung Boden, dass Sie die rechte Hand oberhalb des Fußknöchels auf dem Schienbein ablegen können. Nicht abstützen. Finger ausstrecken (siehe 3a).
Fortgeschrittene legen die Handfläche rechts neben der Fuß-Außenkante auf dem Boden ab.
Strecken Sie den rechten Arm senkrecht nach oben, Handfläche nach vorn. Die Arme bilden eine senkrechte Linie.

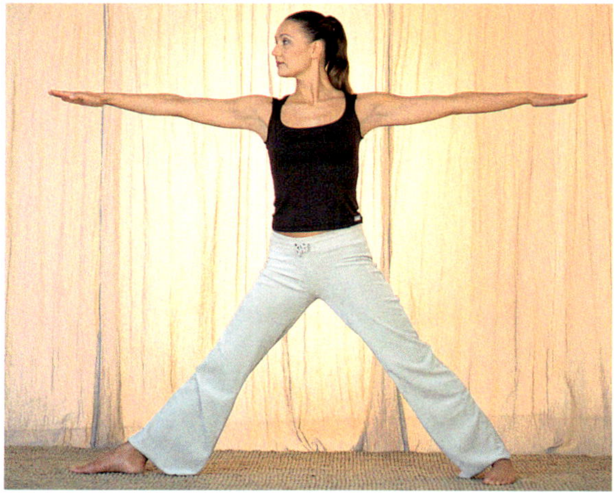

1 Zwischenschritt 1: Halten Sie die Schultern ganz entspannt.

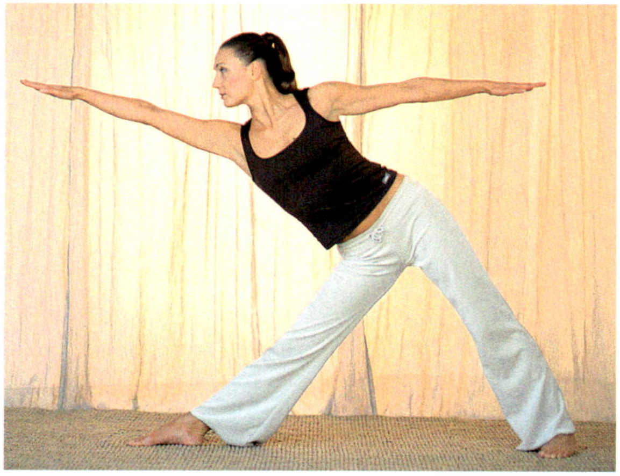

2 Zwischenschritt 2: Lehnen Sie sich weit nach vorne, die Kraft der Beine hilft dabei.

TIPP

Die Bein- und Fußstellung in dieser Haltung ist die Grundposition vieler Stehübungen, die Ihnen immer wieder begegnen wird. Achten Sie daher besonders auf optimale Ausrichtung. Bewegen Sie sich erst weiter, wenn Sie sicher sind, die Anweisung umgesetzt zu haben. Hat sich erst einmal ein Fehler eingeschlichen, ist es schwierig, ihn wieder auszubügeln. Und Sie bringen sich um den möglichen Genuss.

Drehen Sie den Kopf, ohne den Nacken zu stauchen, und blicken Sie geradeaus. Bewegen Sie die linke Hüfte nach hinten.

4 Bewegen Sie nun weich den Kopf in Verlängerung der Wirbelsäule nach links und blicken Sie zur oberen Hand. Schmerzt dabei Ihr Nacken, schauen Sie weiterhin geradeaus.

Ziel: Die Rückseite der Beine, der Rücken und die Schultern bilden eine Linie, als würden Sie sich an eine Wand lehnen. Beide Flanken sind gleich lang gestreckt. Der gesamte Rumpf ist flach wie ein Brett, waagerecht zum Boden. Sie sollten ein Gefühl der Leichtigkeit erreichen und über den oberen Arm zum Himmel schweben.

Effekt: Gibt Ausdauer und Kraft in Bein- und Fußmuskeln, beugt Rücken- und Nackenproblemen vor. Sorgt für gute Haltung, weil die Brust angehoben wird.

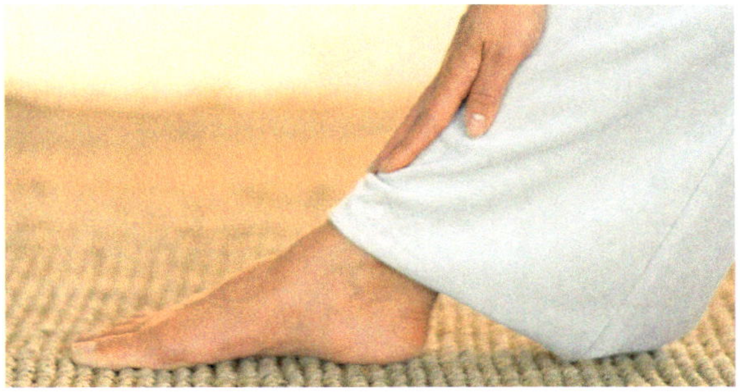

3a Handhaltung: Die Hand hilft nur beim Balancieren, stützt nicht ab.

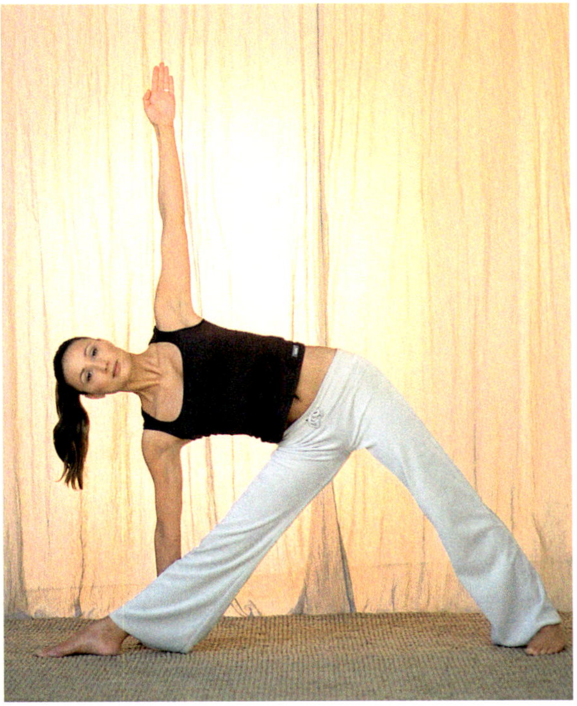

3 Zwischenschritt 3: Genießen Sie die Streckung der Wirbelsäule.

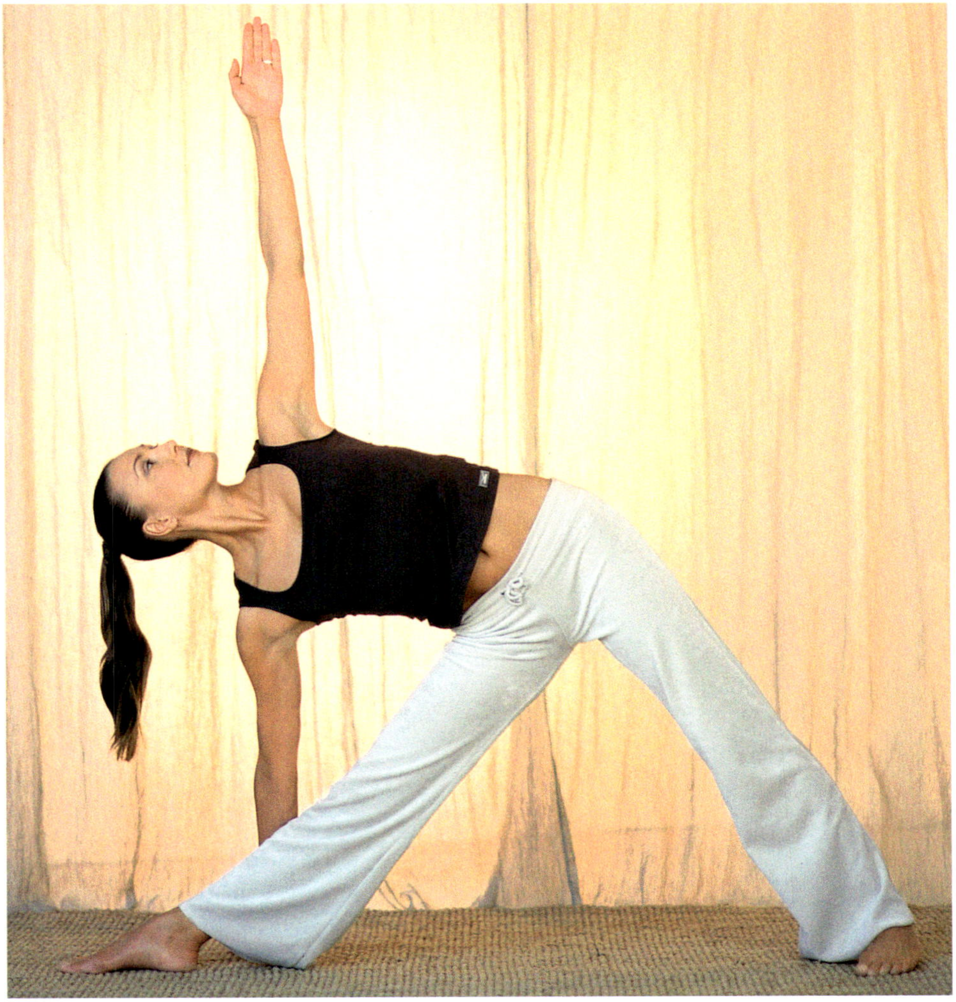

4 Endposition: Die Dreieckshaltung bedeutet Anmut und Hingabe.

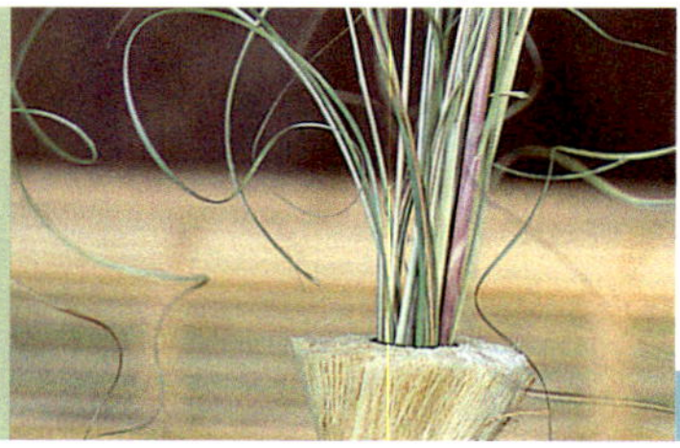

Gedrehtes Dreieck

Parivritta-Trikonasana

1 Die ersten Schritte wie bei der Dreieckshaltung (siehe Seite 36 f.). Den Abstand zwischen den Füßen allerdings etwas verkleinern.
Nun linkes Bein und linken Fuß weiter eindrehen (etwa 60°), Becken um 90° nach rechts drehen, rechte Hüfte zurückziehen. Die Hüftknochen sind parallel nach vorne ausgerichtet.
Dabei schwingt der linke Arm nach vorne und der rechte hängt nach unten.

2 Schieben Sie sich mit dem Rumpf nach vorne, Bauchnabel Richtung Bein.
Beugen Sie sich aus der Hüfte heraus tief vor und setzen Sie die linke Hand an die Außenseite des rechten Fußes. Strecken Sie den rechten Arm senkrecht hoch, so dass die Schultern eine Linie bilden.
Atmen Sie tief in den Bauch hinein und drehen Sie sich immer weiter nach rechts, bis das Brustbein senkrecht ist. Versuchen Sie, die linke Hüfte mehr und mehr nach vorne und den rechten Oberschenkel mehr und mehr nach hinten zu schieben, damit das Becken waagerecht wird. Wenn es Ihre Nackenmuskulatur zulässt, Kopf drehen und zur oberen Hand blicken.

Ziel: Beide Füße stehen fest am Boden, die Knie sind ganz durchgestreckt, die Wirbelsäule bildet eine Waagerechte, beide Flanken sind gleich lang. Der obere Rücken ist flach, als lehnten die Schultern an einer Wand.

Effekte: Diese Stellung kräftigt und dehnt gleichzeitig die Oberschenkel- und vor allem Wadenmuskulatur sowie die Sehnen der Knie und Füße. Die Blutzufuhr im unteren Rücken erhöht sich, so dass Schmerzen im Lendenwirbelbereich nachlassen.

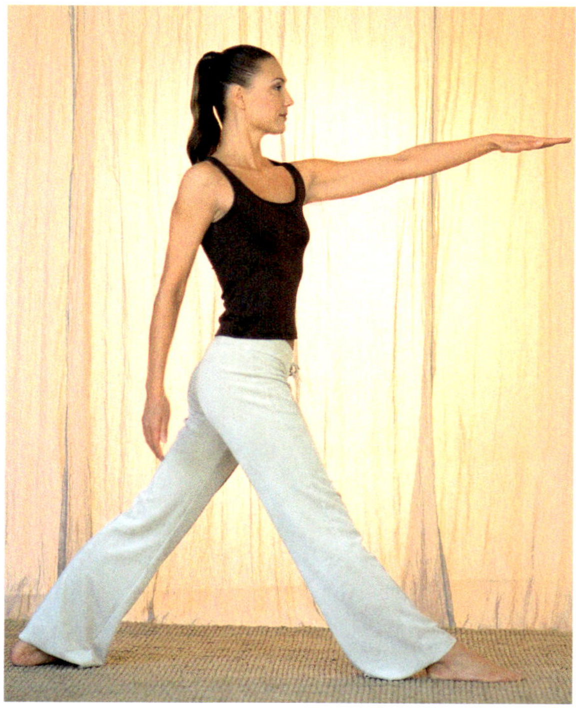

1 **Zwischenschritt:** Halten Sie die Hüften parallel, indem Sie die rechte nach hinten ziehen.

TIPP

Diese Übung ist eine Herausforderung für Ihr Gleichgewichtsgefühl. Sollten Sie nicht auf Anhieb die Hand zum Boden bringen, stützen Sie sie auf einem Klotz oder dem vorderen Bein ab.

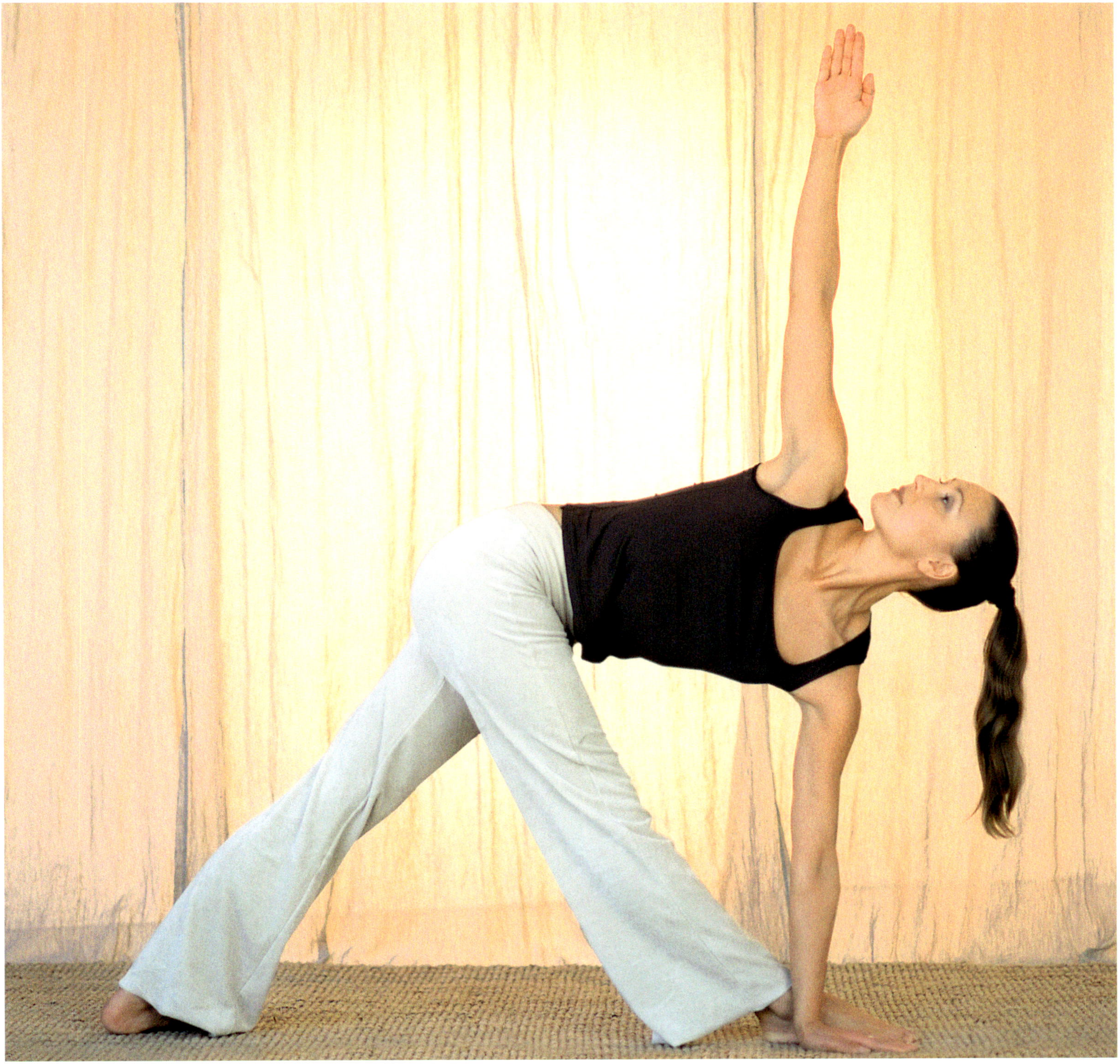

2 Endposition: Ganz im Gleichgewicht – das bringt auch innerliche Ausgeglichenheit.

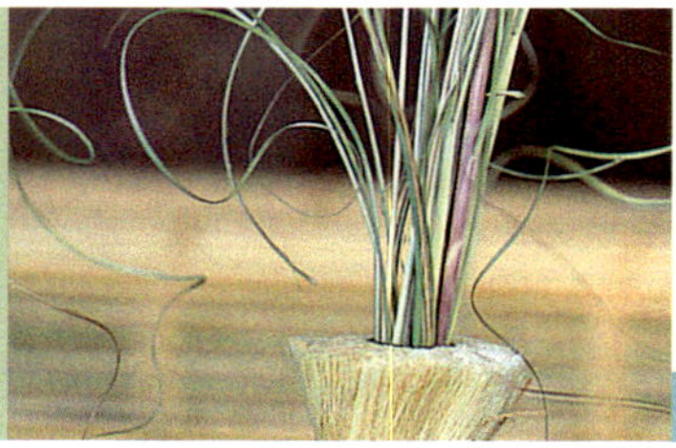

Ausfallschritt mit Rückbeuge

Anjaneyasana

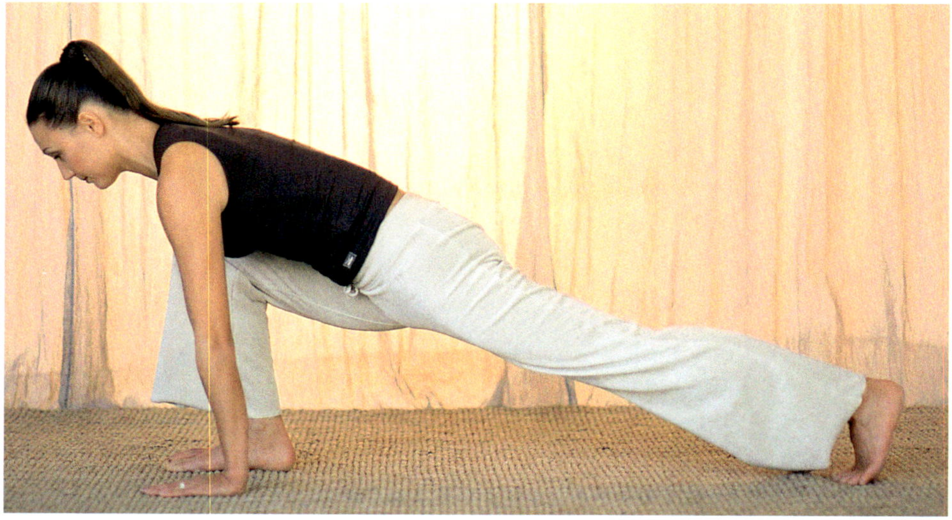

1 Ausfallschritt: Je stärker das hintere Bein gestreckt wird, desto stabiler die Haltung.

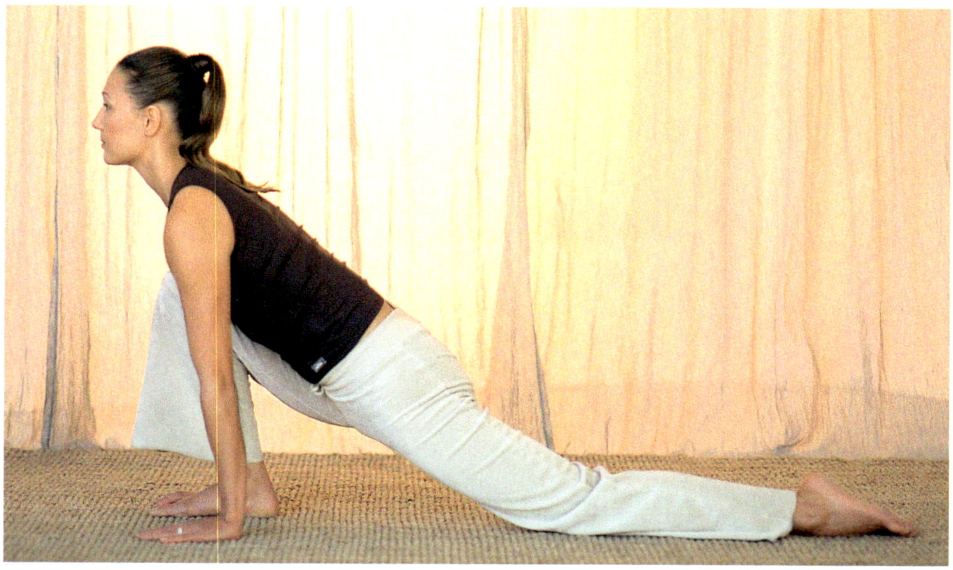

2 Zwischenschritt: Die Wirbelsäule wird maximal gestreckt.

1 Innerhalb eines Übungszyklus starten Sie aus der Hundhaltung heraus. Üben Sie die Positionen einzeln, empfiehlt sich der folgende Weg: Beginnen Sie in der Berghaltung (siehe Seite 33).
Beugen Sie nun den Oberkörper nach unten und setzen Sie die Hände auf Höhe der Fußspitzen ab. Strecken Sie das linke Bein weit nach hinten, setzen Sie die Fußspitze auf und beugen Sie das rechte Bein rechtwinklig, Unterschenkel etwa senkrecht.
Dehnen Sie sich aus dem Becken heraus bis zum Scheitel lang, halten Sie den Kopf in Verlängerung der Wirbelsäule.
Versuchen Sie, die Hüftknochen parallel zu lassen, indem Sie die rechte Hüfte nach vorne schieben.

2 Strecken Sie den linken Fuß aus, legen Sie den Spann und das Knie zu Boden.
Heben Sie das Brustbein, dass sich die Wirbelsäule noch weiter nach vorne-oben bewegt.

3 Heben Sie Rumpf und Arme über den Kopf. Bringen Sie die Handflächen zusammen und beugen Sie sich sanft nach hinten, so dass eine harmonische Rückbeuge entsteht.
Legen Sie den Kopf leicht in den Nacken, die Oberarme befinden sich auf Höhe der Ohren.

Ziel: Die Wirbelsäule ist maximal gestreckt. Die Beine sind weit auseinander gedehnt, doch die Hüften sind parallel und nicht verdreht.

Effekte: Kräftigung und Dehnung der Rückenmuskulatur und der Beine. Die Geschmeidigkeit von Hüften und Gliedmaßen wird erhöht. Die kleinen Gelenke am Brustbein und die Muskeln zwischen den Rippen werden mobilisiert. Der Atem fließt weicher, freier und tiefer.

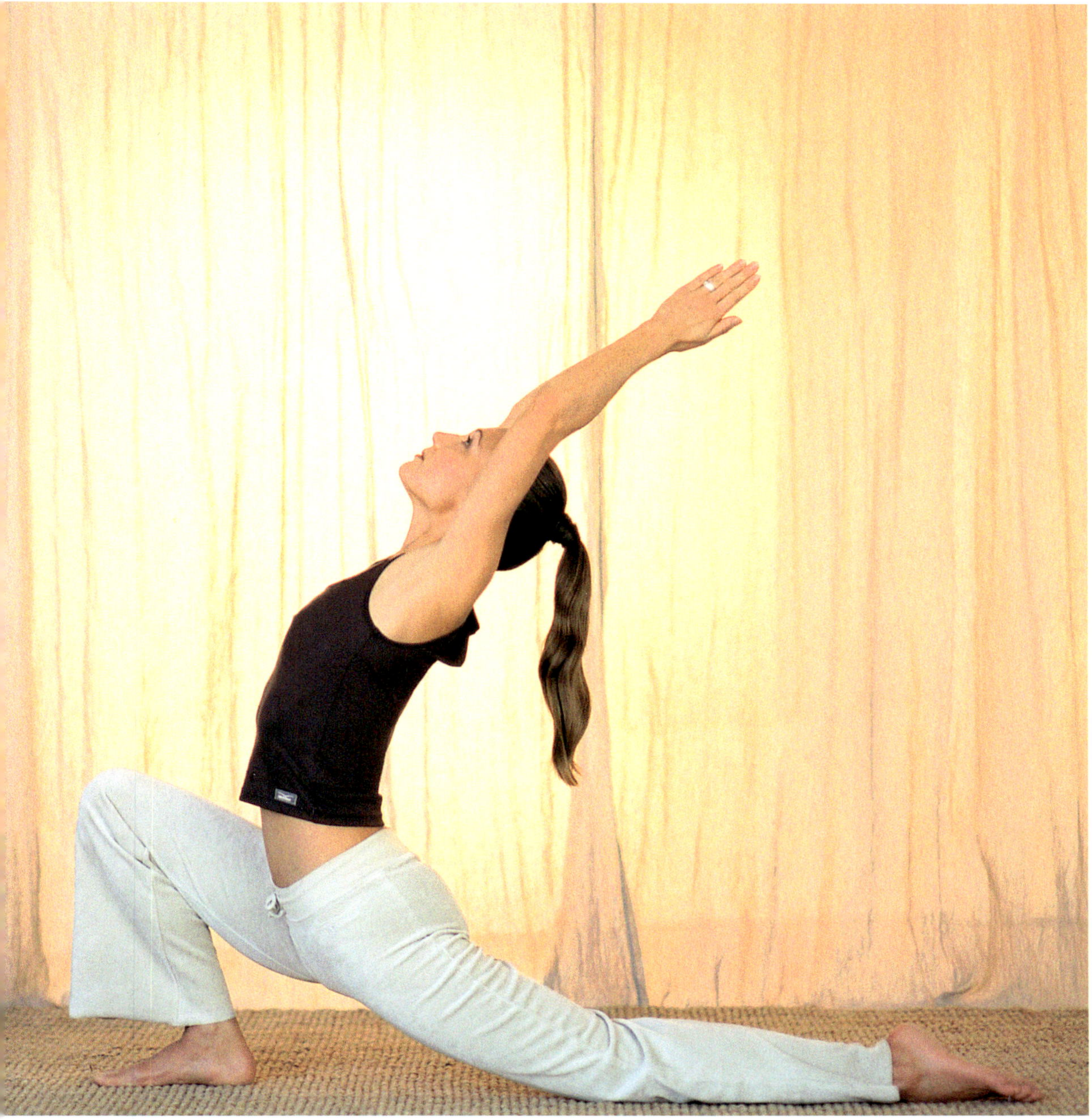

3 **Endposition:** Der Ausfallschritt mit Rückbeuge ist bestechend anmutig.

SO NICHT!

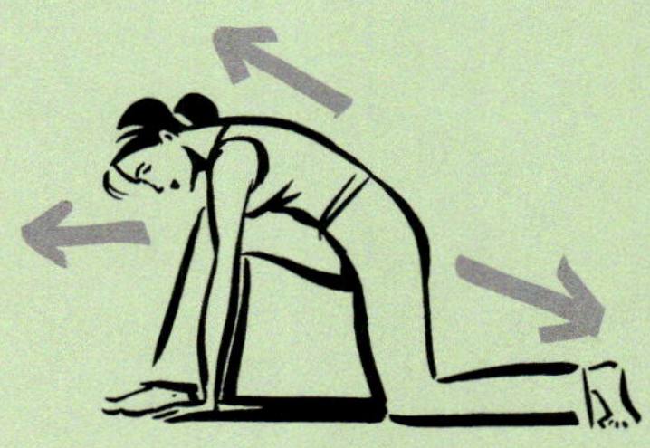

Der vordere Fuß steht zu weit vor, das Knie ist hinter der Ferse. Vor allem aber: Der Rücken ist rund, die Wirbelsäule nicht lang gedehnt, der Nacken geknickt.

TIPP

Diese drei Haltungen sollten Sie zunächst einzeln üben. Fühlen Sie sich sicher und wohl dabei, ergeben Sie aneinander gereiht einen harmonischen Zyklus.

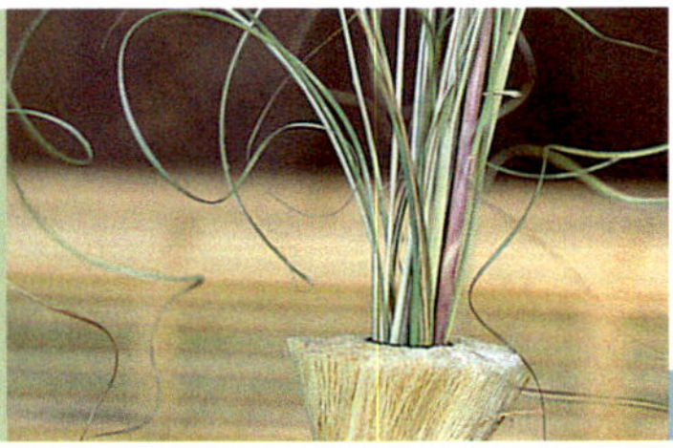

Seitenstreckung

Utthita-Parshvakonasana

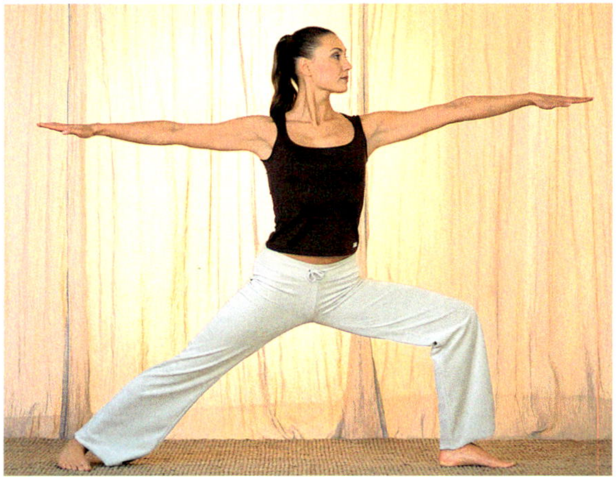

1 Zwischenschritt: Stabilität kommt aus den Beinen.

1 Erste Schritte wie in der Dreieckshaltung (siehe Seite 36): Berghaltung, die Füße über einen Meter auseinander nehmen, Fußspitzen parallel geradeaus, Kniescheiben angezogen.

Arme waagerecht heben, den linken Fuß um 90° nach links, den rechten leicht (etwa 30°) nach innen. Rechten Oberschenkel nach hinten rollen, also Hüfte nach hinten bewegen. Kopf zur Seite drehen, auf die linke Hand blicken.

Ziehen Sie sich mit dem rechten Arm leicht nach hinten, um die Wirbelsäule noch besser aufzurichten.

Ohne den Oberkörper zu bewegen, beugen Sie das linke Knie rechtwinklig, es befindet sich auf Höhe des Fußrückens.

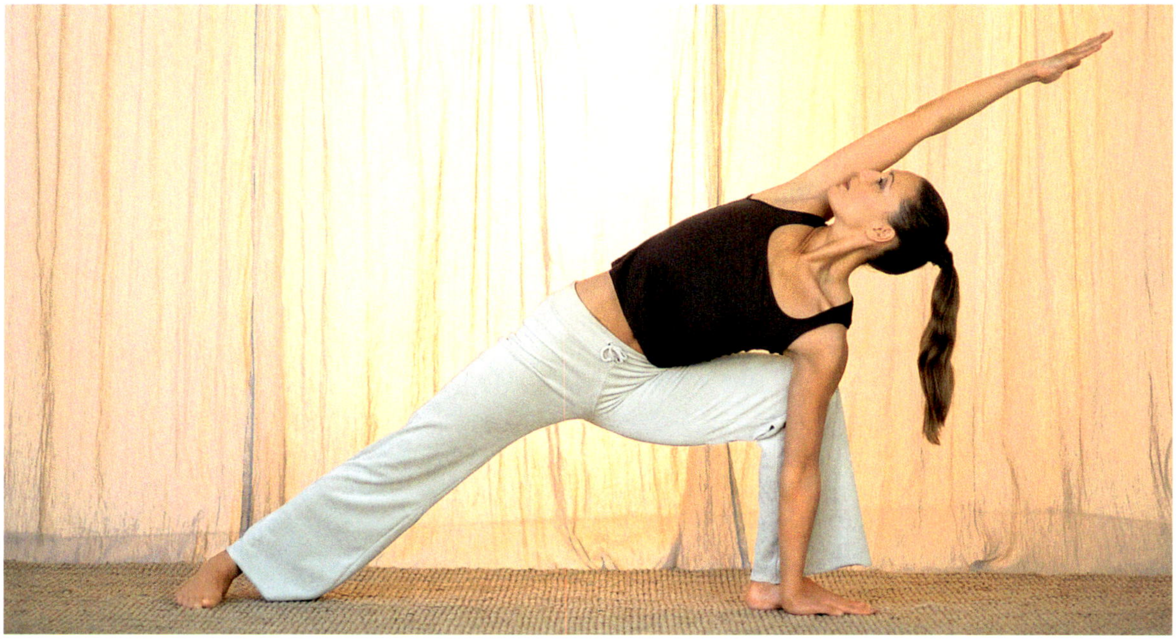

2 Endposition: Die Seitenstreckung ist eine Wohltat für die Wirbelsäule.

TIPP

Sollten Sie die Hand nicht gleich zum Boden bringen, können Sie den Ellenbogen auf dem Oberschenkel abstützen. Wichtiger als die Hand am Boden ist die Drehung des Rumpfes und die Öffnung der Leiste.

2 Beugen Sie sich zur Seite, Brust und Nabel zeigen nach vorne, und bringen Sie die linke Hand flach zum Boden, dicht an die Fußinnenseite.
Ihre Rippen berühren den Oberschenkel, der linke Arm ist gestreckt, die linke Achselhöhle berührt die Innenseite des Knies.
Halten Sie den Winkel im Bein und drehen Sie den rechten Oberschenkel auswärts nach oben, ohne die Fußstellung zu verlieren. Rechte Ferse fest zum Boden pressen.
Strecken Sie den rechten Arm lang, ziehen Sie ihn zum Ohr, so dass die Flanke stark gedehnt wird.
Heben Sie den Brustkorb. Drehen Sie den Kopf sanft zur Decke.

Ziel: Die Hüften sind weit auseinander gedehnt. Schultern, Rücken, Po und Beine sind auf einer Linie, als lehnten Sie sich gegen eine Wand. Die Wirbelsäule ist vom Steißbein bis zum Scheitelpunkt gestreckt.

Effekte: Die Übung stärkt die Fußknöchel, Knie und Oberschenkel. Die Rippen werden auseinander gedehnt, was den Atem leichter und tiefer fließen lässt. Außerdem wird die Verdauung angeregt und die Taille geformt.

3 **Variante für Fortgeschrittene:** Sie falten beim Beugen des vorderen (rechten) Knies die Hände vor der Brust (Namasté) und drehen den Rumpf so, dass die Brust nach vorne zeigt.

4 Beugen Sie sich – ohne die Armhaltung zu verändern – so weit über das rechte Knie, dass Ihr linker Oberarm an der Außenseite anliegt. Die rechte Schulter zieht nach hinten.
Drehen Sie den Kopf zur hinteren Ferse.
Das linke Bein bleibt stramm durchgedrückt.
Die rechte Hüfte zieht nach hinten, damit das Becken nicht seitlich kippt.

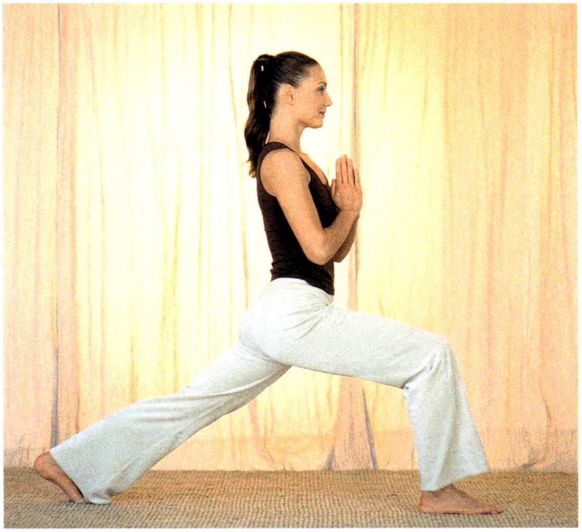

3 **Zwischenschritt:** Sammeln Sie sich in dieser Haltung, ehe es weitergeht.

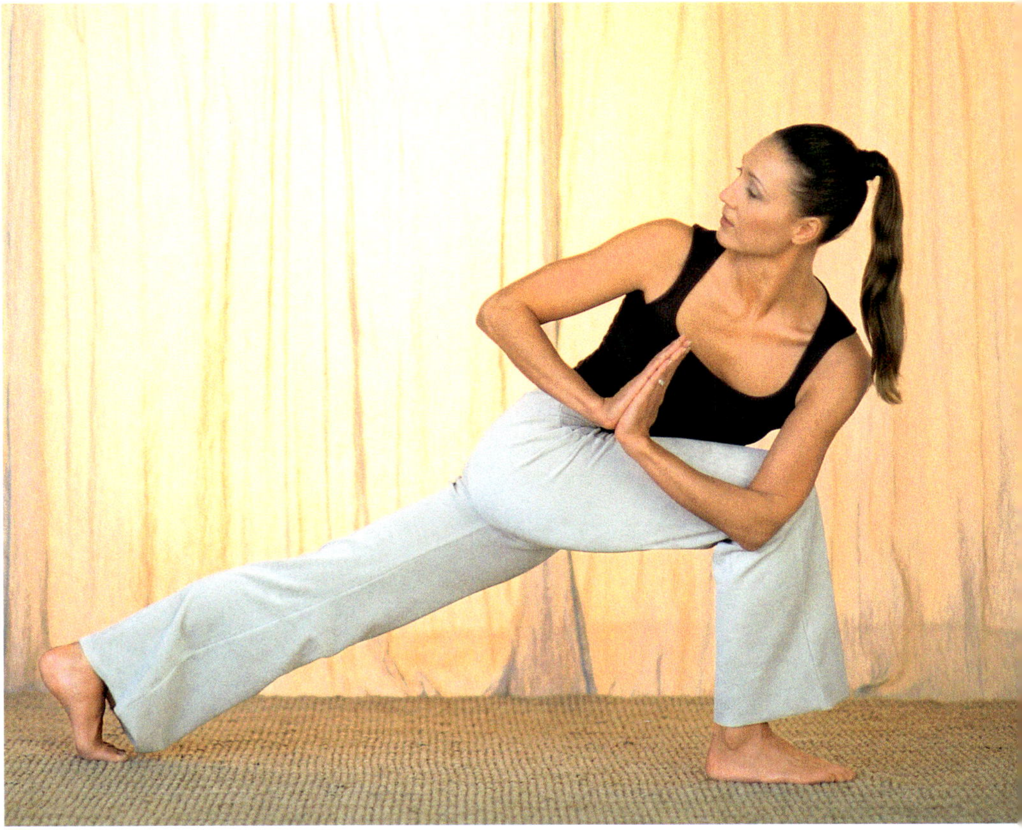

4 **Endposition:** Parivritta Parshvakonasana eine Herausforderung für den Gleichgewichtssinn.

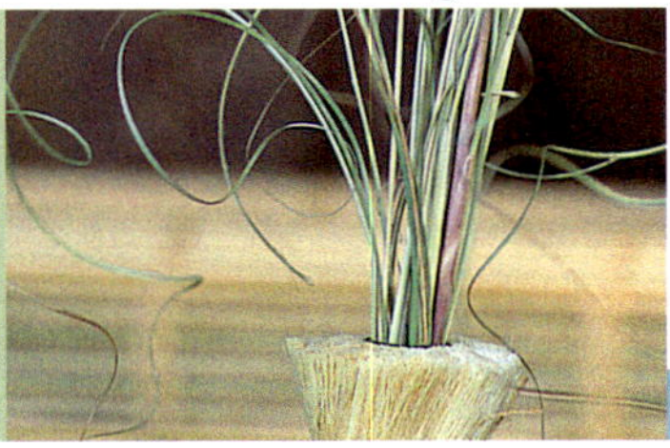

Erhabener und stolzer Krieger

Virabhadrasana I und II

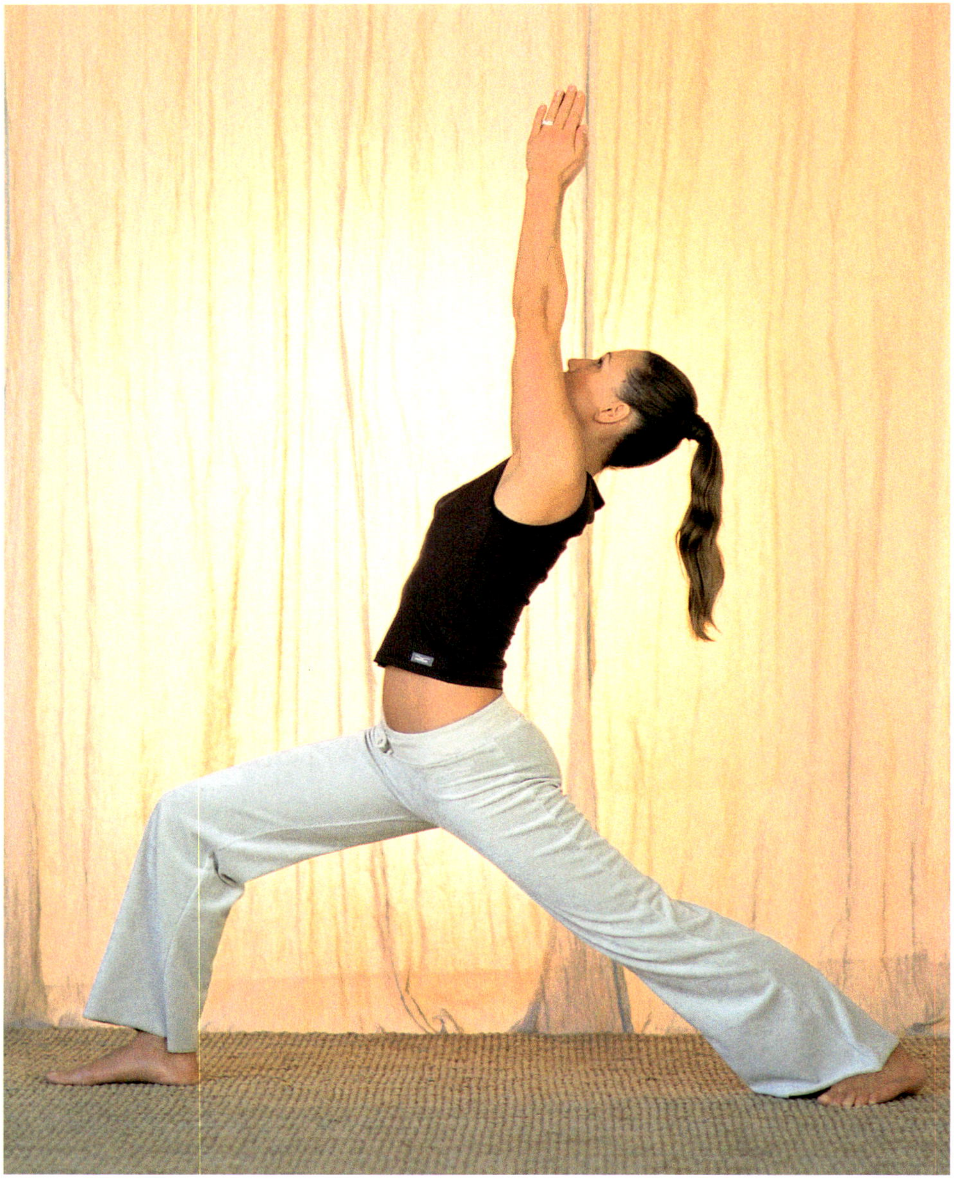

2 Erhabener Krieger: Erleben Sie das Heldenhafte dieser Haltung.

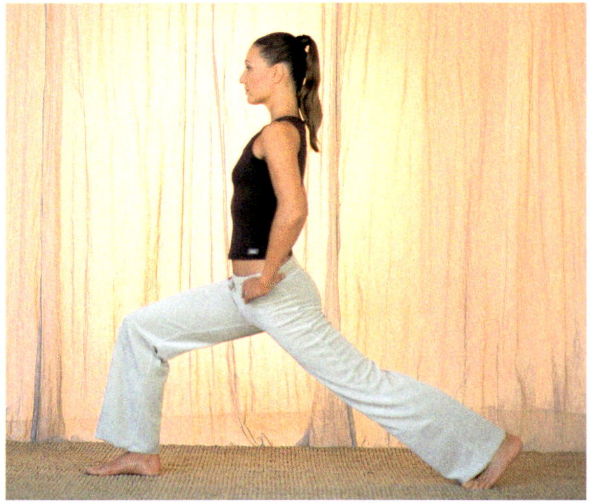

1 Zwischenschritt: Der Oberkörper zeigt nach vorne, die Beine stabilisieren.

1 Sie beginnen in der Grundstellung: Berghaltung, Beine auseinander, Füße parallel, Arme in die Waagerechte. Rechten Fuß 90° nach rechts, linken Fuß 30° nach rechts, vorderes Bein rechtwinklig beugen, Blick auf die rechte Hand.
Fuß weiter einwärts drehen, Becken 90° nach rechts, so dass die linke Hüfte parallel zur rechten kommt, die linke Ferse hebt vom Boden ab.
Arme senken und Hände auf die Hüften nehmen. Brustkorb heben, indem Sie die Schultern leicht nach hinten-unten ziehen.

2 Linke Ferse weitestmöglich senken, Fuß-Außenkante zu Boden bringen, Bein strecken.
Arme über die Waagerechte senkrecht nach oben an den Ohren vorbei ausstrecken, Handflächen zusammenlegen.

Kopf leicht zurücknehmen und zu den Händen hochschauen, in einer harmonischen Linie als Verlängerung der Wirbelsäule.

Ziel: Die Vorderseite des Körpers ist gleichmäßig frontal ausgerichtet, die Flanken sind gleich lang und dehnen zum Himmel, der Brustkorb ist weit geöffnet.

Effekte: Rücken, Schultern und Nacken werden geschmeidiger, Fußknöchel und Beine gewinnen an Stärke.

3 Diese Haltung kennen Sie bereits als Zwischenschritt: Stolzer Krieger. Berghaltung, Beine etwas weiter auseinander als bisher, Füße erst parallel, Arme in die Waagerechte heben, Handflächen nach unten. Rechten Fuß 90° nach rechts, linken Fuß 30° nach rechts, vorderes Bein rechtwinklig beugen, wobei das Knie nicht über den Fußknöchel hinaus reicht und zum kleinen Zeh zieht. Blick auf die rechte Hand.
Der vordere Oberschenkel und die Arme sind parallel zum Boden, rechtes Schienbein und Wirbelsäule sind senkrecht und der Oberkörper ist exakt aufgerichtet. Die Oberschenkel rollen nach hinten-außen, so dass sich die Hüfte auseinander dehnen kann.

Ziel: Spüren Sie die Kraft und Grazie des stolzen Kriegers. Es entsteht ein Gefühl, als ziehe jemand an Ihren Händen, so dass die Arme immer weiter aus dem Rumpf herausgedehnt werden.

Effekte: Die Beine werden stärker und wohlgeformt. Die inneren Organe werden besser durchblutet, die Rückenmuskulatur gekräftigt.

TIPP

Diese Stehübungen sind anstrengend. Halten Sie die Endposition zunächst nicht länger als 20 Sekunden.

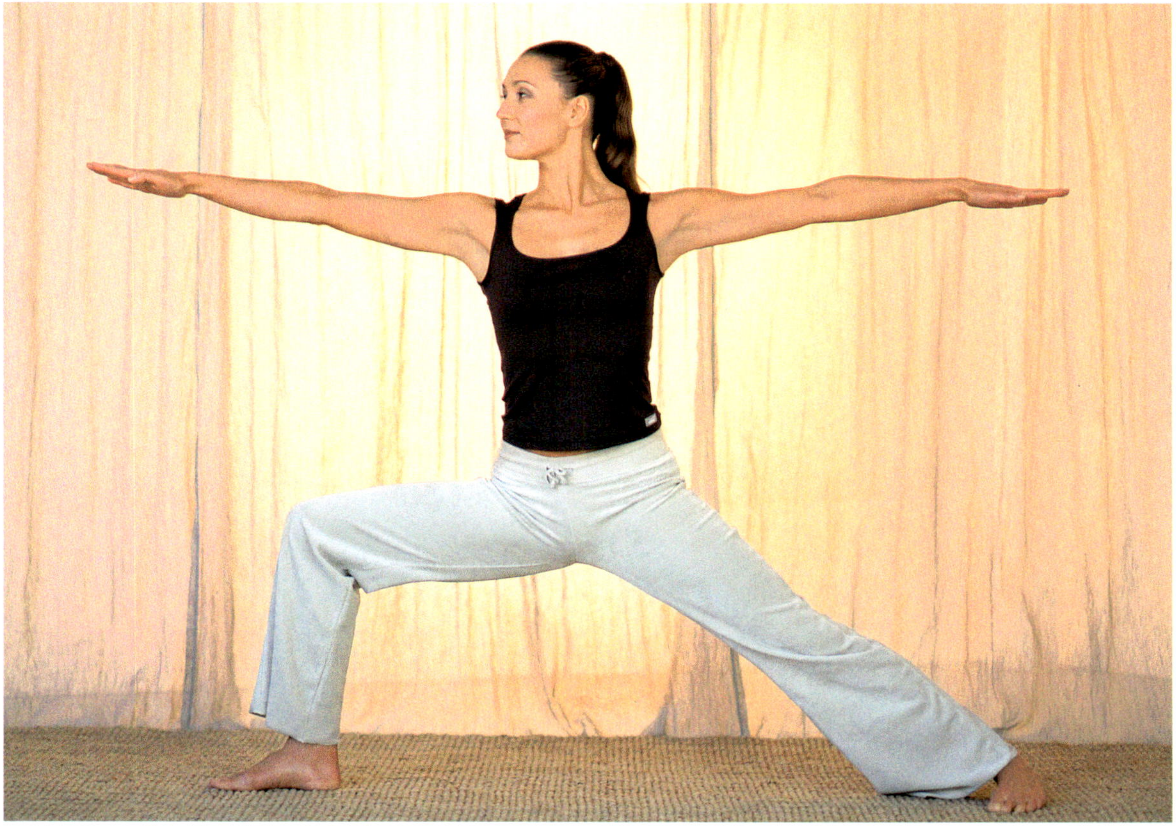

3 Der stolze Krieger: Sie können seine Stärke und Selbstsicherheit spüren.

SO NICHT!

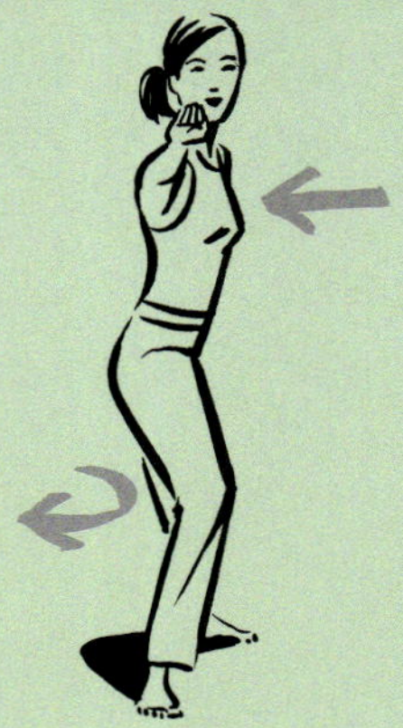

Das Knie kippt nach innen. Dadurch ist die Hüfte nicht geöffnet. Der Oberschenkel ist nicht waagerecht zum Boden.

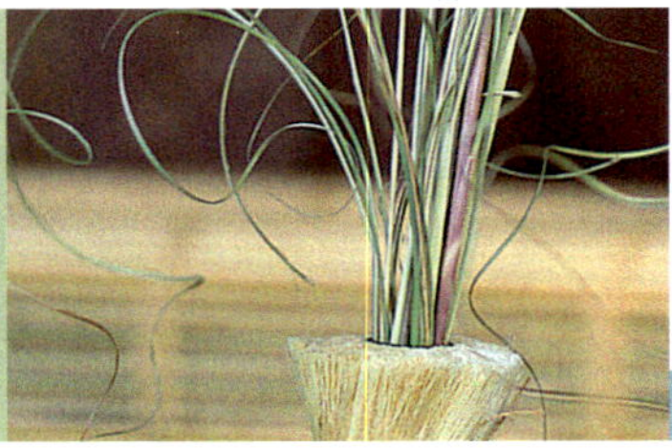

Halbmond

Ardha-Chandrasana

1 Ausgangsposition: Beine etwa 1 Meter auseinander, rechten Fuß 90° nach rechts, linken Fuß 30°. Linken Fuß weiter einwärts drehen, so dass die linke Hüfte parallel zur rechten kommt, die linke Ferse hebt vom Boden ab. Brustkorb heben, indem Sie die Schultern leicht nach hinten-unten ziehen.
Beugen Sie sich weit vor, als wollten Sie etwa 30 Zentimeter vor dem Standbein etwas vom Boden aufnehmen. Setzen Sie die Hand ab und heben Sie gleichzeitig das hintere Bein gestreckt etwas an.

2 Rollen Sie nun langsam den Oberkörper nach links, so dass die Brust in Blickrichtung zeigt: Strecken Sie das Standbein und heben Sie das andere Bein in Verlängerung der oberen Flanke. Fußspitze anziehen.
Strecken Sie den oberen Arm auf einer Linie mit dem unteren nach oben, die Handfläche zeigt nach vorne.
Haben Sie einen sicheren Stand gefunden, blicken Sie zur oberen Hand, indem Sie weich den Kopf drehen.

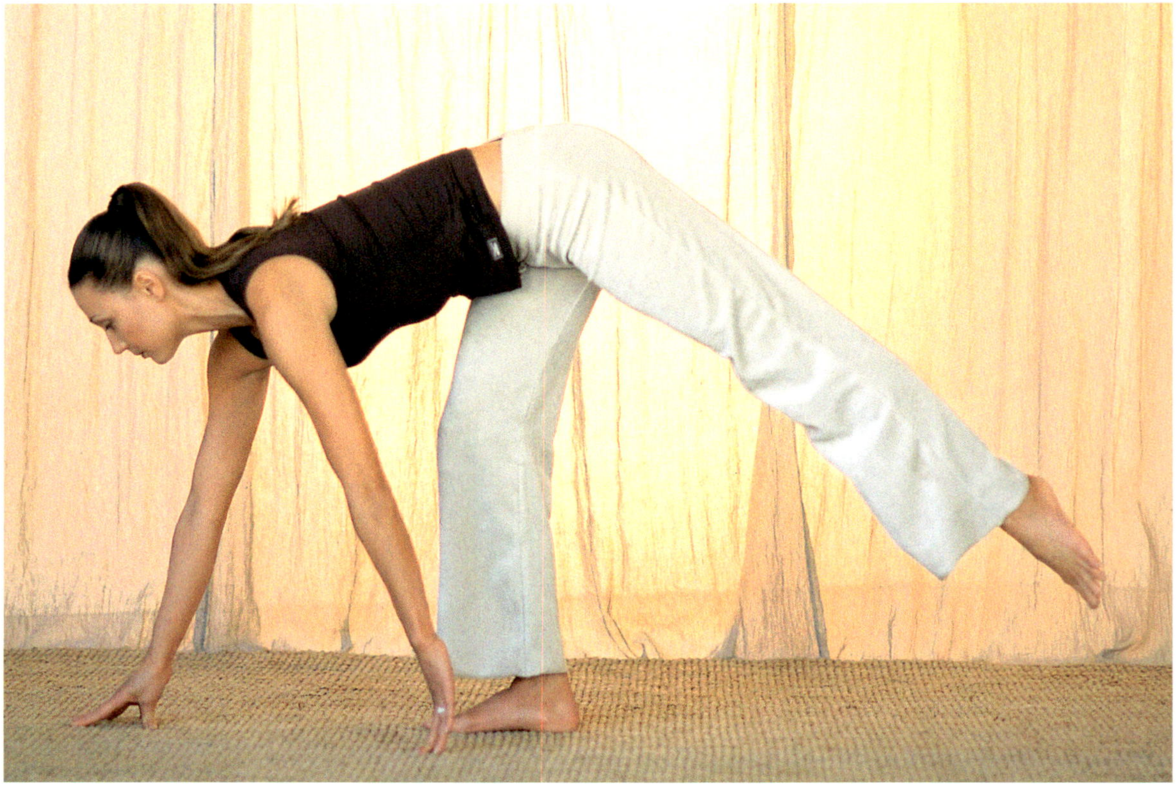

1 Zwischenschritt: Beugen Sie sich mit gestrecktem Rücken aus den Hüften heraus vor.

TIPP

Je intensiver Sie die Arme auseinander und je kräftiger Sie das gehobene Bein durchstrecken, desto leichter können Sie das Gleichgewicht halten.

Ziel: Das Standbein steht senkrecht fest am Boden, die gesamte Rückseite des Körpers ist auf einer Linie, als lehnten Sie gegen eine Wand. Der Oberschenkel des gehobenen Beines ist nach hinten gerollt, so dass sich die Hüften weit öffnen, die linke Hüfte steht senkrecht über der rechten. Beide Flanken sind gleich lang aus dem Becken heraus gestreckt.

Effekte: Die Beine und vor allem die Muskeln und Bänder der Knie werden gekräftigt. Die Wirbelsäule wird gedehnt, was den Bandscheiben gut tut. Magen- und Darmprobleme werden gelindert, weil der untere Leib besser durchblutet wird. Sind Sie im Gleichgewicht, stellt sich ein Gefühl ein, als würden Sie gleich abheben.

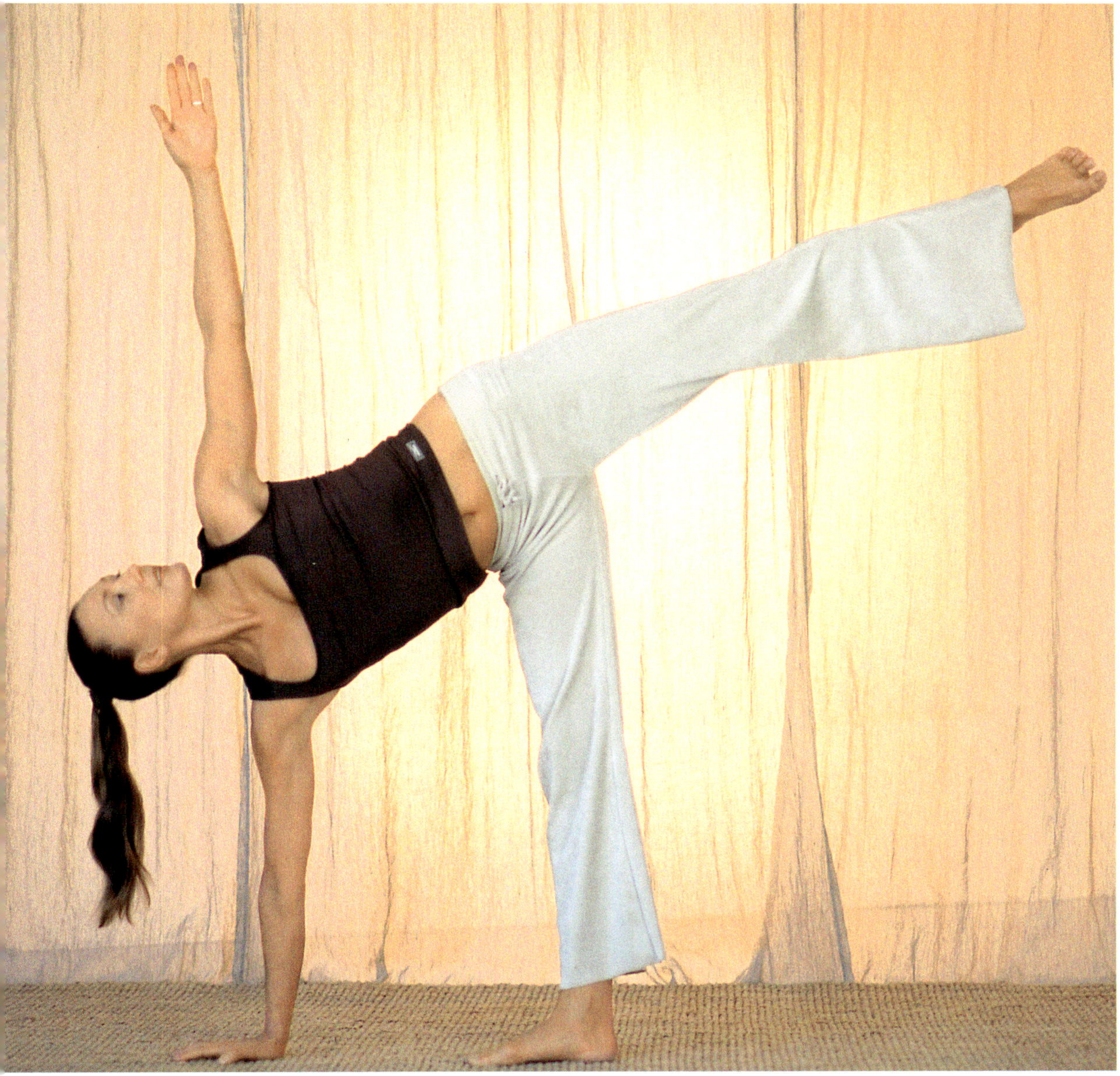

2 Endposition: Die Halbmond-Haltung bringt neue Energie und richtig gute Laune.

SO NICHT!

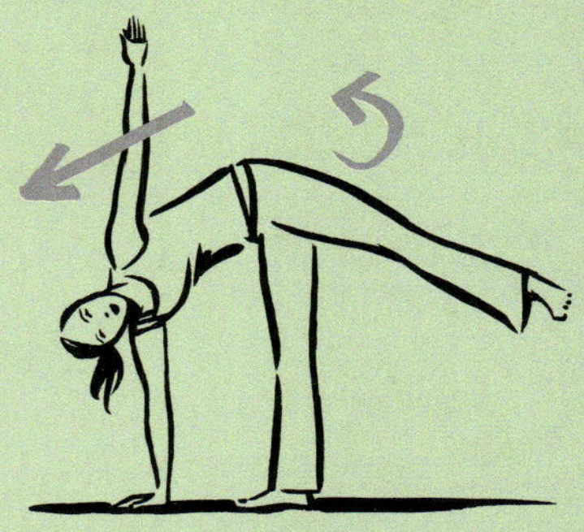

Das hintere Bein ist nicht in Verlängerung der oberen Flanke gestreckt. Dadurch kippen obere Hüfte und Brustkorb nach vorne. Zudem sind die Schultern nicht auf einer Linie, was es nahezu unmöglich macht, die Balance zu halten.

Das Vorwärtsbeugen

Für Geschmeidigkeit, Gelenkigkeit und Gesundheit

Sie werden bald spüren, wie Körper und Geist die ausgiebigen Dehnungen genießen.

Lohn der Millimeterarbeit

Entscheidend beim Vorwärtsbeugen ist die Steigerung der Beweglichkeit aller Armgelenke sowie die Streckung der Wirbelsäule. Anatomisch betrachtet bedeutet das zunächst, den Druck von den Bandscheiben zu nehmen, damit sie nicht zusammenrutschen.

Unsere Wirbelsäule besteht aus über 30 Wirbelkörpern, die durch Bänder, Sehnen und Muskeln verbunden sind. Sie bilden eine (von der Seite betrachtet) S-förmige Säule. Die Krümmungen nach vorne im Bereich von Hals- und Lendenwirbelsäule (Lordose), nach hinten im Bereich von Brustwirbelsäule und Steißbein (Kyphose) ermöglichen zusammen mit den halbflüssigen Bandscheiben – die wie Stoßdämpfer arbeiten –, von oben wirkende Kräfte abzufangen. Dadurch erhält die Wirbelsäule ihre Stabilität und Elastizität und ist besonders strapazierfähig. Wäre sie starr wie ein Stab, würde sie zerbrechen. Dabei wirken die Knorpelscheiben einerseits als Puffer, andererseits als »Gelenk«. Sie wollen ständig abwechselnd gedrückt und gezogen sein, um mit Nährstoffen versorgt zu werden.

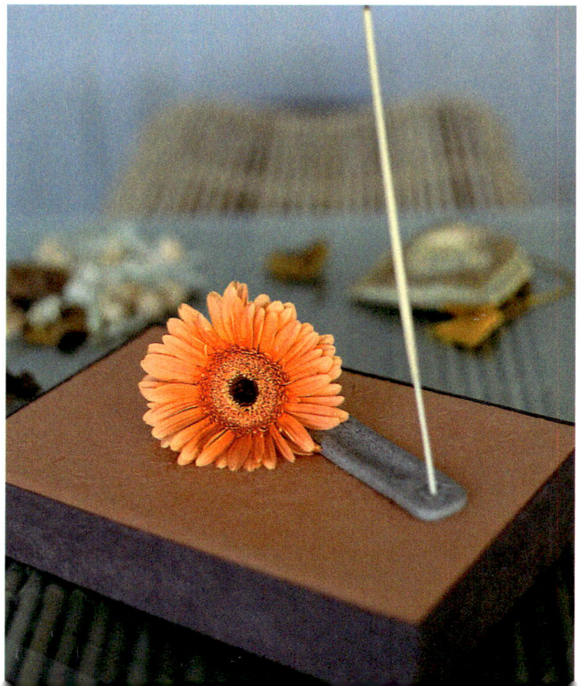

Die meisten Menschen aktivieren Ihre Wirbelsäule durch einseitige Belastung wie langes Sitzen oder Stehen aber nicht genug und bekommen auf Dauer Rückenschmerzen. Zumal die Bandscheiben einem natürlichen Alterungsprozess unterliegen, wodurch ihr Quellvermögen mit den Jahren nachlässt.

Yoga beugt diesen Problemen vor, weil immer wieder alle Gelenke belebt und mobilisiert werden. Spiritueller gesprochen bedeutet das: Energie kann in die Gelenkbereiche eindringen und sie mit kosmischer Energie erfüllen. Vorwärtsdehnungen lassen diese Energie auch in Hüften, Becken und Beine fließen.

Bis sich die notwendige Geschmeidigkeit einstellt, kann es einige Zeit dauern. Sie werden Geduld brauchen, um Fortschritte wahrzunehmen, die sich manchmal nur millimeterweise einstellen. Die wohltuende Wirkung werden Sie aber beim ersten Versuch einer Vorwärtsbeugung erleben.

Das Vorwärtsbeugen

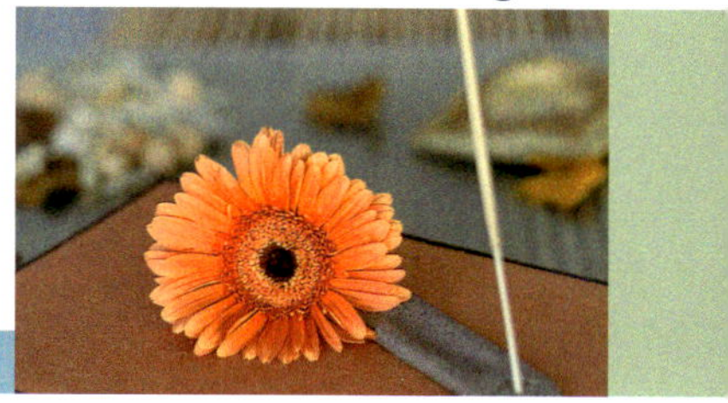

Vorwärtsbeugen im Stehen

Uttanasana

1 Beginnen Sie in der Berghaltung. Schön aufrichten! Heben Sie nun die Arme parallel zueinander über den Kopf, bis in die Fingerspitzen gestreckt. Dehnen Sie die Wirbelsäule zum Himmel.

2 Ohne diese Länge aufzugeben, beugen Sie sich aus der Hüfte heraus behutsam weit nach vorne und senken den Bauch zu den Beinen.
Legen Sie die Handflächen neben den Füßen ab, lassen Sie den Kopf locker hängen. Fortgeschrittene bringen die Handflächen hinter den Fersen zum Boden. Es gibt auch die Variante, die Unterarme zu verschränken, indem man die Ellenbogen mit den Händen hält. Dadurch erhöht sich der Zug dank der Schwerkraft.
Atmen Sie ausgiebig in den Bauch hinein. Bei jedem Atemzug gelangen Sie tiefer in die Haltung. Das heißt, die Wirbelsäule streckt sich immer weiter nach unten, die Nase nähert sich den Knien.
Halten Sie die Beine fest durchgestreckt, auch wenn es in den Kniesehnen zieht. Rollen Sie die Oberschenkel nach innen, so dass die Sitzknochen auseinander gedehnt werden.

Ziel: Der gesamte Rumpf schmiegt sich an die stabilen Beine an. Versuchen Sie diese Vorwärtsdehnung 2 Minuten lang zu halten.

Effekte: Diese Haltung wird sehr oft zwischen anstrengenden Stehübungen zum Ausruhen gewählt. Da sich die Herzschläge verlangsamen, wirkt sie sehr beruhigend und auch kühlend. Nervosität schwindet, im Kopf breitet sich Leichtigkeit aus. Darüber hinaus ist Uttanasana wohltuend bei Magen- sowie Bauchschmerzen während der Menstruation. Leber, Milz und Nieren werden gestärkt.

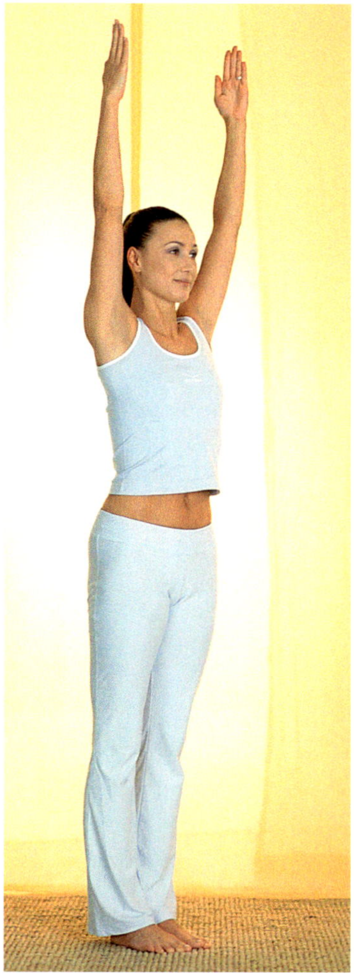

1 Ausgangsposition: Zunächst die Wirbelsäule weit in die Höhe dehnen.

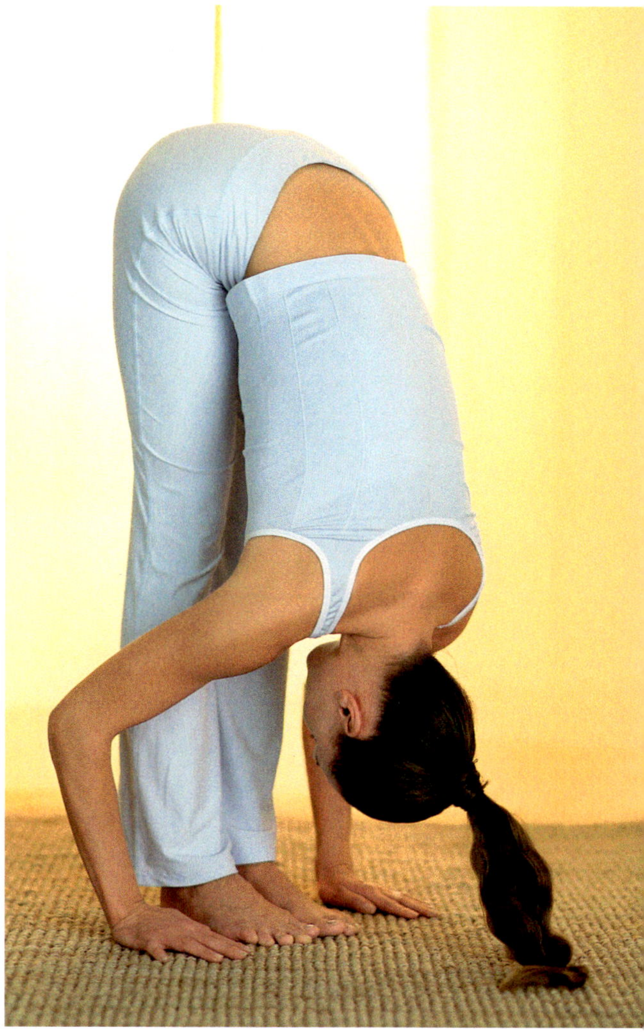

2 Endposition: Die Nase nähert sich immer mehr den Knien.

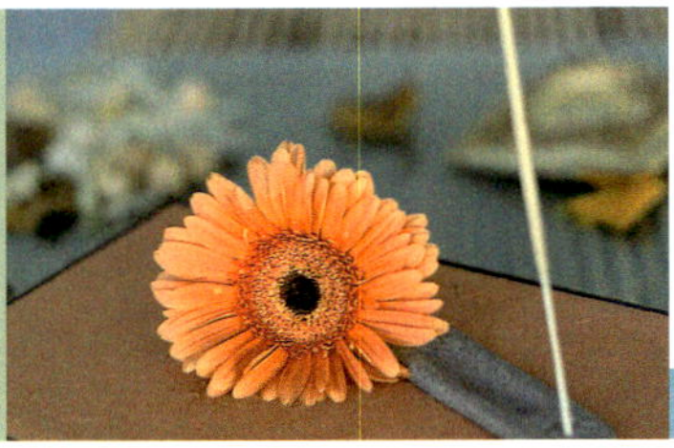

Vorwärtsstrecken im Stehen

Urdhva-Prasarita-Ekapadasana

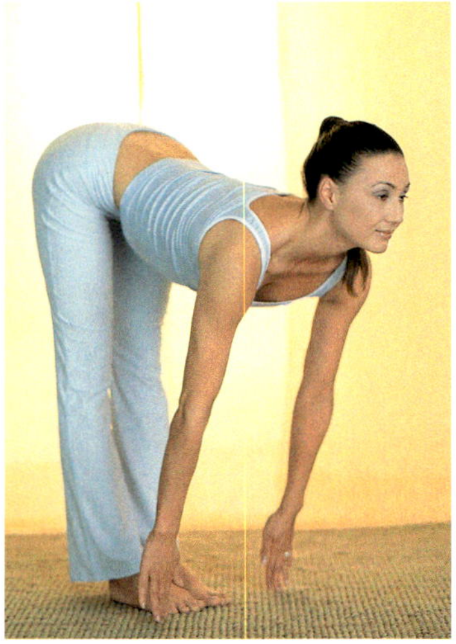

1 Zwischenschritt: Dieses Aufrichten wird allein oder in fließendem Übergang geübt.

1 Uttanasana (siehe Seite 49) wird eingesetzt, um den Kreislauf zwischendurch zu beruhigen und den Kopf zu kühlen. Um die Wirbelsäule noch mehr zu dehnen, werden Oberkörper und Kopf angehoben, so dass nur noch die Fingerspitzen den Boden berühren.
Die Wirbelsäule sinkt dabei nach innen. Die feste Beinhaltung bleibt unverändert.
Diese Haltung ist ein Zwischenschritt im Sonnengebet (Uttanasana – Aufrichten – Uttanasana), kann aber auch einzeln geübt werden. Dann hält man jedoch entweder die großen Zehen mit Daumen und Zeigefinger fest und richtet sich so weit vor, bis die Arme gestreckt sind. Oder man lässt trotz Aufrichten des Brustbeins die Handflächen am Boden.

2 Um aus der Vorwärtsstreckung in einer fließenden Bewegung wieder herauszukommen, lösen Sie mit noch gesenktem Kopf die Hände vom Boden und heben Sie seitlich ausgestreckt über die Waagerechte wieder über den Kopf. Der Rücken bleibt gerade.

3 Variante für Fortgeschrittene: Sie begeben sich in Uttanasana. Die Hände flach am Boden. Sehr erfahrene Yogis lassen nur die rechte Hand am Boden und greifen mit der linken Hand von hinten über die Achillessehne den Knöchel.
Nun das rechte Bein so weit wie möglich heben. Beide Knie sind gestreckt. Die Zehen des gehobenen Beines sind angezogen, Oberschenkel und Fußrist zeigen zum Boden. Das Bein wird nicht aus der Hüfte gedreht. Die Hüftknochen sollen möglichst parallel zueinander bleiben.

Ziel: Versuchen Sie den gesamten Brustkorb, alle Rippen, auf den Oberschenkel zu bringen. Das Bein ragt senkrecht nach oben, ohne verdreht zu sein. Lassen Sie sich nicht frustrieren. Diese Haltung zu beherrschen, erfordert einen langen Atem.

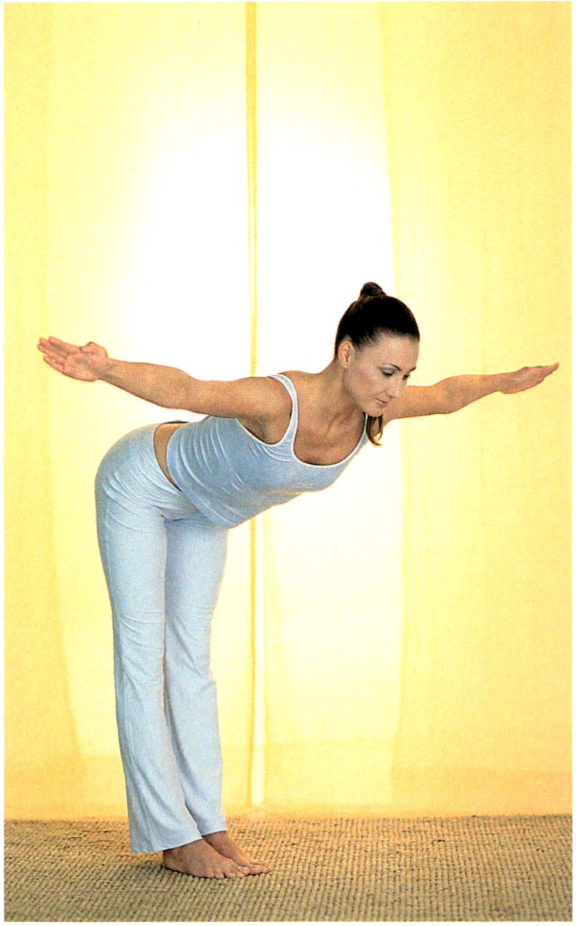

2 Aufrichten: Kommen Sie behutsam mit gestrecktem Rücken wieder in die Berghaltung.

Effekte: Diese anspruchsvolle Haltung stärkt die Beinmuskulatur, erhöht die Durchblutung der Unterleibsorgane, dehnt den gesamten Rücken und schult den Gleichgewichtssinn.

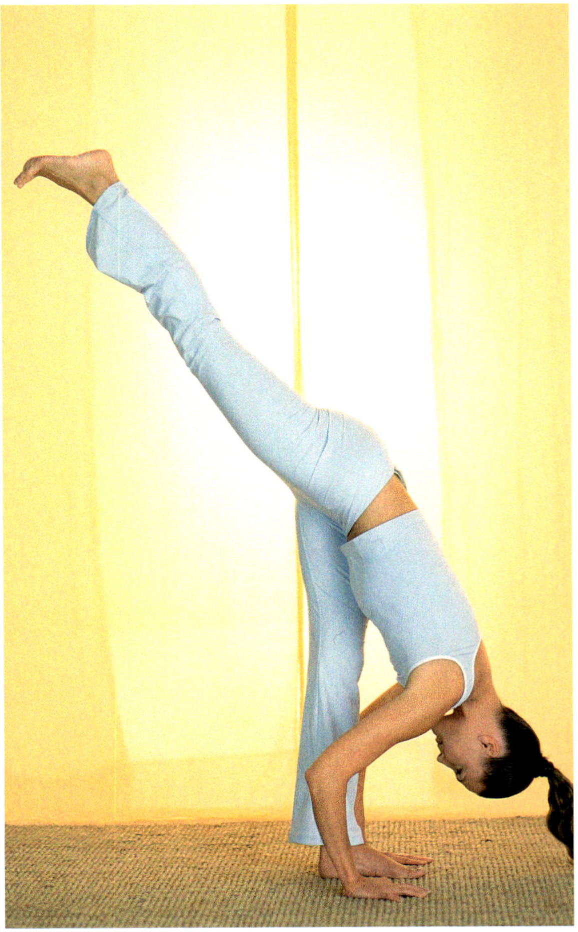

3 **Endposition:** Kraft, Ausdauer und Gleichgewichtssinn sind gefordert.

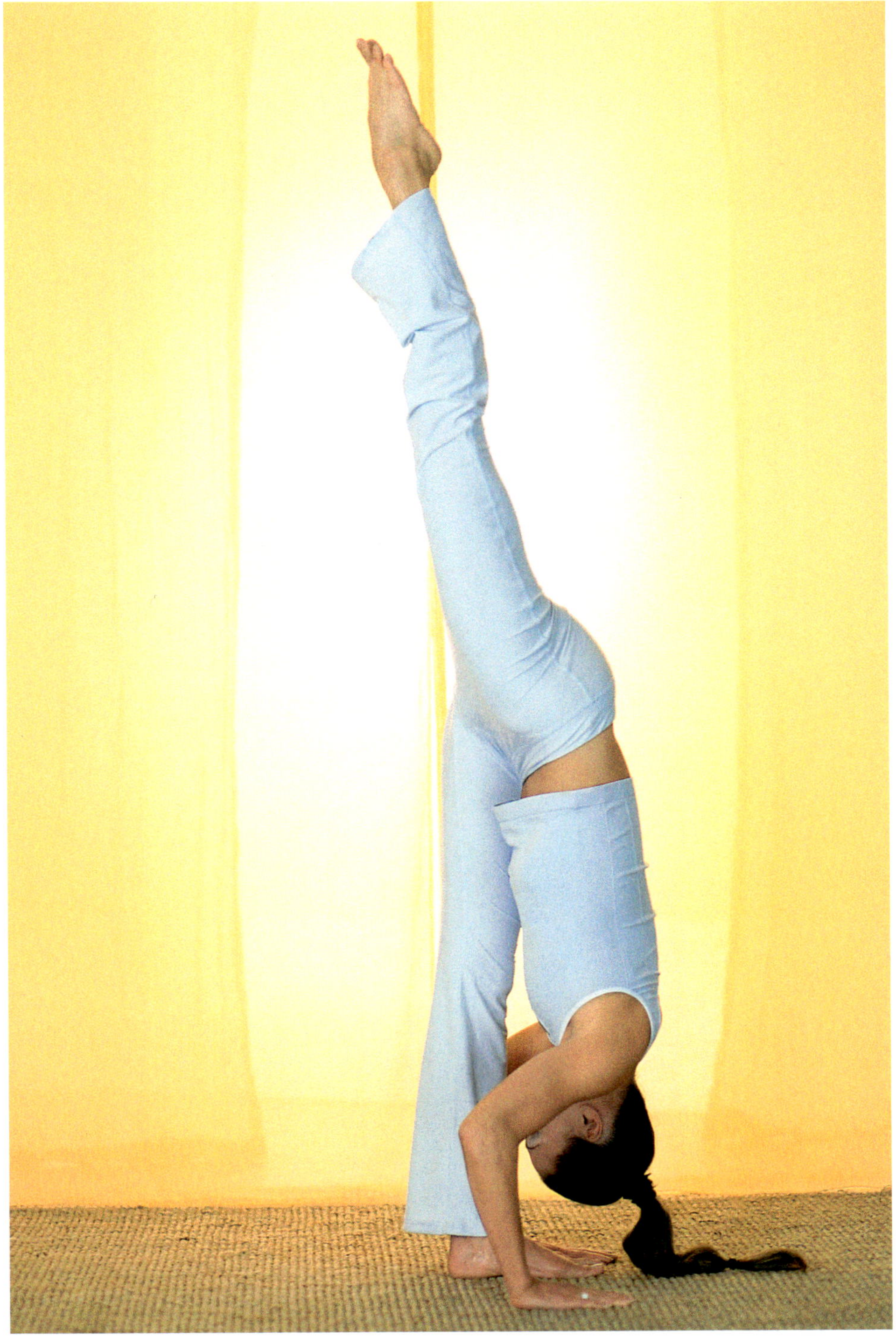

Extremposition: Das ist das Ziel – eine an Schönheit kaum zu überbietende Haltung.

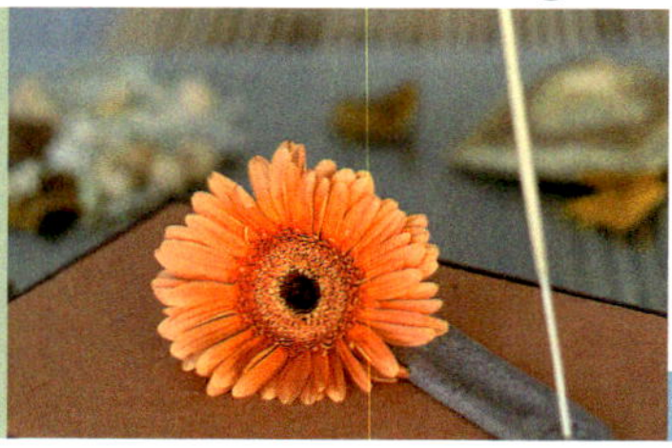

Beinstreckung

Prasarita-Padottanasana I

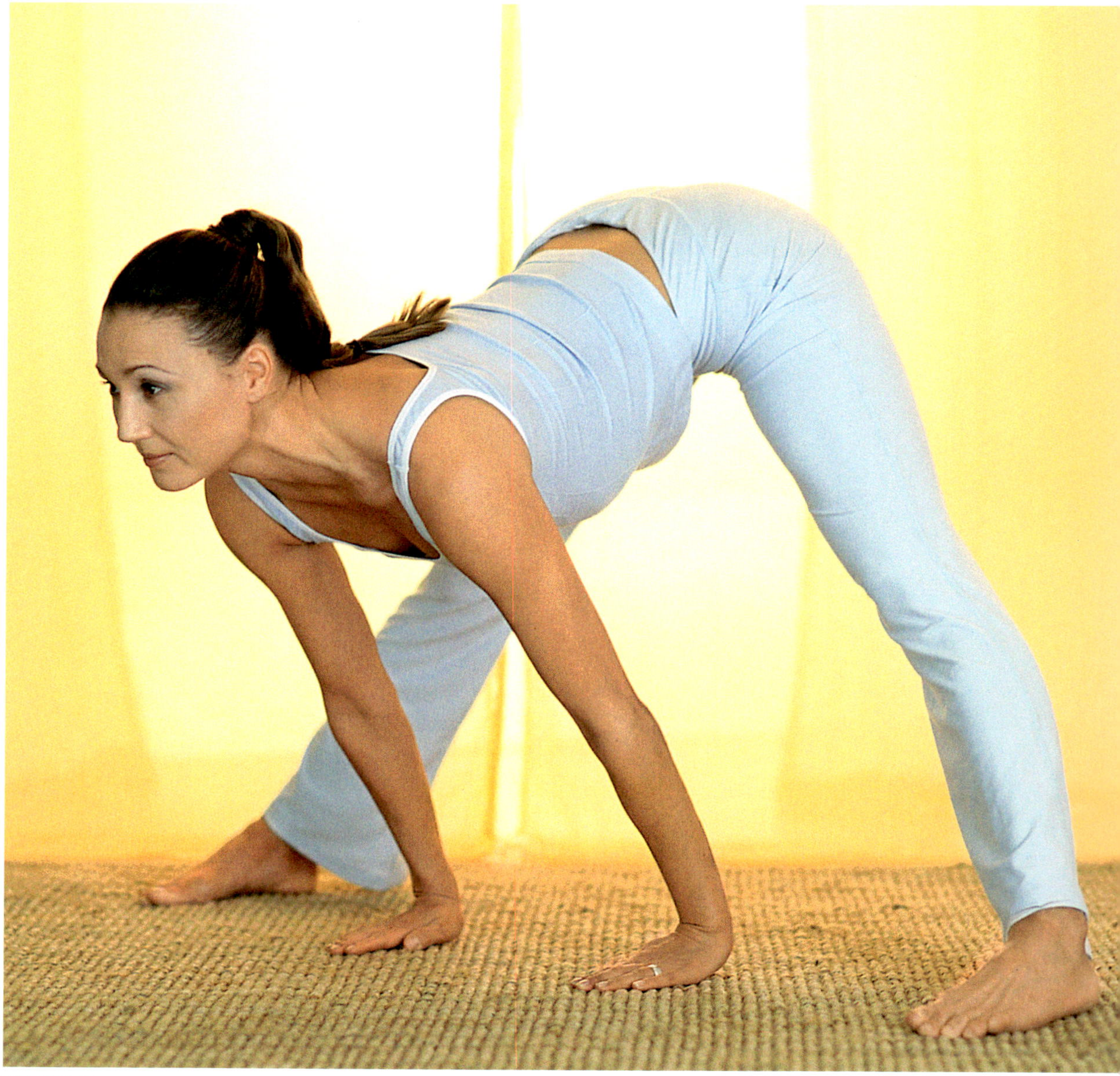

I Haupthaltung: Dehnen Sie sich wie ein Katze weich und geschmeidig lang.

TIPP

Wenn Ihre Oberschenkelrückseite das weite Vorbeugen noch nicht zulässt, legen Sie Ihren Kopf auf einem Kissen oder Klotz ab.

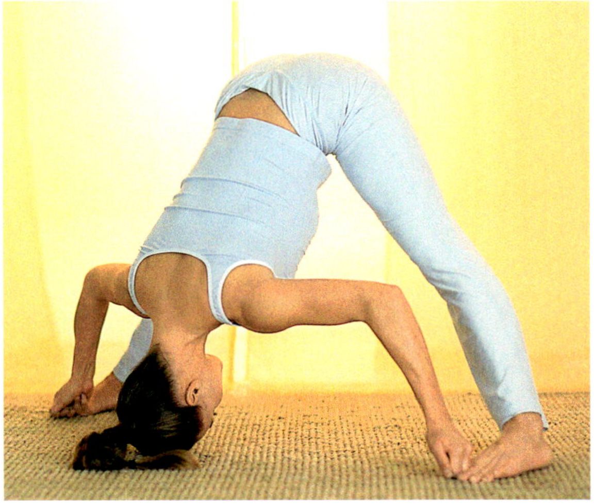

2 Variante 1: Die Zehen zu greifen erfordert etwas mehr Gleichgewichtsgefühl.

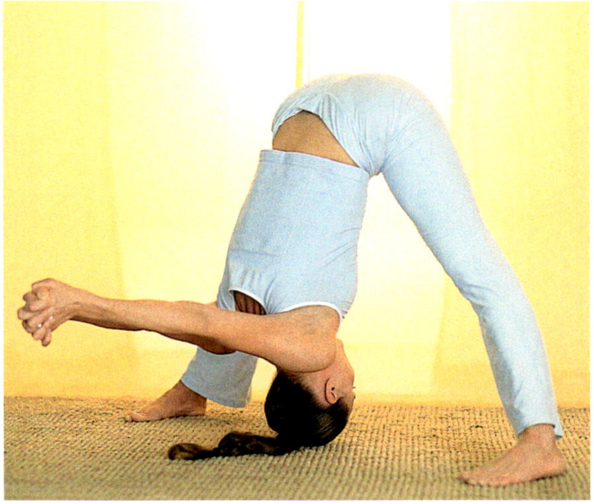

3 Variante 2: Der Holzfäller verschärft die Dehnung der Beinrückseite.

1 Berghaltung. Mit einem Sprung oder Schritt die Füße etwas mehr als einen Meter auseinander nehmen, Füße parallel. Fußspitzen zeigen nach vorne. Die Kniescheiben hochziehen.
Hände auf die Hüfte legen. Aus der Hüfte heraus mit lang gestrecktem Rücken vorbeugen und die Hände zu Boden bringen, auf einer Linie mit den Füßen. Finger zeigen nach vorn, Handflächen drücken flach nach unten. Den Po wie beim Hund nach oben strecken, so dass die Wirbelsäule einsinkt. Oberschenkel nach innen rollen, damit sich die Sitzknochen leicht auseinander dehnen. Nun sanft den Kopf heben.
In Weiterführung dieser Übung den Rumpf noch weiter vordehnen, Arme beugen und den Kopf mit dem Scheitel zu Boden bringen. Dabei soll das Gewicht nicht auf dem Kopf liegen, sondern es wird von den Beinen getragen. Der Scheitel streift den Boden nur.

2 Variante 1: Die großen Zehen mit Daumen, Mittel- und Zeigefinger greifen und auf diese Weise den Rumpf Richtung Boden ziehen und ebenfalls den Kopf leicht absetzen, ohne den Nacken zu stauchen.

3 Als Fortführung oder Einzelübung: Diese Haltung nennt sich **Holzfäller**. Arme hinter dem Rücken zusammenführen, Hände ineinander verschränken und so weit wie möglich Richtung Kopf senken. Nicht zerren, die Schwerkraft übernimmt die Arbeit.
Die Schultern nicht Richtung Brust ziehen, sondern vom Rumpf wegdehnen.

Ziel: Füße, Handflächen und Kopf befinden sich auf einer Linie, die Wirbelsäule ist gedehnt, der Nacken entspannt. Die Beine sind ganz stark.

Effekte: Diese Vorwärtsdehnungen kräftigen und dehnen die Innen- und Rückseiten der Oberschenkel, Knie und Achillessehnen. Die Verdauungsorgane werden angeregt.

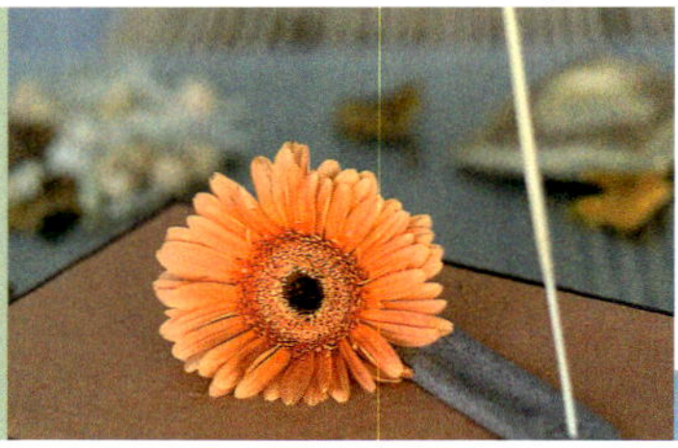

Der Kniekuss

Parshvottanasana

1 Berghaltung. Die Handflächen am Rücken zusammenlegen und bis zu den Brustwirbeln hochschieben. Namasté. Schultern und Ellenbogen ziehen nach hinten-unten.

Beine mit einem Sprung oder Schritt etwa einen Meter auseinander nehmen, Fußspitzen parallel nach vorne. Rumpf nach rechts drehen, wobei der rechte Fuß um 90° nach rechts und der linke um etwa 75° nach innen gesetzt werden. Beide Knie zeigen in Blickrichtung. Brust heben, die gesamte Wirbelsäule nach oben strecken und den Kopf leicht in den Nacken nehmen.

2 Rumpf vorsichtig aus der Hüfte heraus vorbeugen, dabei die Wirbelsäule weit nach vorne dehnen. Allmählich Bauch, Brust und Stirn Richtung Oberschenkel bringen. Mit jedem Atemzug den Bauch weiter zum Bein senken.

TIPP

Gelingt es Ihnen nicht, die Hände am oberen Rücken zu falten, greifen Sie ein Handgelenk und lassen die Hände auf dem Kreuzbein ruhen.

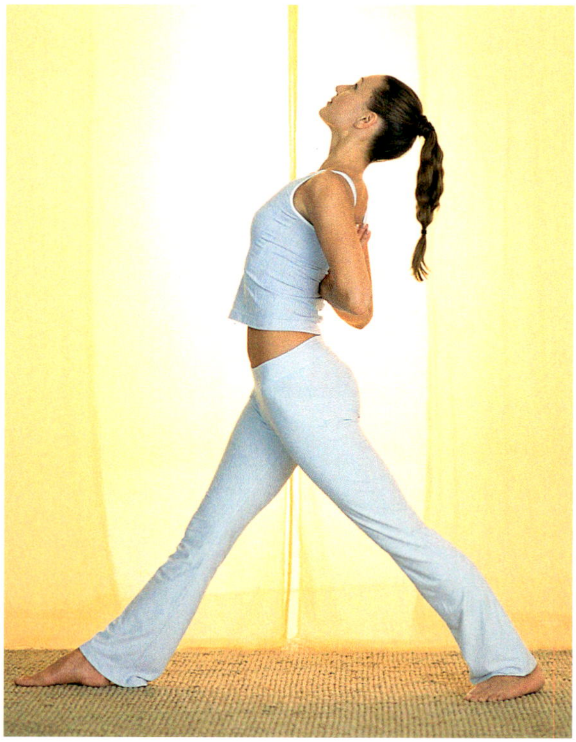

1 Zwischenschritt: Die leichte Rückbeuge wird durch die Armhaltung erleichtert.

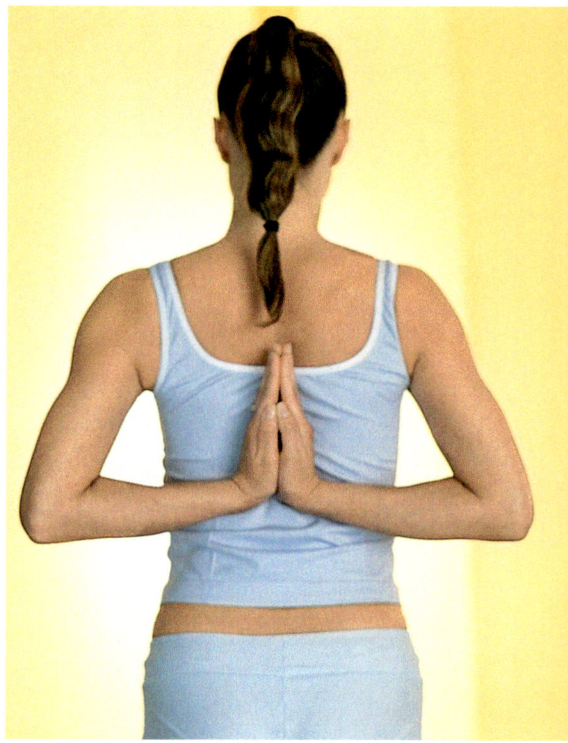

1a Namasté auf dem Rücken: Die Fingerspitzen sind zwischen den Schulterblättern.

Ziel: Die Beine sind fest und gestreckt, die Hüften sind parallel zueinander. Der gesamte Rumpf liegt flach auf dem vorderen Bein und dennoch sind die Schultern weit nach hinten gezogen, damit der Brustkorb geöffnet bleibt.

Effekte: Beine, Hüften, Schultern und Handgelenke werden gelenkiger und geschmeidiger. Muskeln und Organe des Bauchraums ziehen sich zusammen und werden gestärkt. Die Seiten der Brust werden intensiv ausgedehnt, was tieferes Atmen ermöglicht.

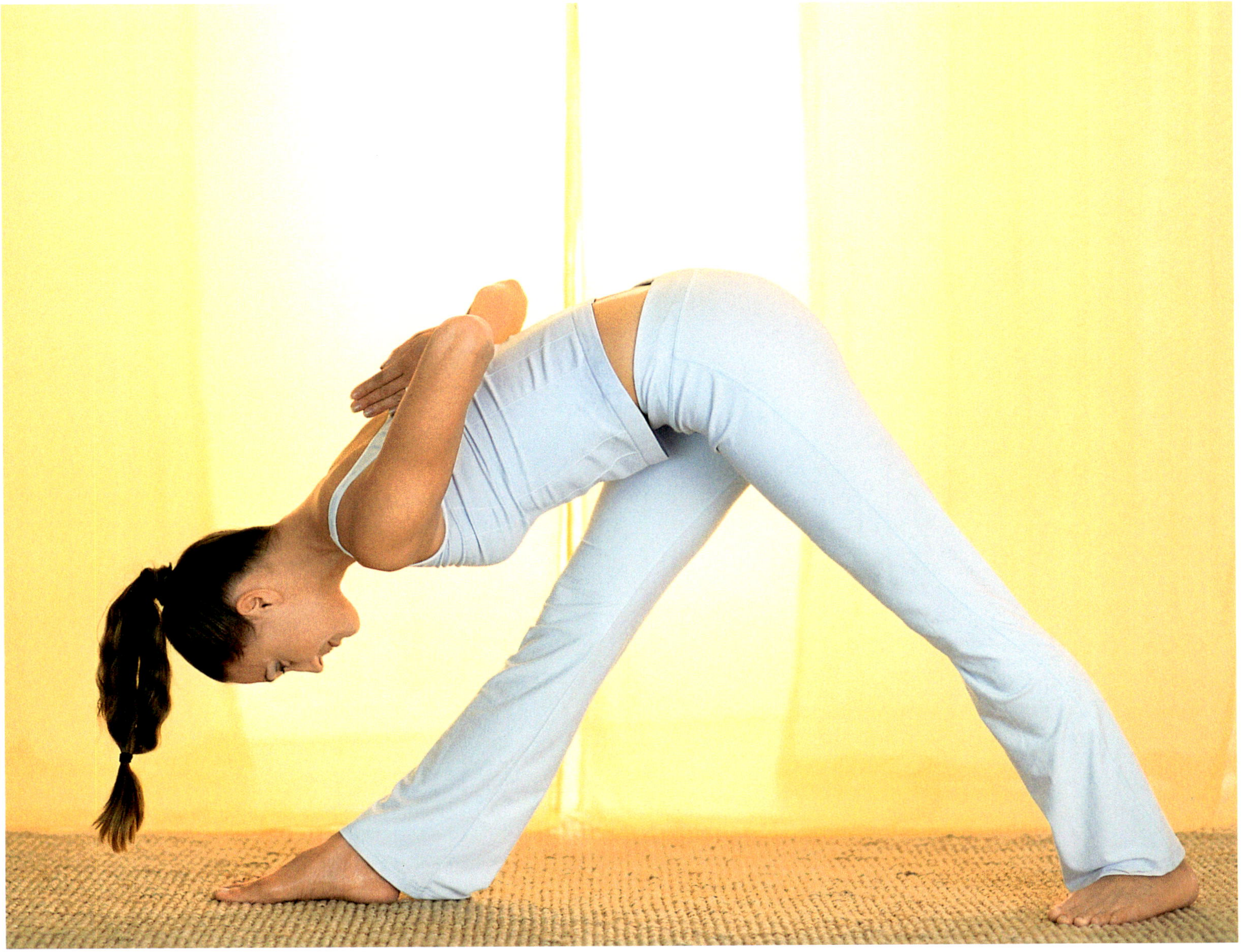

2 **Endposition:** Die Schwerkraft hilft beim Langstrecken der Wirbelsäule mit. Der Atem kann frei fließen.

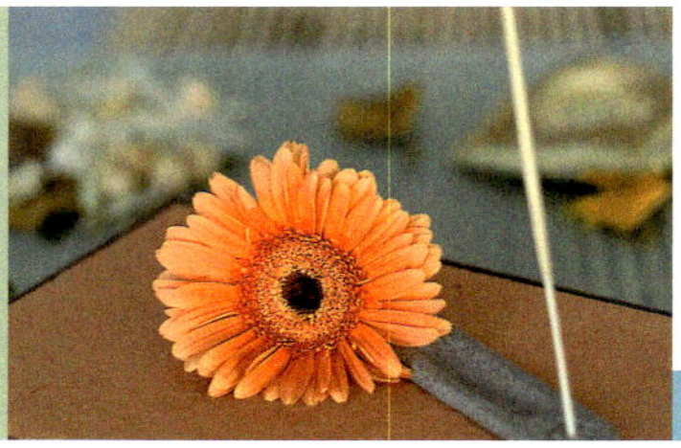

Brücken-Dehnung

Purvottanasana

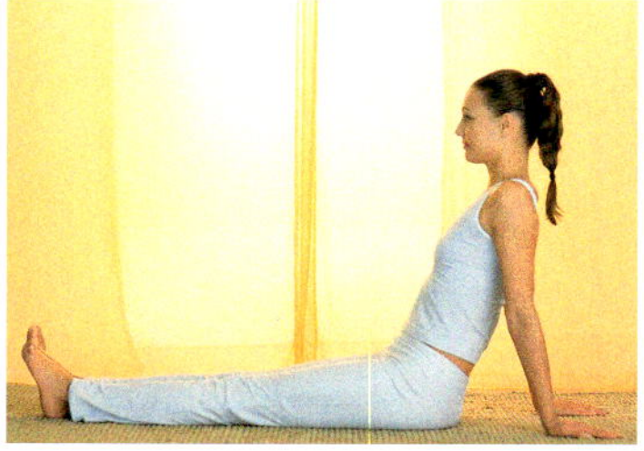

1 Ausgangsposition: Bereits im Sitzen ist der Brustkorb angehoben.

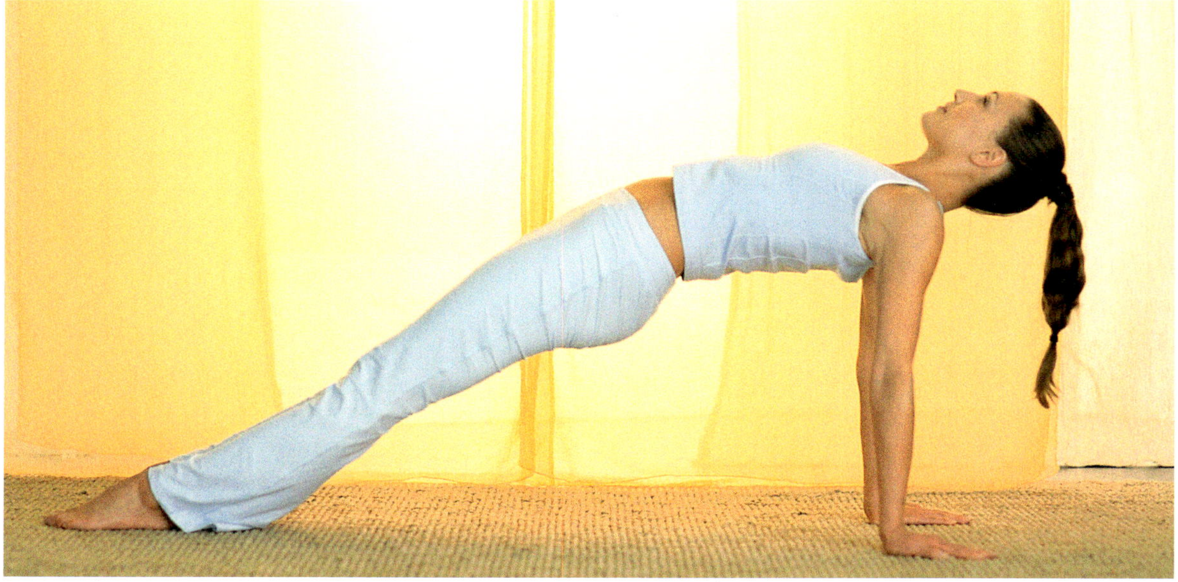

2 Endposition: Je schöner Ihr Bogen und je weiter der Brustkorb geöffnet ist, desto tiefer können Sie atmen.

TIPP

Üben Sie diese Ausgleichsbewegung immer nach anstrengenden Vorwärtsdehnungen.

1 Setzen Sie sich mit ausgestreckten Beinen auf den Boden. Fußspitzen angezogen.
Richten Sie Ihren Rücken senkrecht auf.
Legen Sie die Handflächen anfangs leicht zurückgelehnt hinter dem Gesäß flach auf, später, wenn Ihnen die Übung leicht fällt, nahe neben den Hüften. Die Fingerspitzen zeigen nach hinten. Fortgeschrittene lassen sie zu den Füßen zeigen.

2 Heben Sie den Rumpf vom Boden, indem Sie das Körpergewicht auf Hände und Füße verlagern. Dazu müssen Sie Arme und Beine kräftig strecken.
Die Arme befinden sich von den Handgelenken bis zu den Schultern senkrecht zum Boden. Dehnen Sie die Leisten höher und höher, damit der Brustkorb ganz weit wird.
Die Schultern nach hinten-unten ziehen, die Fußspitzen zum Boden senken.
Strecken Sie den Kopf nach hinten, damit der Nacken lang bleibt und nicht gestaucht wird.

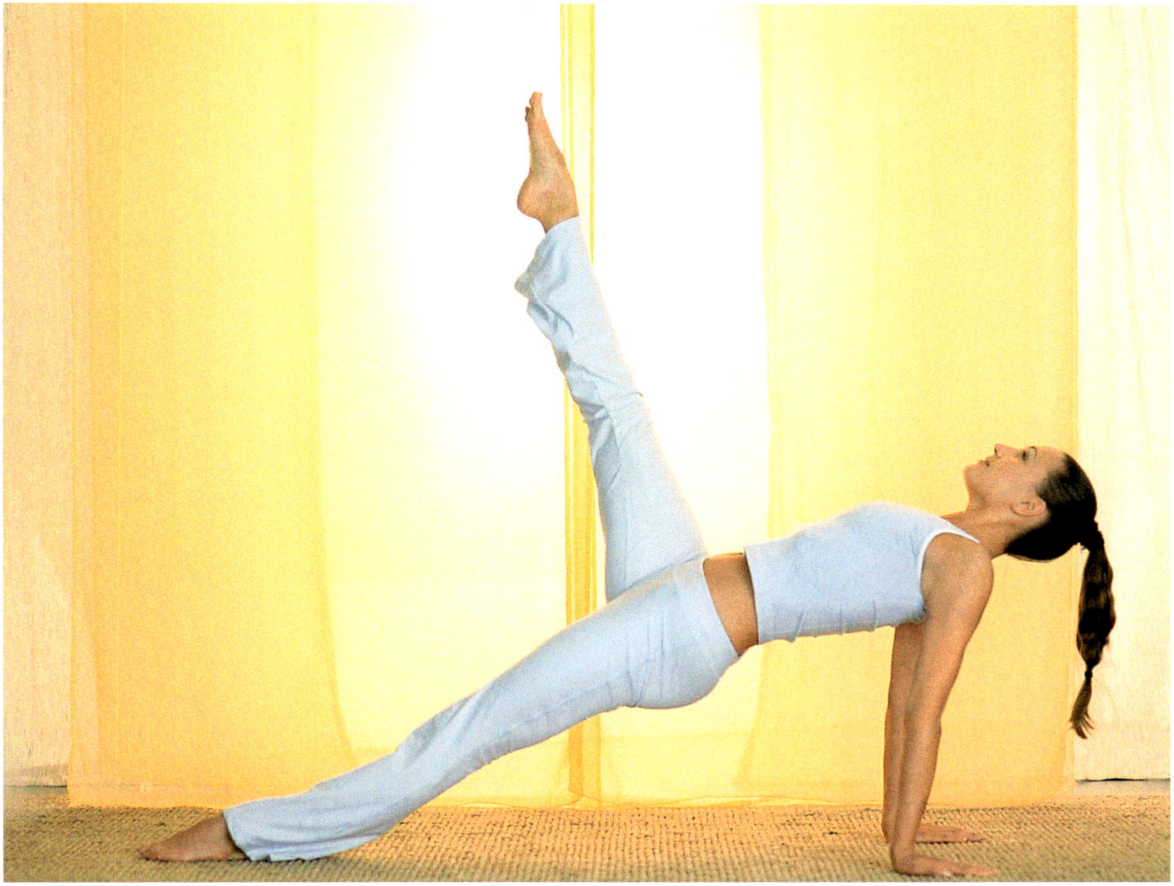

3 Variante für Fortgeschrittene: Die Fußspitze zieht den Körper noch weiter nach oben.

3 Um die Haltung zu steigern, heben Sie ein Bein senkrecht nach oben. Das sollten Sie aber erst üben, wenn Sie genug Kraft besitzen, dabei nicht das Becken einsinken zu lassen. Im Gegenteil: Die Fußspitze des gehobenen Beines zieht das Becken höher. Verkrampfen Sie nicht im Nacken.

Ziel: Die Vorderseite des Rumpfes und die Schultergelenke werden intensiv gedehnt, bis der Brustkorb die Horizontale erreicht. Die Arme sind senkrecht ausgerichtet.

Effekte: Hand- und Fußgelenke werden stabiler. Die Beweglichkeit der Schultern nimmt zu. Der Brustkorb wird maximal geweitet, was eine tiefere Atmung zulässt. Diese Übung gibt Ihnen neue Energie und erfrischt nach anstrengenden nach vorne gedehnten Asanas.

SO NICHT!

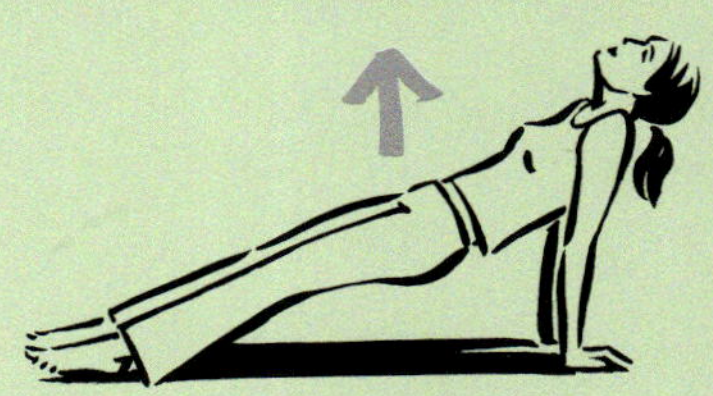

Das Becken hängt zu tief, so kann die Vorderseite des Rumpfes nicht gedehnt werden. Die Schultern sind zu weit vorne.

Das Vorwärtsdehnen

Der größte Erfolg sind Geduld und Gelassenheit.

Mit Yoga lässt sich das Chaos widerstreitender Gedanken besänftigen.

B.K.S. Iyengar

Tiefer in die Tiefe gehen

Für viele erfahrene Yogis sind Vorwärtsdehnungen im Sitzen eine immerwährende Herausforderung. Zunächst auf der körperlichen Ebene. Es gibt so viele verschiedene Übungen, die so viele verschiedene Muskeln, Bänder und Sehnen ansprechen, dass es schier unmöglich scheint, sie allesamt zu beherrschen. Zudem gibt es immer eine Variante, die man noch nicht erschöpfend studiert oder ausprobiert hat. Manchmal genügt es, das Bein oder die Hüfte um Zentimeter in eine andere Position zu bewegen und man hat es mit einer völlig neuen Haltung zu tun.

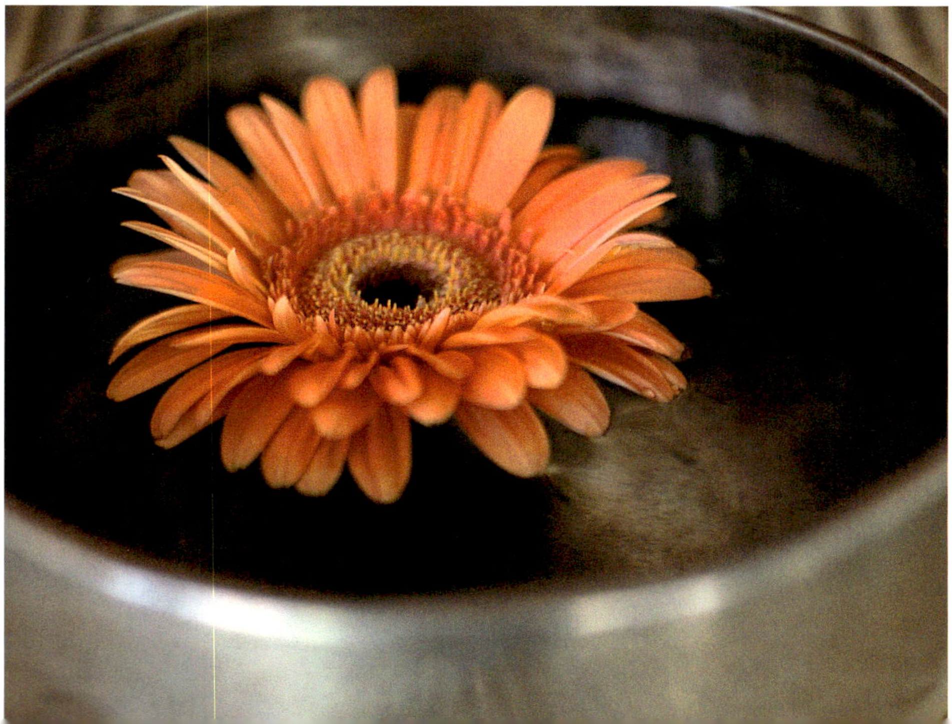

Dabei geht es selten um Kraft. Vordergründig sollen Gelenke, Muskeln und Bänder mobilisiert werden. Das geschieht aber nicht von heute auf morgen. Es erfordert intensive, geduldige Arbeit. Schnelle Erfolge sind eher selten, was ganz schön frustrierend sein kann. Und damit wird die Bedeutung dieser Übungen auf geistiger Ebene deutlich. Mit Ungeduld und verbissenem Gezerre werden Sie wenig erreichen. Nur verständnisvoller Umgang mit sich selbst und Hingabe an eine Übung sind der Schlüssel zur Erkenntnis. Der Erkenntnis, dass Sie nichts erzwingen können.

Sie können versuchen, mit Gewalt Ihr Bein zum Boden zu bringen. Sie können aber auch warten, bis sich der Muskel, bis sich sogar der Knochen der Schwerkraft ergibt und von allein zum Boden sinkt. Das erfordert innere Ruhe und Gelassenheit. Die Gelassenheit, auf sich selbst warten zu können. Auf Veränderungen warten zu können. Das bedeutet aber auch, sich selbst Ruhe zu gestatten. Im Eifer des Übens nicht ständig hin und her zu zappeln und weiter und weiter, ständig tiefer kommen zu wollen. Innehalten und abwarten zu können bedeutet, in die Tiefe zu gehen.

Das Vorwärtsdehnen

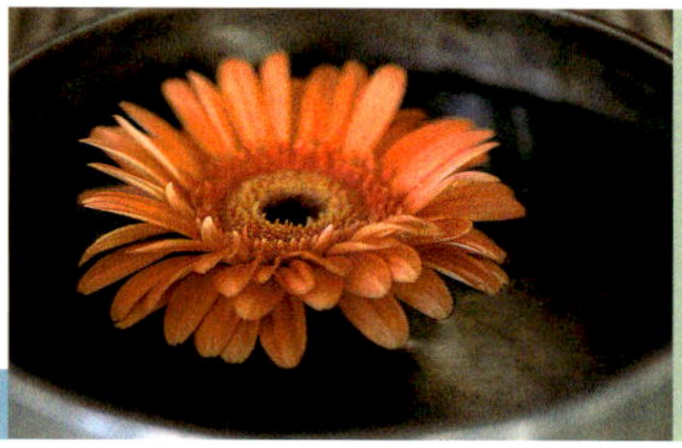

Vorwärtsdehnung im Sitzen

Pashchimottanasana

1 Aufrechte Sitzhaltung mit ausgestreckten Beinen. Greifen Sie seitlich an die Oberschenkel, ziehen Sie die Haut nach außen. Greifen Sie von hinten unter das Gesäß und ziehen Sie die Haut nach hinten-außen. Sie sollen Ihre Sitzknochen gleichmäßig am Boden spüren. Dehnen Sie die Fersen von sich weg, indem Sie die Fußspitzen zu sich heranziehen. Setzen Sie die Hände nahe der Hüften flach auf den Boden. Dehnen Sie die Wirbelsäule vom Steißbein bis zum Scheitel nach oben. Lassen Sie die Kniekehlen zum Boden sinken.
Nehmen Sie Ihre Arme über den Kopf, senkrecht, Oberarme an den Ohren vorbei.

2 Beugen Sie sich vor. Der Impuls kommt aus dem Becken, kippen Sie es Richtung Füße, zunächst ohne sich wesentlich nach vorne zu beugen. Der Rücken bleibt gestreckt, die Wirbelsäule sinkt leicht ein – auf keinen Fall einen Buckel machen.
Greifen Sie von oben die Fußballen und ziehen Sie sich Atemzug um Atemzug nach vorne. Senken Sie nicht den Kopf, um das Knie berühren zu können. Schieben Sie sich aus dem unteren Rücken nach vorne. Sinken Sie nicht im Brustkorb ein.

Tipp: Reicht der Schub aus dem Becken noch nicht aus, um die Füße zu erreichen, verlängern Sie Ihre Arme durch einen Gurt oder Gürtel.

Ziel: Die gesamte Rumpf-Vorderseite liegt auf den Beinen, Brustbein voran, der Rücken ist lang gestreckt. Das Gesicht berührt die Unterschenkel. Die eine Hand greift das andere Handgelenk weit vor den Füßen. Die Kniekehlen senken sich zu Boden.

Effekte: Dieses Asana kräftigt die Bauchorgane, durchblutet sie. Die Wirbelsäule wird verjüngt, die Verdauung angeregt. Die Gedanken kommen zur Ruhe. Es lehrt Geduld und Hingabe.

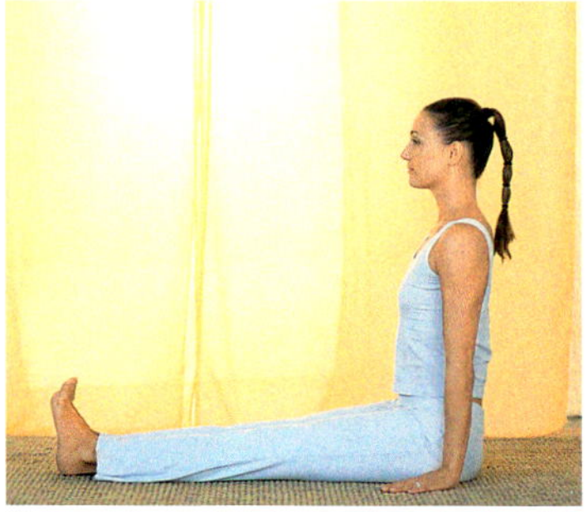

1 Grundposition: Der aufrechte Sitz.

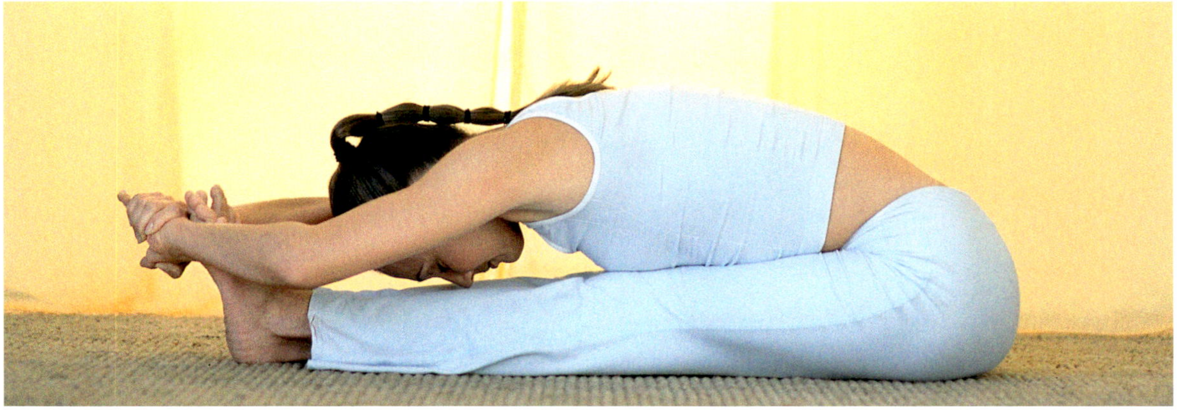

2 Endposition: Genießen Sie es, den Rumpf immer weiter auf die Beine zu bringen.

SO NICHT!

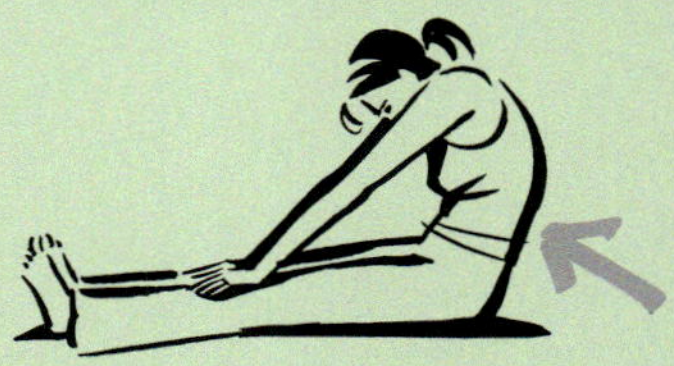

Die Wirbelsäule ist nicht gestreckt, der Impuls kommt nicht aus dem Becken.

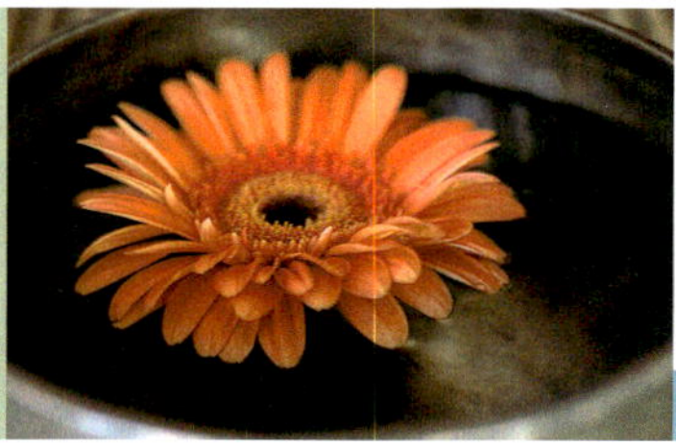

Kopf-Knie-Haltungen

Janu-Shirshasana

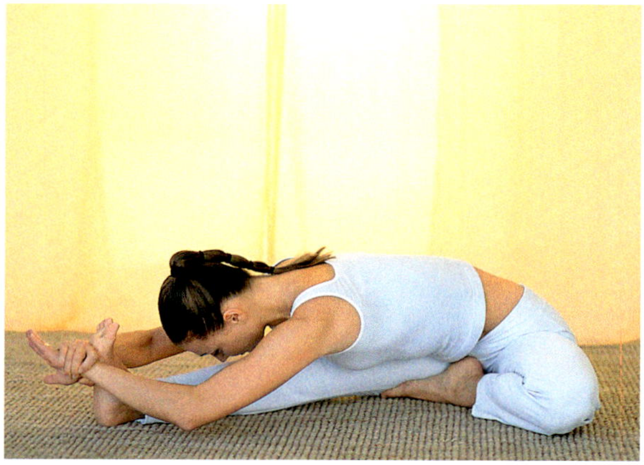

1 Endposition: Bei der Kopf-Knie-Haltung liegt die Rumpfmitte auf dem Bein.

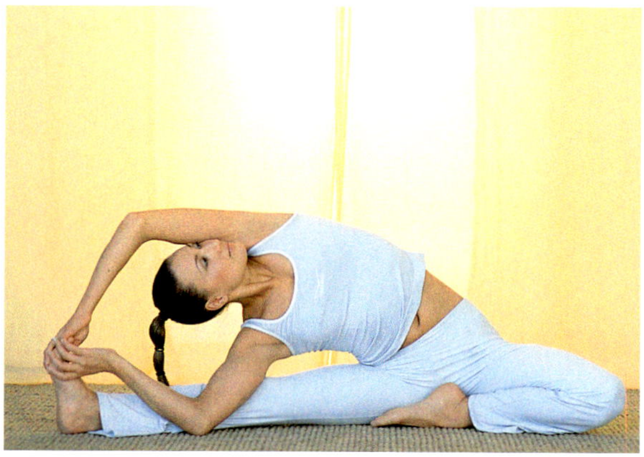

2 Endposition: Die gedrehte Kopf-Knie-Haltung öffnet optimal den Brustkorb.

1 Sie beginnen in der aufrechten Sitzhaltung. Linkes Knie beugen und etwa im 90°-Winkel seitlich ablegen. Das Knie zeigt zur Seite, besser nach hinten. Die linke Fußsohle zeigt nach oben. Die linke Ferse berührt das Schambein. Beide Oberschenkel und Waden liegen fest am Boden.

Erst Brustbein und Bauch zum ausgestreckten Bein wenden, dann aus der Hüfte heraus mit lang gestrecktem Rücken vorbeugen und mit beiden Händen zunächst die Fußspitzen greifen. Tief einatmen, weiter vorbeugen und die Fußsohle greifen.

So immer tiefer nach vorne gehen, bis die Arme lang ausgestreckt sind und Sie vor dem Fuß mit der einen Hand das andere Handgelenk greifen können.

Der rechte Fuß bleibt senkrecht.

Bauch und Brust sollen auf dem gestreckten Bein landen. Schultern parallel zum Boden ziehen.

Gedrehte Kopf-Knie-Haltung

Parivritta-Janu-Shirshasana

2 Der Bewegungsablauf ist wie bei der einfachen Kopf-Knie-Haltung. Allerdings drehen Sie jetzt rechten Unterarm und Handgelenk so, dass die Handfläche nach oben zeigt. Greifen Sie den Fuß von der Innenseite. Aber der Rumpf dreht sich nach links. Leicht seitlich beugen. Den Brustkorb oben halten. Linken Arm über den Kopf strecken. Ziehen Sie sich mit der rechten Hand zum Bein hinunter und greifen Sie mit der linken Hand die Außenkante des rechten Fußes. Dehnen Sie sich zum Bein, während Sie den Rumpf immer weiter nach links-außen bringen, bis die rechte Flanke der Länge nach auf dem Oberschenkel liegt und die Brust nach oben zeigt. Blicken Sie nach oben.

TIPP

Diese Übungen erzeugen Druck auf den Bauchnabel. Der Nabel ist das Swadhishtana-Chakra, eines der reinigenden Zentren des Nervensystems. Dadurch wird der Körper entgiftet.

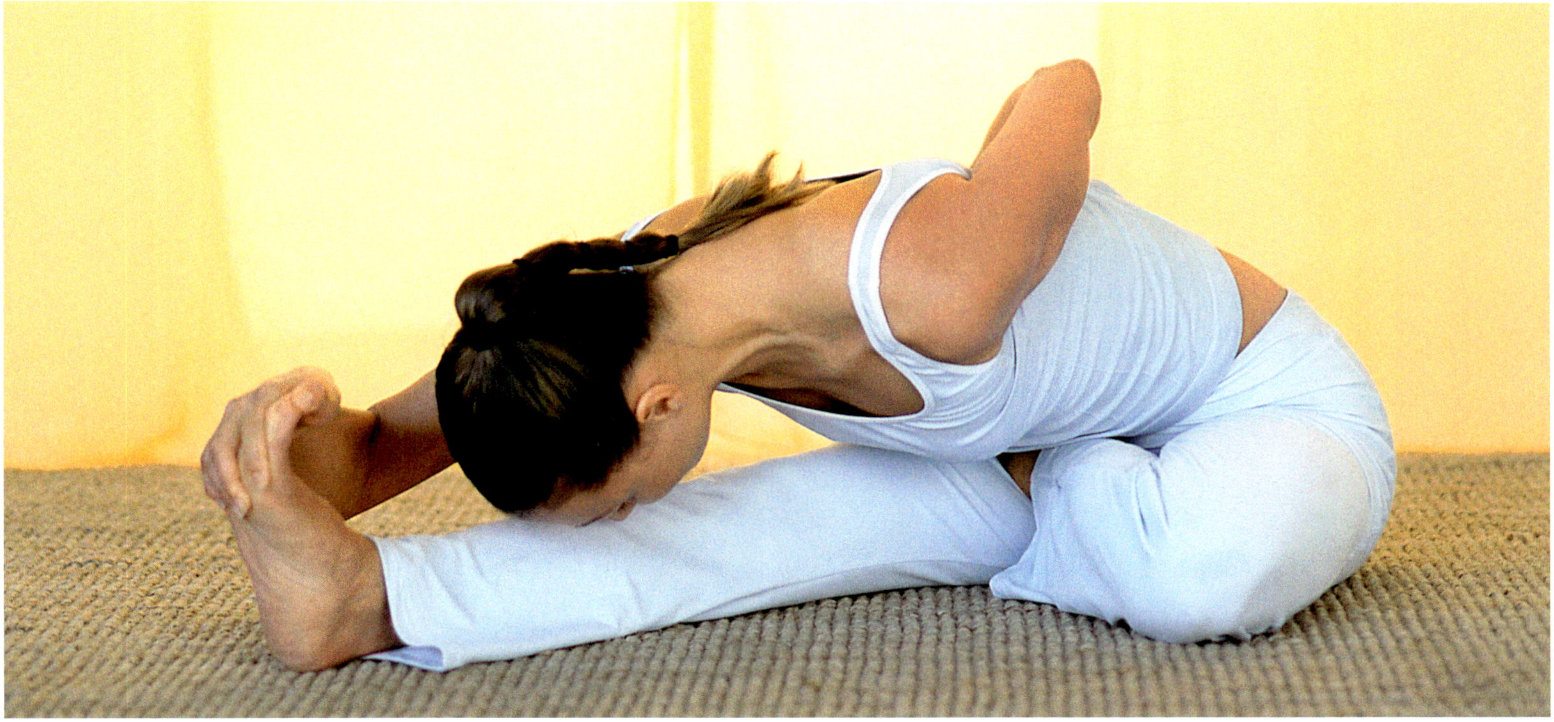

4 Endposition: Kopf-Knie-Haltung mit halbem Lotus – aus dem Becken heraus vorbeugen.

Kopf-Knie-Haltung im halben Lotus **Ardha-Baddha-Padma-Pashchimottanasana**

3 Sie beginnen im aufrechten Sitz. Beugen Sie das linke Bein und legen Sie den linken Fuß in die rechte Leiste – hoch am Oberschenkel. Linken Arm um den Rücken herumschlingen und den rechten großen Zeh greifen. Rechter Oberschenkel und rechte Gesäßhälfte bleiben am Boden.

4 Aus dem Becken heraus mit gestreckter Wirbelsäule weit vorbeugen. Die rechte Hand greift den rechten Fuß.

Ziel: Der Brustkorb ruht auf dem ausgestreckten Bein.

Effekte: Diese Asanas kräftigen Bauchorgane wie Milz und Leber sowie die Nieren, beheben Verdauungsbeschwerden. Zusätzlich erhöht sich die Blutzirkulation zur Wirbelsäule, was Rückenschmerzen lindert. Die Knie werden beweglicher.

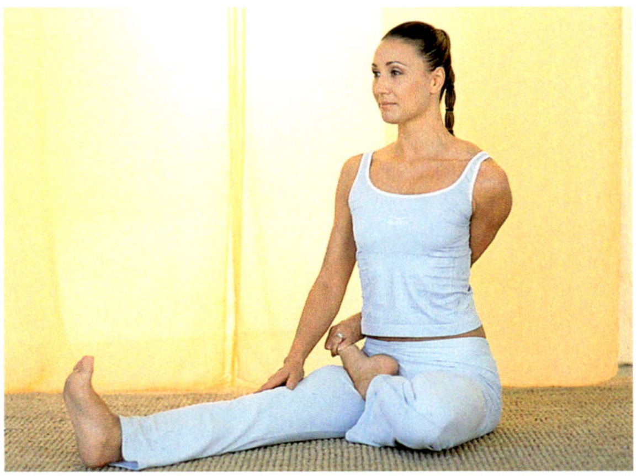

3 Ausgangsposition: Die aufrechte Sitzhaltung mit halbem Lotus.

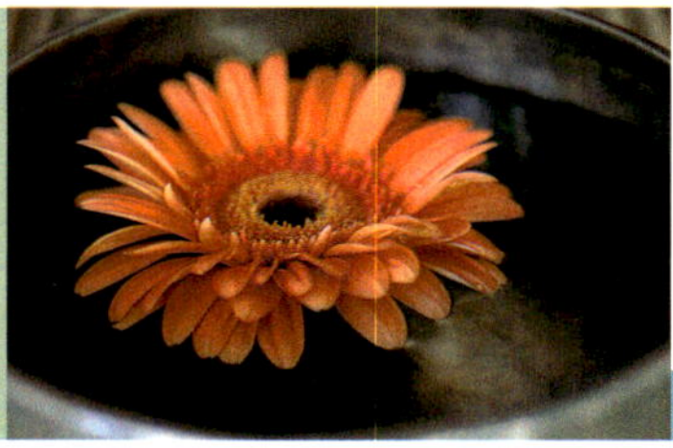

Weite Winkelhaltung

Upavishtha-Konasana

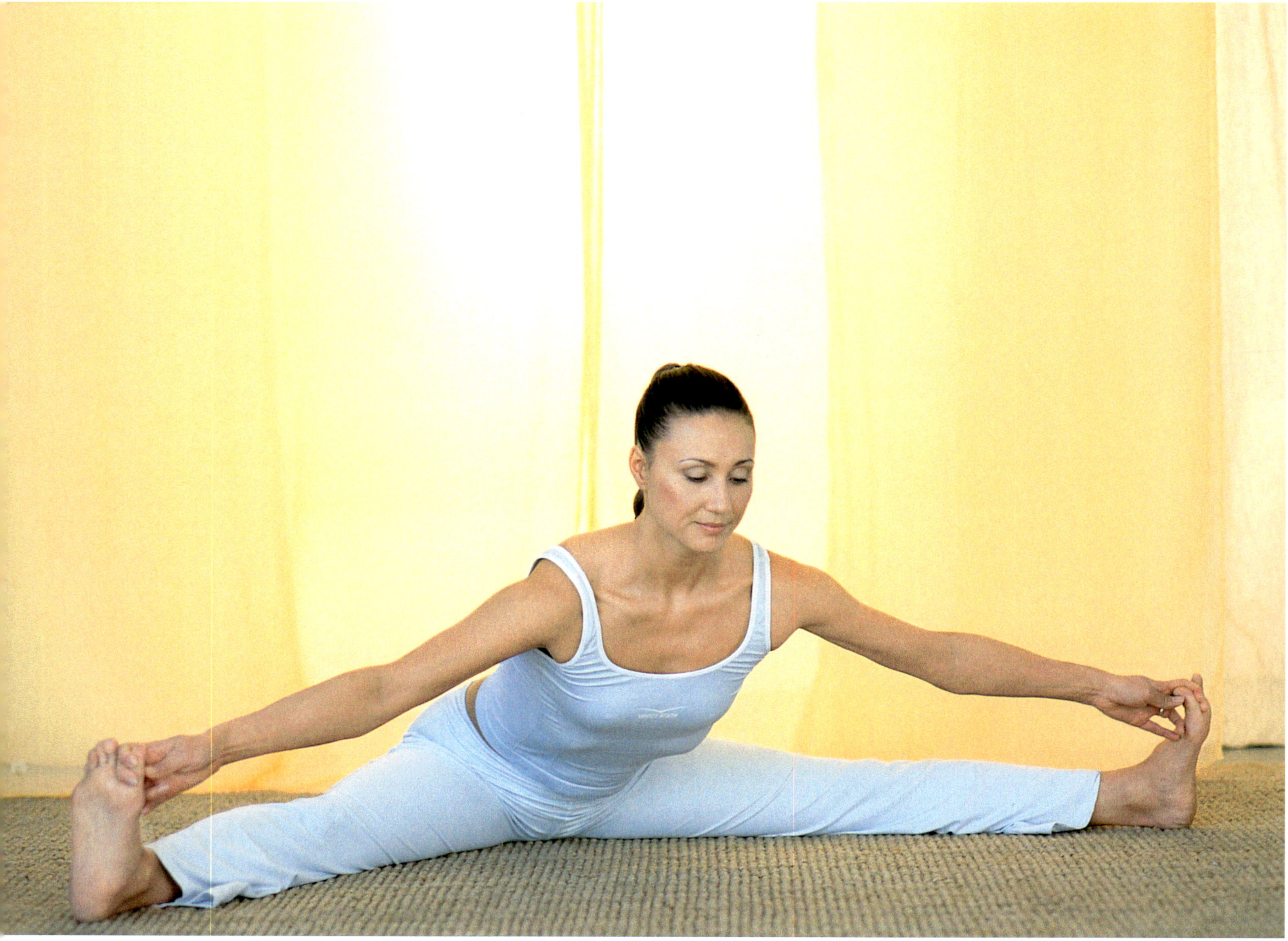

1 Grundposition: Die weite Grätsche dehnt intensiv Hüften und Beinrückseiten.

1 Aufrechte Sitzhaltung.
Beine weit spreizen. Deren Rückseite drückt zu Boden, die Füße sind senkrecht.
Mit nach oben gerichteter Wirbelsäule leicht vorbeugen. Mit Daumen, Zeige- und Mittelfinger die großen Zehen greifen. Die Wirbelsäule sinkt nach innen, wird nicht nach außen gewölbt. Kopf heben, nicht das Kinn zur Brust senken, sondern die obere Brust nach vorne-oben bewegen.

2 Tief ausatmen und aus den Hüften heraus weiter vorbeugen, bis der Bauch zu Boden kommt. Sind Sie sehr weich, die Beine sehr weit gespreizt und empfinden Sie diese Übung als angenehme Ruhehaltung, können die Hände auf die unteren Schienbeine rutschen. Ziehen Sie Atemzug für Atemzug den Bauch weiter nach vorne und nach unten. Der Impuls kommt aus der Lendenwirbelgegend.
Die Beine pressen fest zu Boden und sind durchgestreckt.

3 **Variante:** Spreizen Sie die Beine weit auseinander, greifen Sie aber nicht zu den Füßen, sondern ziehen Sie den Bauch ein und beugen Sie sich seitlich der Länge nach über ein Bein.
Greifen Sie mit beiden Händen den linken Fußballen und ziehen Sie sich lang. Drehen Sie nun den Brustkorb mehr und mehr nach rechts, oben und hinten, bis das Brustbein möglichst zur Decke zeigt.
Das andere Bein dehnt zum Boden, die Ferse wird weggestreckt, was die Rumpfdehnung noch intensiviert.

Ziel: Der Rumpf liegt vom unteren Bauch bis zur Brust flach am Boden, beziehungsweise die Flanke auf dem Bein. Der Rücken ist lang gedehnt, nicht nach außen gewölbt.

Effekte: Hüften, Leisten und Kniesehnen werden gedehnt und geschmeidiger. Die Beckengegend wird kräftig durchblutet. Probleme im unteren Rücken und im Bauchraum werden gelindert.

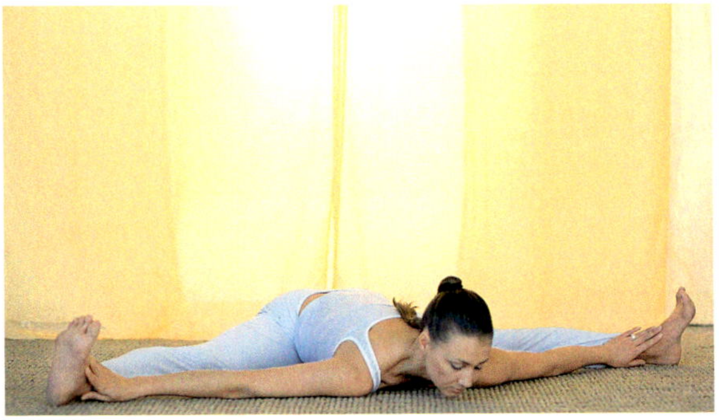

2 **Fortgeschrittene Variante:** Je geschmeidiger Sie werden, desto tiefer sinkt der Rumpf zu Boden.

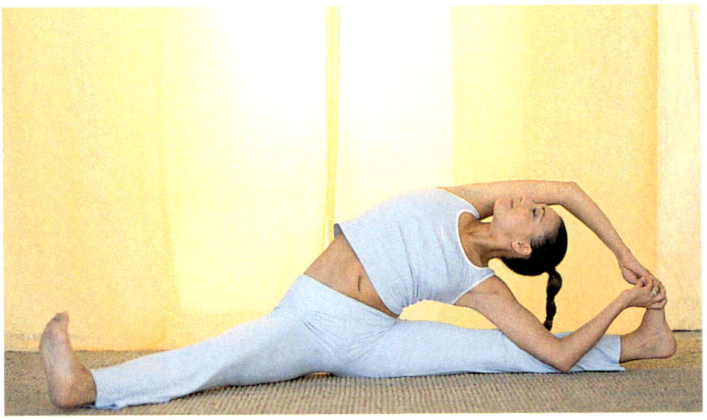

3 **Zur Seite beugen:** Die obere Flanke wird lang gedehnt.

TIPP

Diese Übung ist eine Wohltat bei Menstruationsbeschwerden, da sie die Durchblutung des Unterleibes anregt.

Übungen im Sitzen

Spektakuläre Akrobatik ist die eine Seite, Stille die andere.

Yoga – das ist das Zur-Ruhe-kommen aller seelisch-geistigen Vorgänge.

Patanjali

Loslassen will gelernt sein

Durch aktivere Asanas werden Herz und Kreislauf stimuliert. Das regt die Durchblutung an, was alle Zellen mit Sauerstoff versorgt. Die dazugehörige spezielle Atemtechnik bringt die Lebensenergie (Prana) zum Fließen. Das setzt jedoch voraus, dass sich der Atem frei entfalten kann. Daher ist es kein Zufall, das die klassische Meditationshaltung eine Sitzposition ist. Einerseits kann man sitzend länger regungslos verweilen als beispielsweise im Stehen, wo einfach irgendwann die Muskelkräfte nachlassen. Andererseits ist im Sitzen eine optimale Aufrichtung der Wirbelsäule nahezu jedem Menschen möglich. Was nicht heißt, dass sie auch selbstverständlich ist. Vielmehr sieht man oft Übende, die nicht spüren, dass ihr Brustkorb eingesunken ist und die Schultern nach vorne hängen. Deshalb sind Sitzhaltungen insbesondere für Anfänger so wichtig: Sie schulen das Empfinden für den eigenen Körper und seine anatomisch optimale Ausrichtung, fordern und fördern die Rückenmuskulatur. Verspannungen im Nacken oder Schmerzen im Lendenwirbelbereich können erfolgreich behoben werden. Zusätzlich sorgen diese Übungen am Boden für geschmeidige Hüften und Kniegelenke.

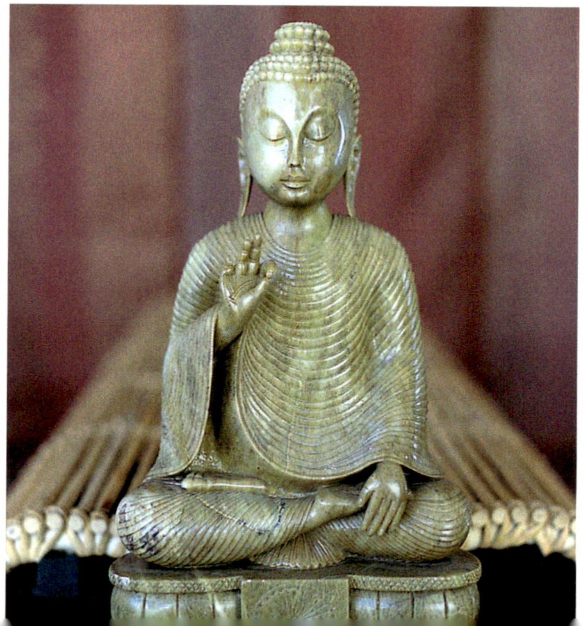

Ein stabiler, müheloser Sitz ist die Grundlage für intensive Atemübungen (Pranayama). Fast alle Buddha- oder Shiva-Darstellungen zeigen diese Position.

Der enge Kontakt zum Boden vermittelt darüber hinaus ein Gefühl von Geerdetsein, von Sicherheit und Verwurzelung in sich selbst und in der Welt. Dieses Empfinden und die gesunde Haltung können Sie auf jedes Sitzen übertragen.

Vor allem aber schulen Sitzhaltungen die Fähigkeit loszulassen. Im Schneidersitz werden Sie die Knie weder durch verbissene Kraftanstrengung noch dank eisernen Willens sofort zu Boden bringen. Sie können aber erleben, wie sie ganz von allein Zentimeter um Zentimeter nach unten sinken, wenn Sie die Spannung aus der Leiste gehen lassen.

Und noch ein Tipp: Um das Gespür für eine perfekt aufgerichtete Haltung zu erlangen, sollten Sie sich anfangs ab und an mit dem Rücken an eine Wand schmiegen.

Übungen im Sitzen

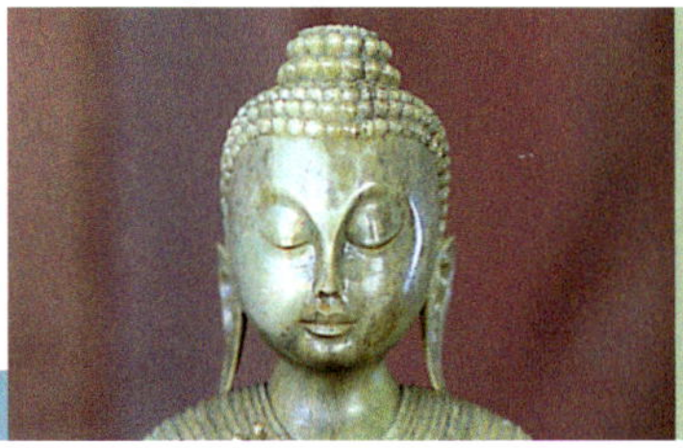

Göttlich: die Lotusstellung

Padmasana

1 Sie sitzen mit ausgestreckten Beinen und aufrechtem Rumpf am Boden.
Beugen Sie die Knie und bringen Sie Ihre Füße eng zum Rumpf: Im **Schneidersitz** (Sukhasana) ziehen Sie die Füße unter die Schienbeine. Im **halben Lotussitz** (Ardha Padmasana) bringen Sie die linke Ferse zum Schambein, die Fußspitze liegt unter dem rechten Oberschenkel. Den rechten Fuß auf den linken Oberschenkel heben, so dass die Fersen eng beieinander sind. Die Fußsohlen zeigen nach oben.
Strecken Sie sich aus dem Becken heraus nach oben. Sie sollten deutlich beide Sitzknochen – gleichmäßig belastet – am Boden spüren.
Heben Sie den Brustkorb an, damit die Flanken lang werden. Nehmen Sie die Schultern nach hinten-unten, dehnen Sie den Scheitel zum Himmel.
Lassen Sie die Handrücken auf den Knien ruhen. Daumen und Zeigefinger berühren sich.
Gelingt es Ihnen nicht, das Becken ganz aufzurichten, legen Sie ein Kissen oder eine gefaltete Decke unter das Gesäß.

2 Eine beruhigende Ruheposition nehmen Sie ein, indem Sie den Oberkörper über die gekreuzten Beine hinweg vorbeugen. Legen Sie die Hände übereinander, die Ellenbogen waagerecht auf einer Linie, die Stirn auf die Hände. Das kann anfangs in den Leisten ziehen und den Druck auf die Knie erhöhen. Aber das legt sich.

3 Beim Lotussitz ziehen Sie beide Füße über Kreuz weit hoch auf die Oberschenkel, die Fersen zeigen nach oben.

Ziel: Die Fußrücken liegen in den Leisten, die Knie sind schmerzfrei und der Rumpf ist weit nach oben gedehnt.

Effekte: Knie und Fußgelenke werden geschmeidig, die Blutzirkulation im Lenden- und Bauchbereich erhöht.

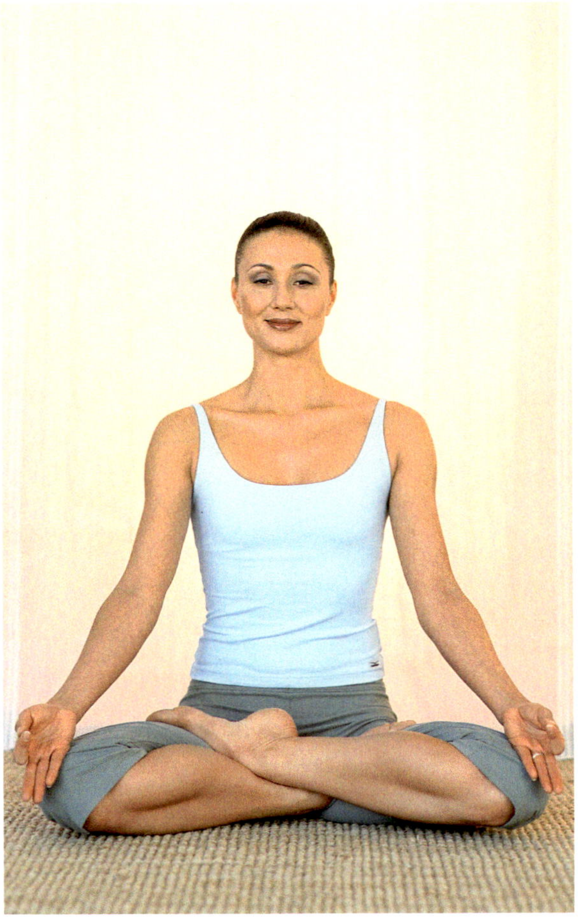

3 Zielposition: Der Lotussitz ist die Meditationshaltung der Yogis.

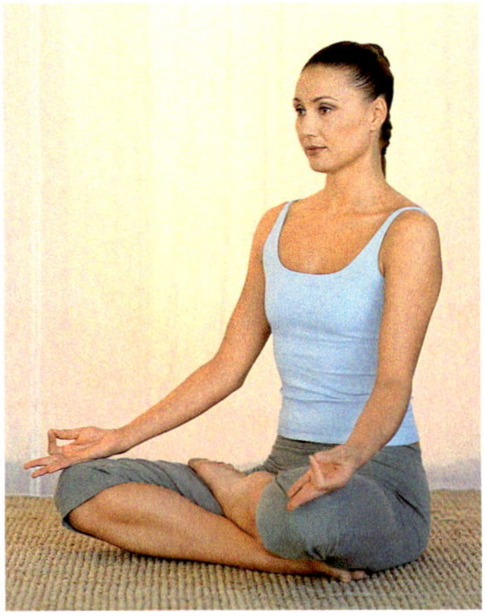

1 Halber Lotussitz: Erspüren Sie, wie die Energie zu fließen beginnt.

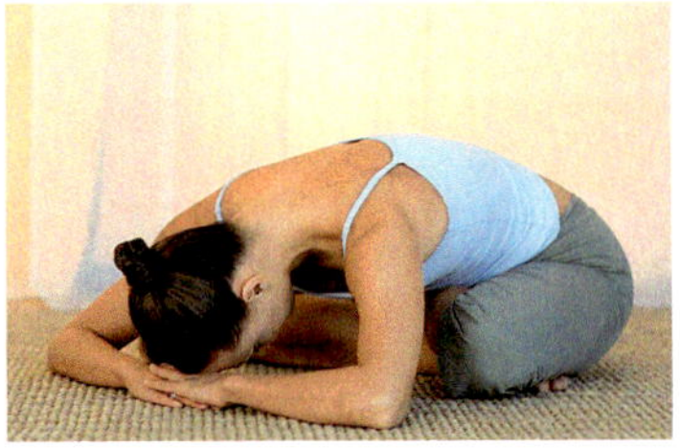

2 Halber Lotus mit Vorbeugen: Ihr Atemfluss erfüllt und weitet den ganzen Brustkorb.

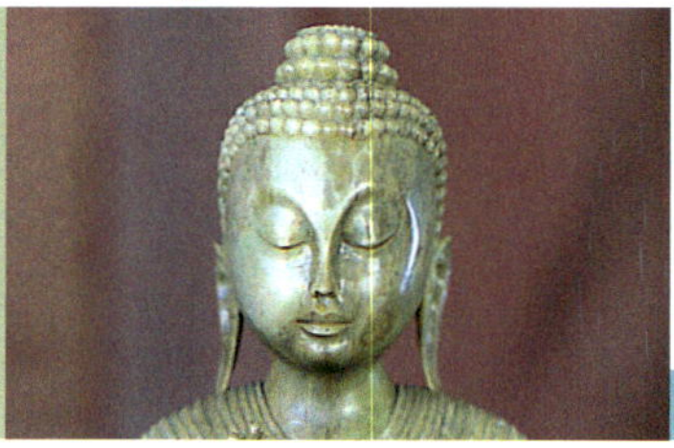

Schusterhaltung

Baddha-Konasana

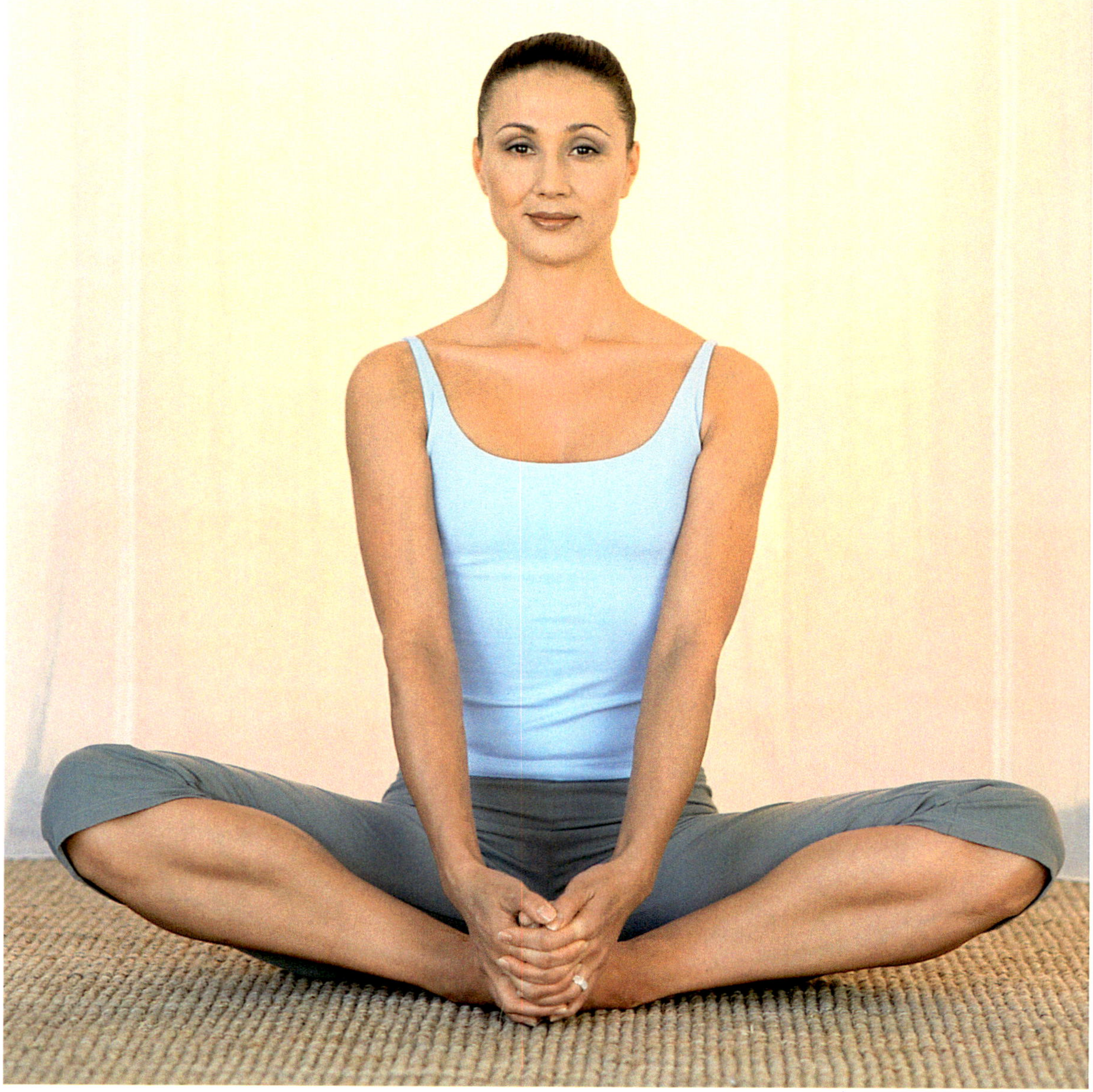

1 Endposition: Nicht Gewalt, sondern Gelassenheit lässt die Knie zu Boden sinken.

TIPP

Streben Sie mit jedem Einatmen erneut nach oben. Solange es die Rückenmuskulatur noch nicht gewöhnt ist, längere Zeit den Rumpf aufgerichtet zu halten, neigt sie dazu, nachzulassen, wodurch der Oberkörper zusammensinkt.

1 Beginnen Sie in der aufrechten Sitzhaltung mit ausgestreckten Beinen.
Beugen Sie die Knie und bringen Sie die Füße an den Körper.
Fußsohlen aneinander legen und Knie zu Boden sinken lassen.
Umfassen Sie die Füße mit den Händen. Die Arme sind dennoch entspannt.
Die Schultern nach hinten-unten ziehen, Brustkorb aufrichten. Der Nacken ist gestreckt.
Blicken Sie auf Ihre Nasenspitze.

2 Um die Wirbelsäule noch mehr zu strecken und den Brustkorb zu heben, beugen Sie sich aus den Lendenwirbeln heraus nach vorne und senken Sie das Schambein Richtung Boden.
Kommen dabei die Knie hoch, dehnen Sie sie wieder auseinander.

3 Noch intensiver wird die Dehnung der Knie und Leisten, wenn Sie sich weit nach vorne beugen. Nehmen Sie dabei die Arme entweder eng an den Rumpf oder bringen Sie die Ellenbogen zu Boden. Hauptsache, die Fußsohlen bleiben aneinander.
Zuerst die Stirn, dann die Nase und zuletzt – wenn Sie so dehnfähig geworden sind – das Kinn ablegen.

Ziel: Die Fersen berühren den Damm, die Fußsohlen liegen komplett zusammen. Die Oberschenkel sind so weit gedehnt, dass die Schienbeine flach am Boden liegen. Die Wirbelsäule ist ganz aufgerichtet. So sitzen indische Schuster.

Effekte: Becken, Bauch und Rücken werden durch verstärkte Blutzufuhr angeregt. Nieren und Blase bleiben gesund. Auch Ischias-Schmerzen und Probleme im Lendenwirbelbereich lassen nach. Vor allem aber werden Menstruationsbeschwerden gelindert. Wer regelmäßig übt, verhindert Zyklusschwankungen. Schwangere, die täglich einige Minuten lang die Haltung einnehmen, sollen sogar eine leichtere Geburt haben. Nicht zuletzt beugt die intensive Beindehnung Krampfadern vor.

SO NICHT!

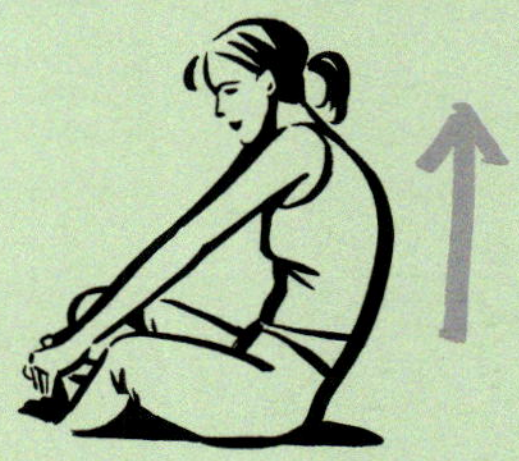

Das Becken ist nicht aufrecht, dadurch sinkt die gesamte Rumpfvorderseite ein. Die Wirbelsäule ist nicht gestreckt.

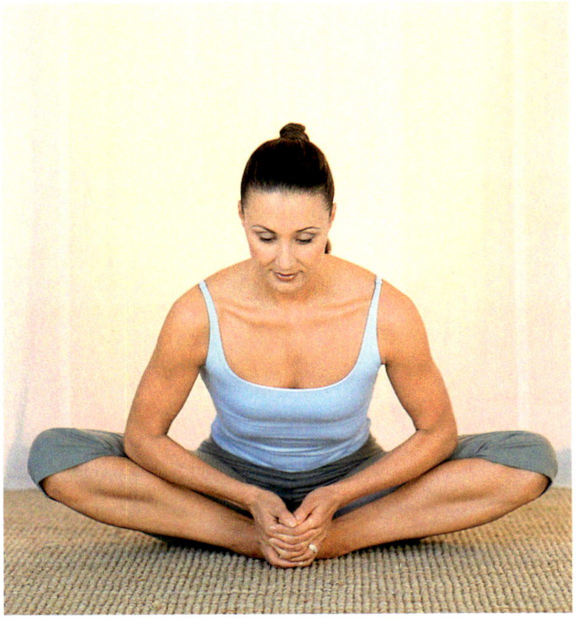

2 Zwischenschritt: Das Vorbeugen intensiviert die Dehnung der Leisten.

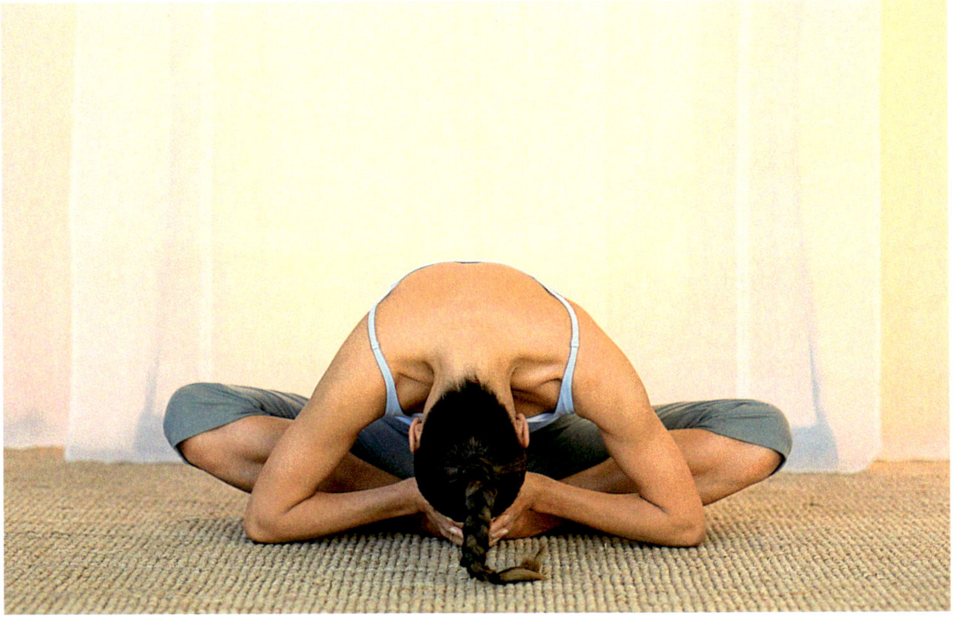

3 Aktive Entspannung: Mit der Zeit werden Sie die Haltung genießen.

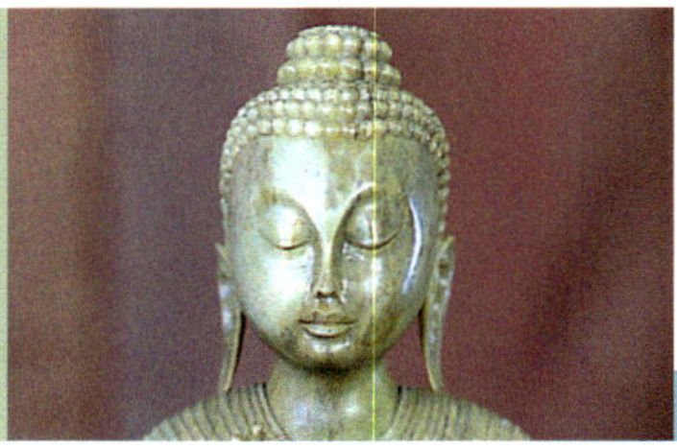

Kuhkopf-Sitz

Gomukhasana

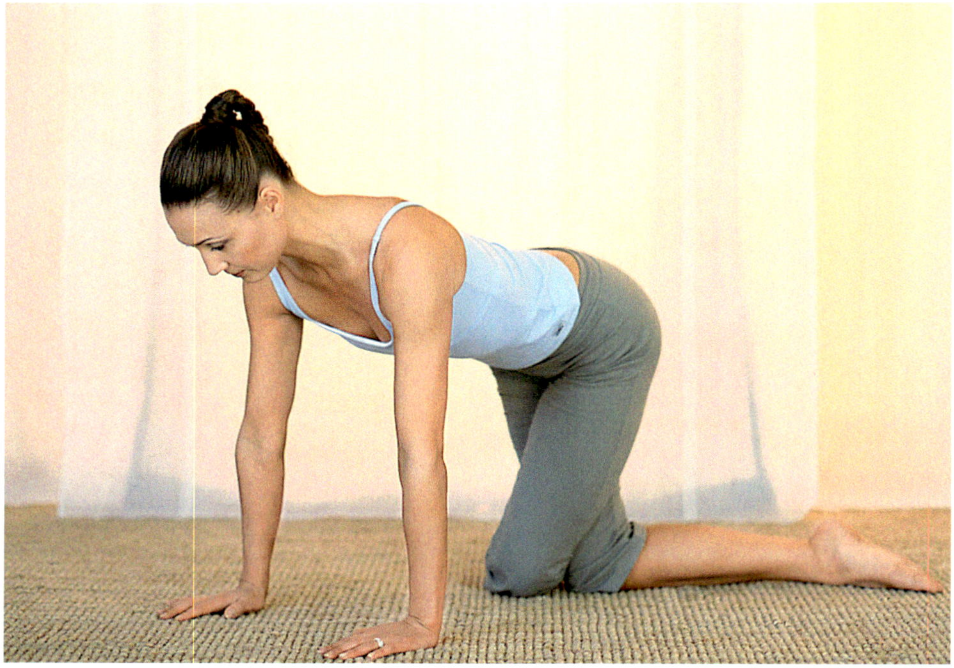

1 Zwischenschritt: Bringen Sie die Knie eng zusammen und die Füße nach außen.

2 Bringen Sie langsam das Gesäß zum Boden. Wirbelsäule senkrecht aufrichten, den Blick auf den Boden vor die Knie richten.
Heben Sie den linken Arm über den Kopf und beugen Sie ihn, die Achselhöhe zeigt nach vorn. Die Fingerspitzen liegen zwischen den Schulterblättern.
Bewegen Sie den rechten Arm über die Seite nach hinten, strecken Sie den Unterarm nach oben, die Ellenbogenspitze zeigt nach unten und der Oberarm liegt nach innen gedreht eng am Rücken. Der Handrücken ist zwischen den Schulterblättern.

3 Bringen Sie die Hände zwischen den Schultern zusammen: Der linke Handrücken zeigt nach außen, der rechte zum Rücken.
Die Schultern ziehen dennoch weiterhin nach hinten-unten, der Brustkorb sinkt nicht ein. Erreichen die Hände einander nicht, verlängern Sie Ihre Arme durch einen Gurt.

TIPP

Kommen Sie mit dem Gesäß nicht zwischen den Füßen zum Boden, platzieren Sie ein Kissen oder einen Klotz darunter.

1 Am einfachsten gelangen Sie in die Haltung, indem Sie im Kniestand beginnen. Knie etwa 20 Zentimeter auseinander, Unterschenkel parallel, Fußrücken am Boden.
Hände aufsetzen, Arme senkrecht unter den Schultern, Fingerspitzen nach vorne. Vorbeugen und ein Bein über das andere schlagen, so dass die Knie eng beieinander sind. Die Zehenspitzen zeigen nach hinten.

Ziel: Das Gesäß ist am Boden, die Knie liegen aufeinander und die Füße sind gleichmäßig weit von den Hüften weggespreizt.

Effekte: In dieser stabilen Sitzhaltung lässt sich der Rücken besonders gut nach oben hin aufrichten. Oberschenkelmuskeln und Kniesehnen werden intensiv gedehnt. Sowohl die Hüft- als auch die Schultergelenke werden geschmeidiger. Die Organe im unteren Bauchraum werden kräftig durchblutet.

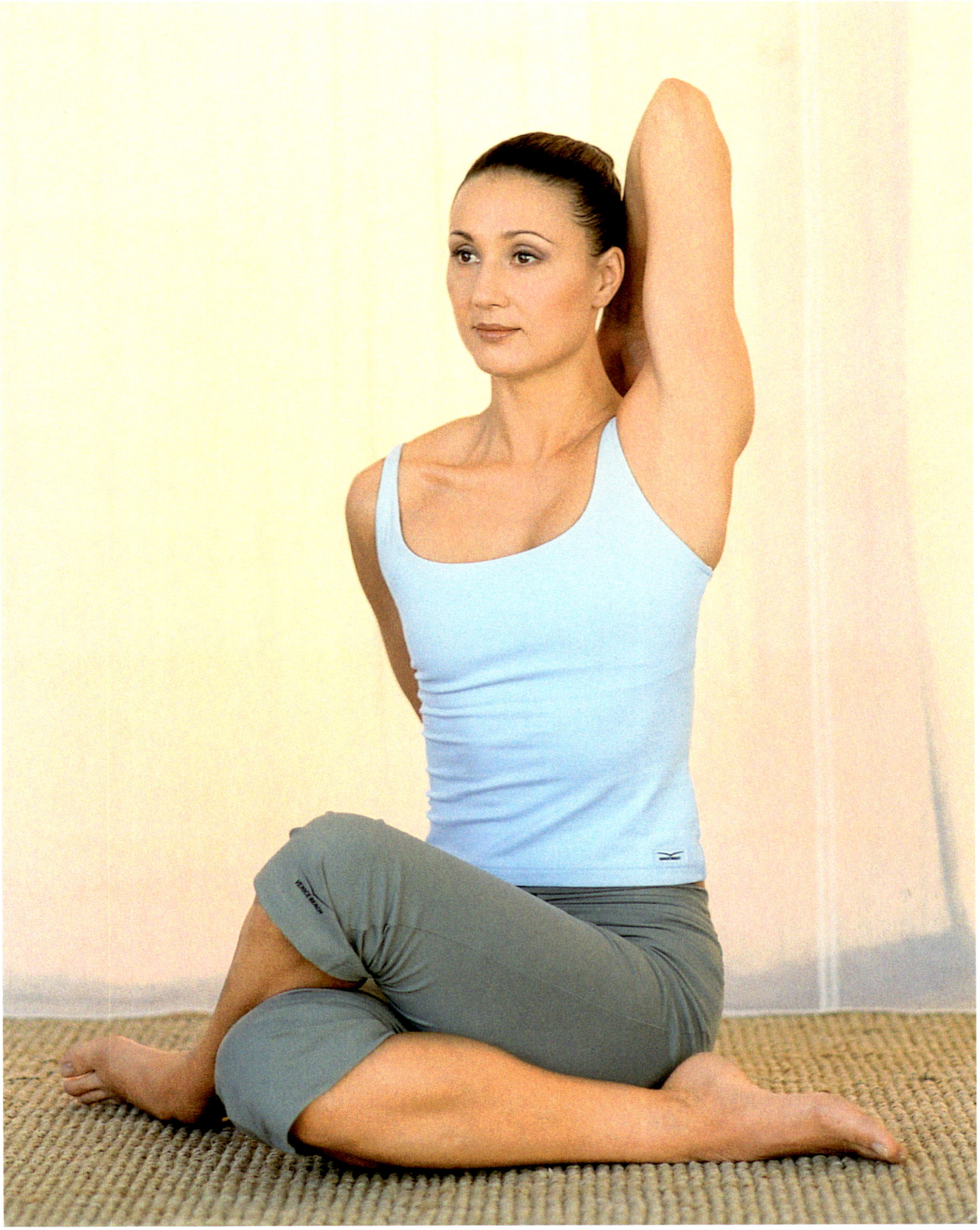

2 **Endposition:** Die Armhaltung erleichtert es, den Brustkorb zu öffnen.

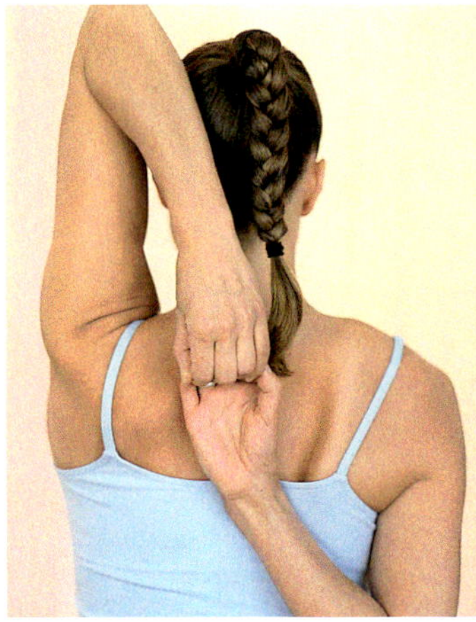

3 **Handhaltung:** Damit die Hände einander greifen können, müssen die Schultern weich werden.

SO NICHT!

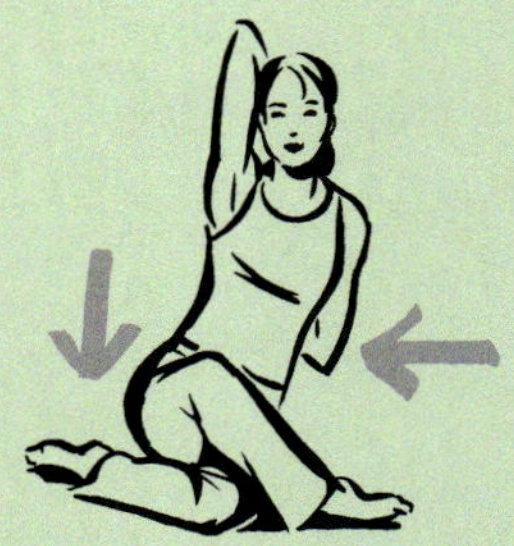

Das Gewicht ist nicht gleichmäßig auf beide Sitzknochen verteilt. Dadurch sinkt der Rumpf zur Seite, die Wirbelsäule ist gekrümmt.

Die Rückbeugen

Ein geschmeidiger Rücken kennt keinen Kummer

Nicht erreicht man Vollkommenheit durch das Tragen des Yoga-Gewandes oder durch Gespräche über Yoga, sondern nur durch Üben.

Hatha Yoga-Pradipika des Svatmarama

Zeigen Sie Rückgrat

Vielleicht sind Sie – wie so viele andere – wegen ständiger oder häufiger Rückenschmerzen auf die Idee gekommen, Yoga zu lernen. Eine kluge Entscheidung. Denn Asanas sind nicht nur die beste Prophylaxe gegen Ischiasbeschwerden, Hexenschuss, Schmerzen im Nacken- und Lendenwirbelbereich. Vielfach sind sie sogar die einzig wirksame Behandlungsmethode. Annähernd 90 Prozent der Westeuropäer leiden im Laufe ihres Lebens mindestens einmal unter einem Rückenleiden. Doch nur 15 Prozent der Beschwerden haben organische Ursachen wie degenerative Veränderungen an den Bandscheiben oder Wirbelbogengelenken, Abnutzung an den Wirbelkörpern sowie Mikrotraumen.

Meistens resultieren die Probleme aus Muskelverspannungen durch Überlastung oder Fehlhaltung und Übergewicht. Aber vor allem durch Bewegungsmangel. Daher sind viele Rückenprobleme durch mehr Mobilität vermeidbar, reduzierbar und behebbar.

Yoga erhöht die Beweglichkeit von Muskulatur und Gelenken und behebt Fehlstellungen. Oft kommen Rückenschmerzen nämlich gar nicht aus dem Kreuz selbst, sondern entstehen durch anatomisch ungesunde Stellung der Füße, Knie, der Hüfte oder des Beckens. Deshalb wird deren Streckung und Aufrichtung immer wieder betont und geübt. Auf eines sollten Sie allerdings achten: Bewegen Sie sich ganz besonders sanft und sorgsam in eine Rückbeuge, niemals ruckartig.

Darüber hinaus beendet Yoga einseitige oder ungenügende körperliche Aktivität. Werden Gelenke nicht gebeugt und gestreckt und auch belastet, versteifen sie allmählich. Werden Muskeln zu wenig gefordert, verkümmern sie. Selbst die Knochen können sich zurückbilden. Ein starker, stabiler und doch geschmeidigen Rücken ist Ihr Schutzpanzer.

Und zur Belohnung wird auch noch das Nervensystem angeregt, was einen unglaublichen Energieschub auslösen kann.

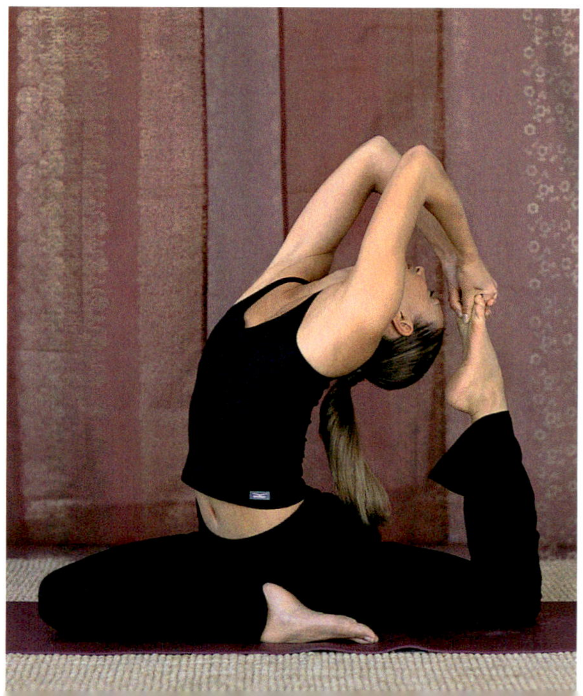

Die Rückbeugen

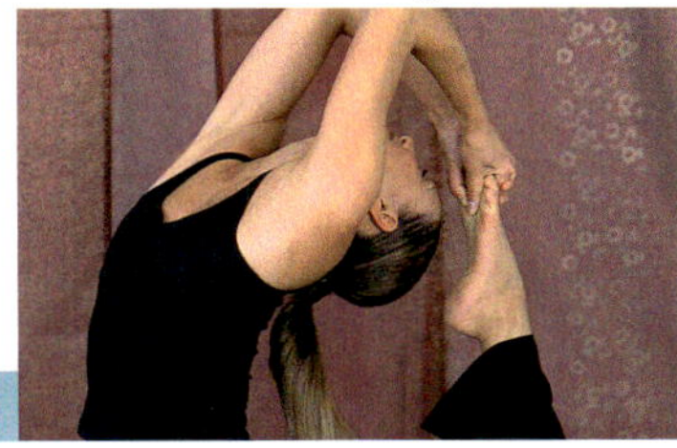

Aufgerichtete (kleine) Kobra

Bhujangasana I

1 Legen Sie sich auf den Bauch. Füße ausgestreckt aneinander gelegt.
Der Kopf ist in Verlängerung der Wirbelsäule leicht angehoben. Blicken Sie zu Boden.
Setzen Sie die Handflächen eng am Körper etwa auf Taillenhöhe ab. Die Finger sind gespreizt und zeigen geradeaus.
Strecken Sie sich mit einem tiefen Atemzug von den Fußspitzen über Beine, Gesäß und Rücken bis zum Scheitel zunächst nach vorne, als würde Sie jemand am Kopf ziehen.

2 Schieben Sie sich vor, spüren Sie, wie die Wirbelsäule auseinander gezogen wird.
Heben Sie dann mit dem Einatmen den Brustkorb nach oben – nach vorne und oben. Im unteren Rücken darf kein Druck entstehen: Bewegen Sie die Schulterblätter bewusst Richtung Gesäß.
Pressen Sie die Handflächen und die Beine nach unten.
Das Schambein bleibt in Kontakt zum Boden.
Nehmen Sie den Kopf weich in den Nacken.

Ziel: Die Brust ist weit und breit nach vorn gewölbt. Der ganze Körper steht unter Spannung, ohne zu verkrampfen. Das Gewicht liegt auf den Beinen, die Hände stützen nur leicht. Sie können das testen, indem Sie zwischendurch die Handflächen 2 Zentimeter vom Boden heben und den Rumpf wirklich nur mit den Rückenmuskeln halten.

Effekte: Das gesamte Rückgrat wird gekräftigt, die Rückenmuskulatur wird stark und dennoch elastischer. Die winzigen Gelenke des Brustbeins werden mobilisiert, der Atem kann frei fließen. Die Bandscheiben werden gedrückt und gedehnt, was sie gesund hält.

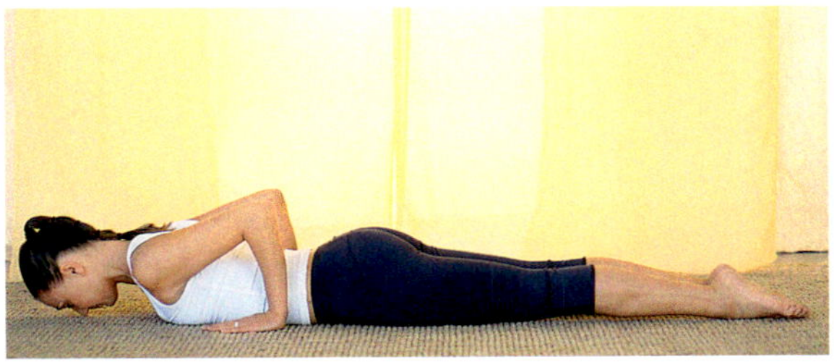

1 Ausgangsposition: Strecken Sie sich von den Fußspitzen bis zum Scheitel lang.

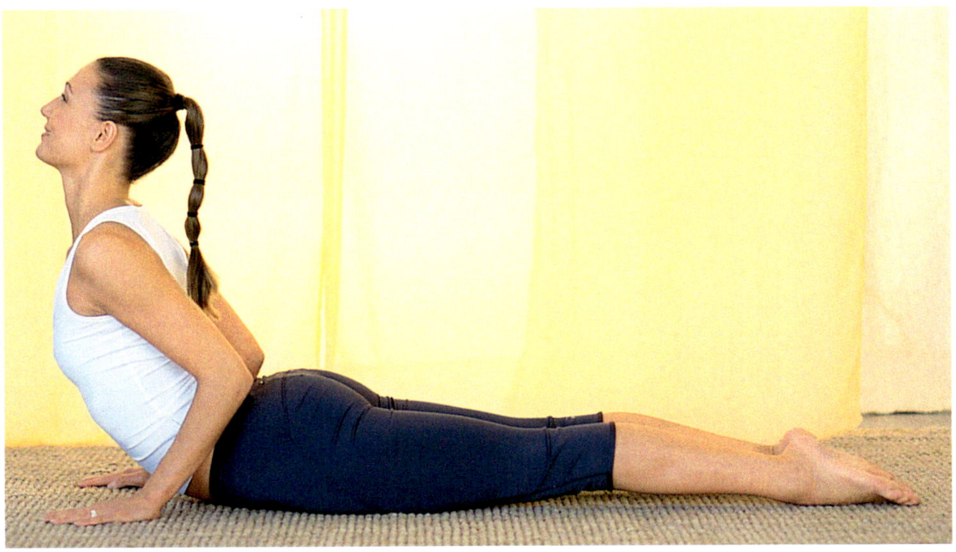

2 Endposition: Ihre Rückseite wird weich und biegsam wie die einer Schlange.

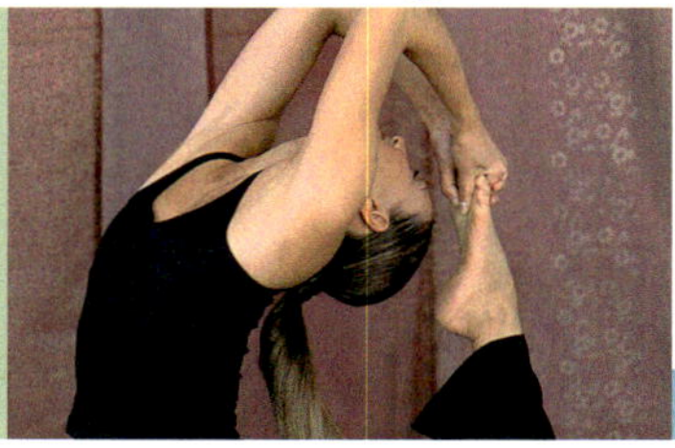

Aufgerichteter Hund

Urdhva-Mukha-Shvanasana

I Der Bewegungsablauf »Hund – aufgerichteter Hund – Hund« ist eine Schlüsselstelle im Sonnengebet. Er dient auch als Aufwärmtraining und bereitet auf weitere, schwierigere Rückbeugen vor. Üben Sie die Haltung einzeln, beginnen Sie in Bauchlage. Füße etwa 30 Zentimeter auseinander. Die Zehen sind flach ausgestreckt.
Legen Sie die Handflächen neben die Taille und strecken Sie die Finger zum Kopf aus.
Dehnen Sie sich zunächst nach vorne und heben Sie dann nach und nach Kopf und Rumpf nach oben. Strecken Sie die Arme durch und dehnen Sie das Brustbein nach oben.
Spannen Sie die Pomuskeln an, drücken Sie die Beine fest durch und heben Sie sich vom Boden weg. Schultern und Ohren voneinander wegdehnen. Nur die vorderen Fußrücken liegen noch am Boden.

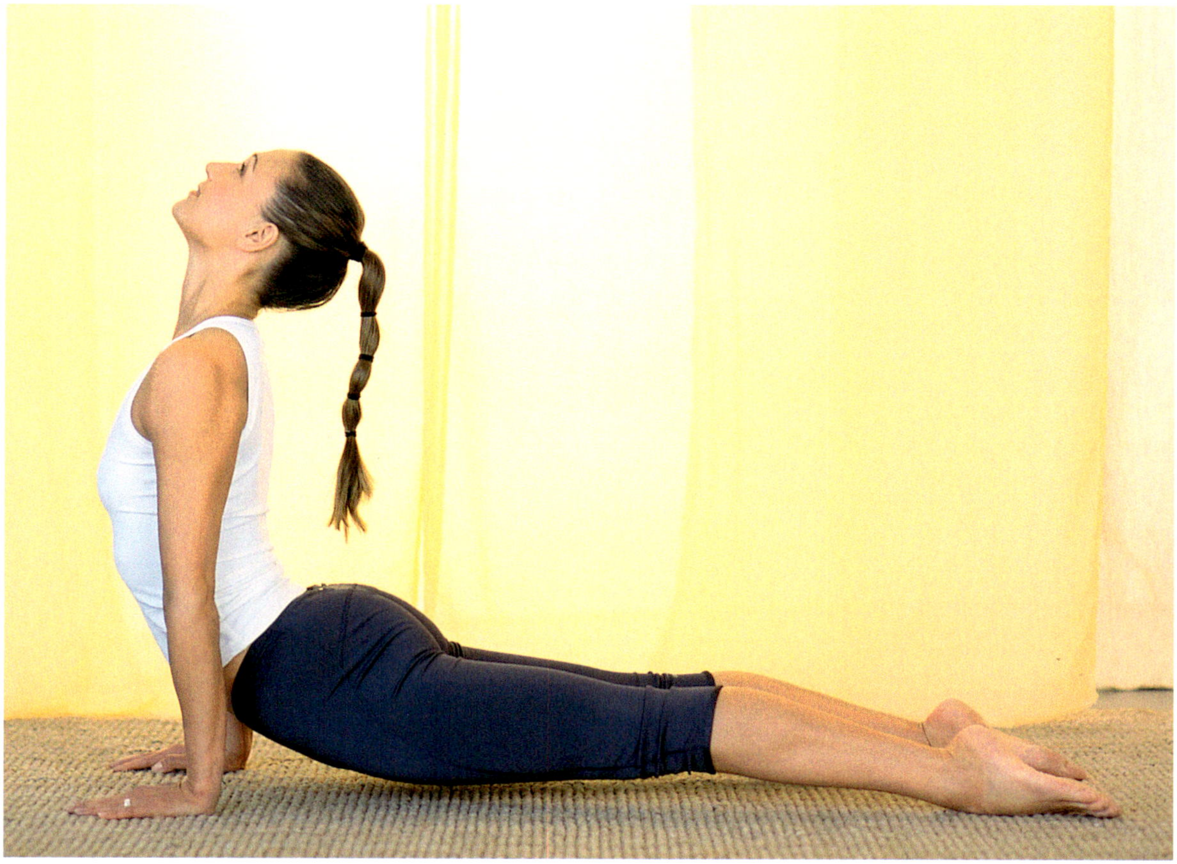

I Aufgerichteter Hund: Hier wird die Wirbelsäule maximal gedehnt.

Das Gewicht ruht auf den Händen und Zehen. Der Hals ist lang und weich zurückgedehnt.

Ziel: Wirbelsäule, Oberschenkel und Waden sind ausgestreckt. Der Brustkorb ist weit geöffnet zum Himmel gedehnt.

Effekte: Die Wirbelsäule wird mobilisiert und verjüngt. Die Lungen werden flexibler. Das Blut kann im Beckenbereich kreisen, was die Unterleibsorgane gesund hält.

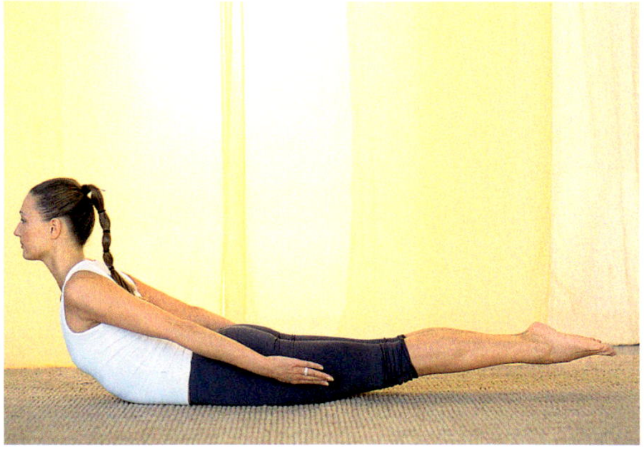

2 **Heuschrecken-Variante:** Krafttraining für die Rückenmuskeln

SO NICHT!

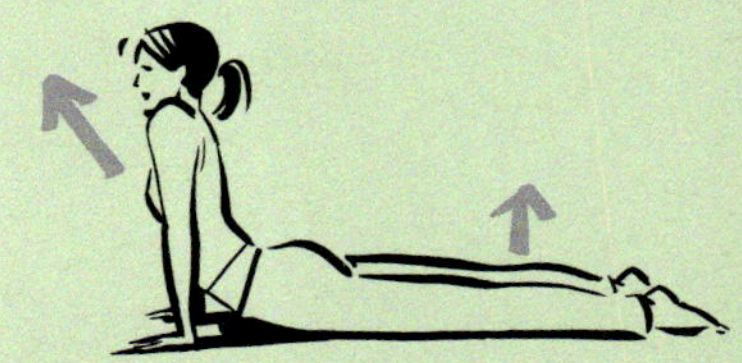

Die Schultern sind zu den Ohren gehoben. Der Brustkorb kann sich nicht optimal öffnen. Die Beine liegen am Boden.

2 Diese Rückbeuge ist eine Variante der **Heuschrecke** (Shalabhasana). Sie befreit zusätzlich von Magen- und Darmbeschwerden, trainiert die Bauchmuskeln.
Bauchlage, Blick zum Boden, Beine fest aneinander. Arme nach hinten ausgestreckt, Handflächen nach oben. Spannen Sie den Körper an, dehnen Sie sich lang nach vorne und heben Sie dann gleichzeitig Kopf, Brust und Beine so hoch wie möglich. Nur der Nabelbereich ruht noch am Boden. Beine zusammenhalten.
Ziehen Sie die Schultern zurück.

3 Dies ist die **Heuschrecke** (Shalabhasana): Bauchlage, Beine zusammen, Hände nach hinten gestreckt, die Arme liegen aber am Boden, Handflächen nach unten, Schultern nach hinten. Oder die Hände übereinander flach unters Schambein legen und kräftig zum Boden pressen.

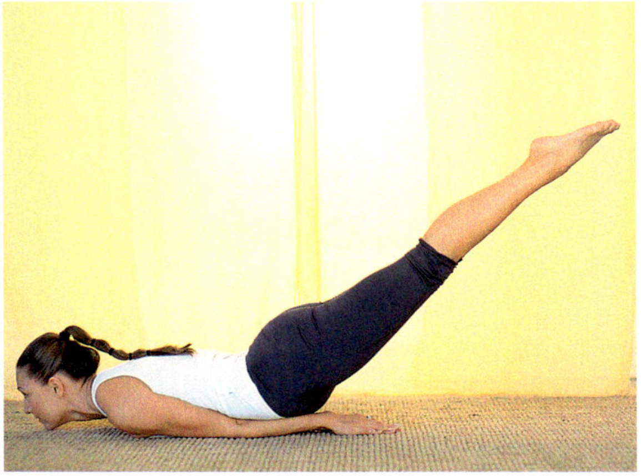

3 **Heuschrecke:** Beste Schule für gute Körperbeherrschung.

Spannen Sie besonders die Gesäßmuskeln an.
Heben Sie die Beine so weit es geht völlig durchgestreckt an.
Sie werden überrascht sein: Die Übung ist einfacher, als sie aussieht.

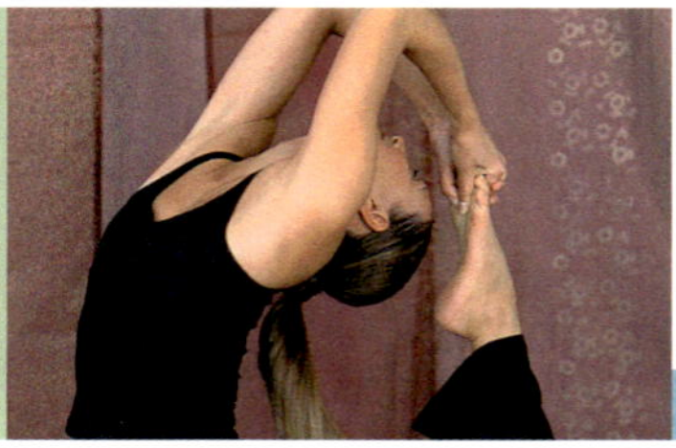

Kamelhaltung

Ushtrasana

1 Beginnen Sie im aufgerichteten Kniestand. Knie und Fußknöchel liegen nah beieinander, die Fußrücken am Boden, Zehen nach hinten ausgestreckt.

2 Heben Sie den Brustkorb, lehnen Sie sich langsam zurück und greifen Sie entweder nacheinander mit den Händen zu den Füßen oder lehnen Sie sich zurück und bringen beide Hände gleichzeitig auf die Fußsohlen.
Dabei die Handflächen flach auf die Fußsohlen legen, die Fingerspitzen zeigen zu den Zehen.

3 Oberschenkel und Arme stehen senkrecht, dazu müssen Sie vermutlich das Becken wieder etwas nach vorne schieben.
Die Wirbelsäule ist stark nach hinten gebeugt. Ziehen Sie zuerst den Kopf von den Schultern weg, ehe Sie ihn weich nach hinten hängen lassen. Es darf keine Stauchung im Nacken entstehen.
Die Schultern sind weit nach hinten ausgedreht.
Die Gesäßmuskeln sind fest angespannt, das schützt den unteren Rücken.

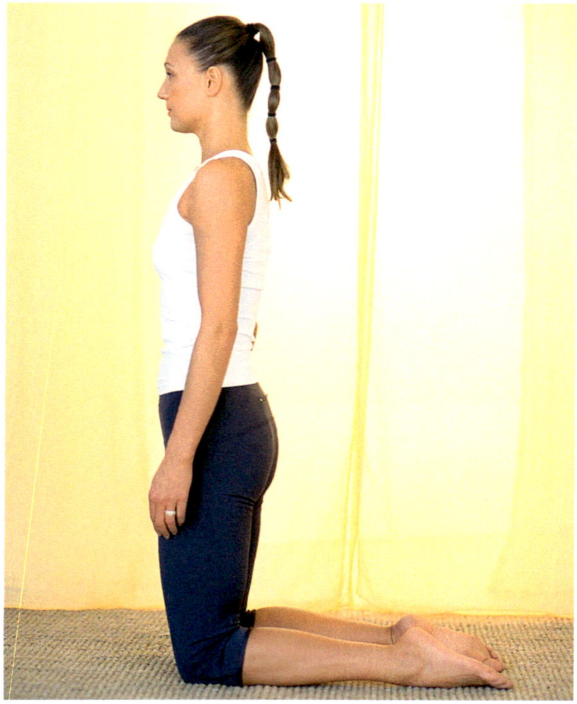

1 Ausgangsposition: Wirbelsäule vom Steißbein bis zum Scheitel strecken.

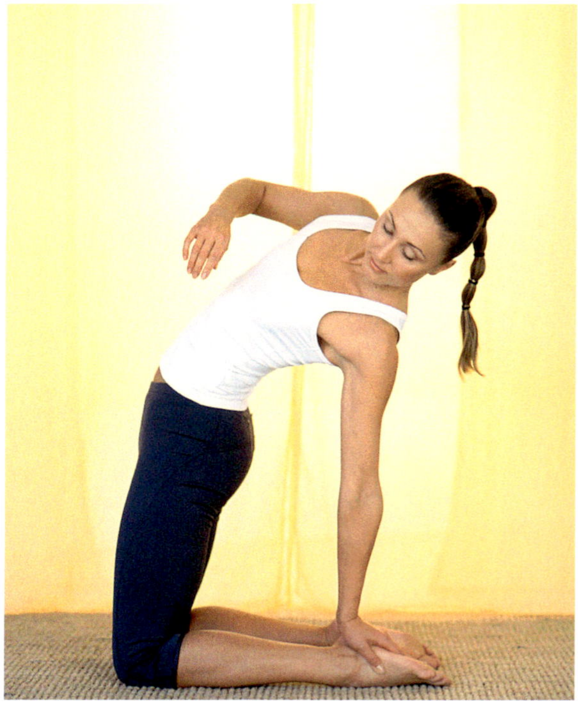

2 Zwischenschritt: Die rechte Hand greift zur rechten Ferse, die linke Hand zur linken Ferse.

TIPP

Verspüren Sie Schmerzen im Nacken, heben Sie das Kinn an und halten Sie die Halswirbelsäule horizontal.

Ziel: Die Wirbelsäule ist trotz der starken Biegung lang gedehnt, der Brustkorb ist maximal geweitet.

Effekte: Oberschenkelmuskeln und Rumpf-Vorderseite werden gedehnt. Wirbelsäule und Schultern werden gestärkt und gleichzeitig geschmeidiger.

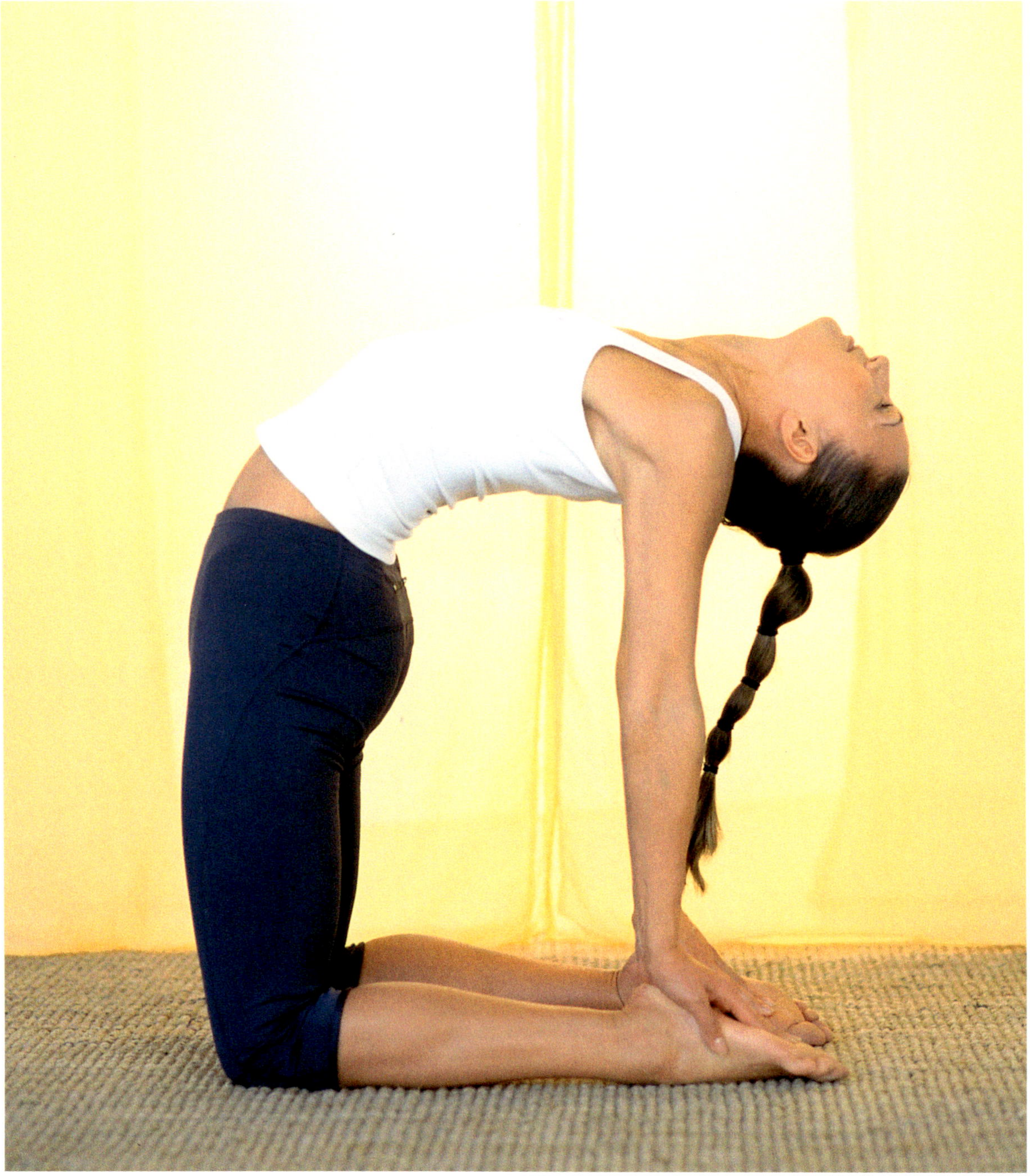

3 Endposition: Diese Haltung verschafft Ihnen ein starkes Rückgrat.

SO NICHT!

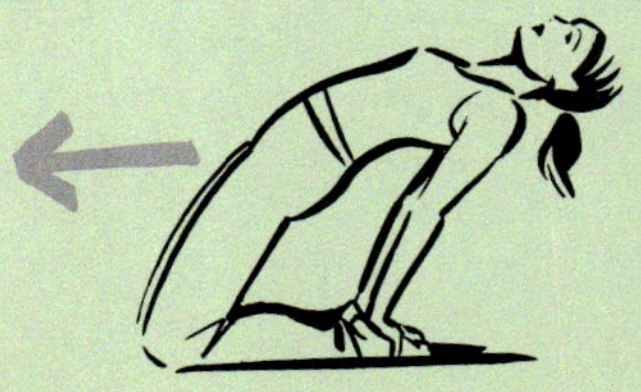

Oberschenkel und Arme stehen nicht senkrecht, dadurch ist kaum Wölbung der Wirbelsäule möglich. Außerdem wird die Lendenwirbelgegend gestaucht, was Schmerzen auslösen kann.

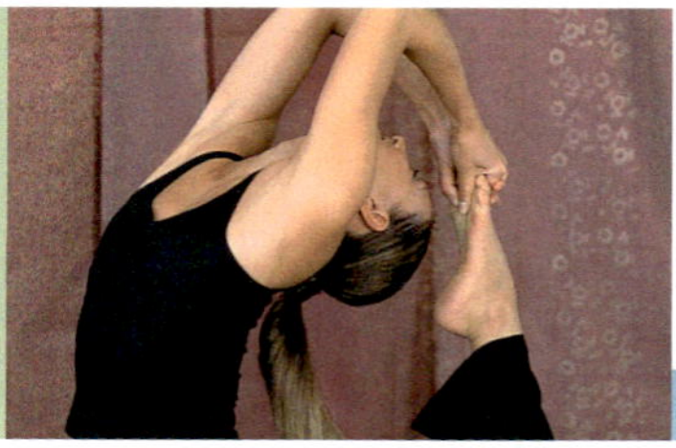

Bogenhaltung nach unten

Dhanurasana

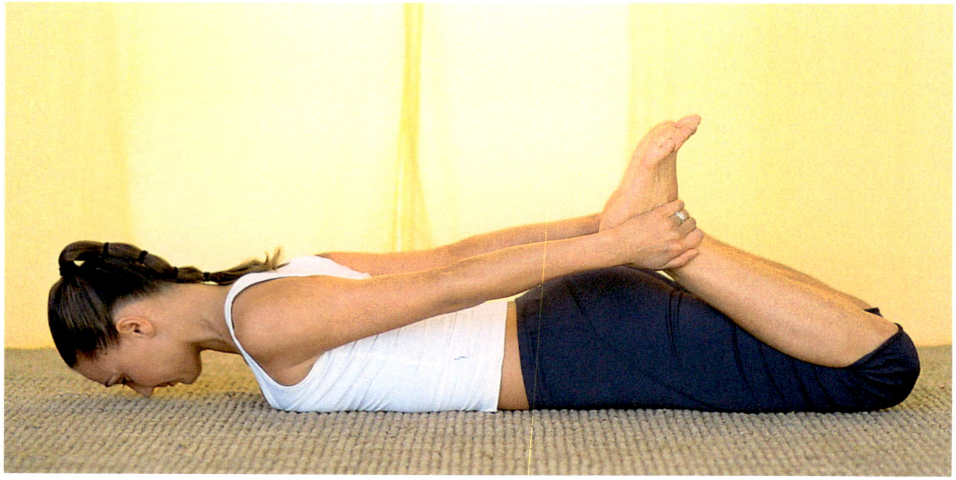

I Ausgangsposition: Schon hier werden wunderbar die Schultergelenke mobilisiert.

Heben Sie auch den Kopf und ziehen Sie ihn so weit wie möglich zurück, ohne im Nacken zu stauchen. Blicken Sie zum Himmel. Der gesamte Rippenbereich soll in der Luft sein. Nur der Nabel verbleibt am Boden. Die Knie bewegen sich dabei automatisch etwas auseinander. Ziehen Sie sie trotzdem zueinander. Lassen Sie sich von den Füßen immer weiter nach oben ziehen. Da die Vorderseite des Rumpfes stark gespannt wird, müssen die Atemzüge kürzer werden. Bemühen Sie sich trotzdem, gleichmäßig weiterzuatmen.
Finden Sie Ihr Gleichgewicht.
Schmerzt Ihnen bei dieser Übung das Schambein am Boden, legen Sie eine Decke darunter.

TIPP

Es ist nicht entscheidend, die Füße auf Anhieb maximal nach oben zu bringen. Wichtiger ist die intensive Wölbung des Brustkorbs.

1 Sie liegen auf dem Bauch. Konzentrieren Sie sich.
Der Hals ist lang nach vorne gestreckt, das Gesicht zeigt zu Boden. Die Beine liegen eng aneinander.
Beugen Sie die Knie, ohne die Innenseiten der Oberschenkel voneinander zu lösen.
Greifen Sie nach hinten zu den Fußknöcheln. Finger auf der Außenseite des Fußes. Fußspitzen kräftig anziehen. Dehnen Sie die Schultern nach hinten, die Schulterblätter sollen nah zusammenkommen.

2 Ziehen Sie die Beine hoch, indem Sie die Knie vom Boden heben und gleichzeitig die Brust nach oben bringen. Arme und Hände arbeiten wie eine Bogensehne, um den Oberkörper wie einen Bogen aufzuspannen.

Ziel: Die Rückbeuge wird immer enger, der Brustkorb ist fast senkrecht aufgerichtet. In weit fortgeschrittenem Stadium können Sie Oberschenkel, Knie und Füße wieder zueinander bringen.

Effekte: Es gibt kaum Haltungen oder Bewegungen im Alltag, in denen die Wirbelsäule nach hinten gebogen wird. Dabei ist das eine ganz natürliche Bewegung. Die Bogenhaltung wird daher vielfach als sehr angenehm empfunden, da das Rückgrat und vor allem auch die Halswirbelsäule dehnfähiger und geschmeidiger werden. Die Bauchmuskeln werden maximal gedehnt, was ihnen gut tut, da sie durch schlechte Sitzhaltung bei vielen Menschen verkürzt sind. Dieses Asana kräftigt zudem die Organe des Bauches.

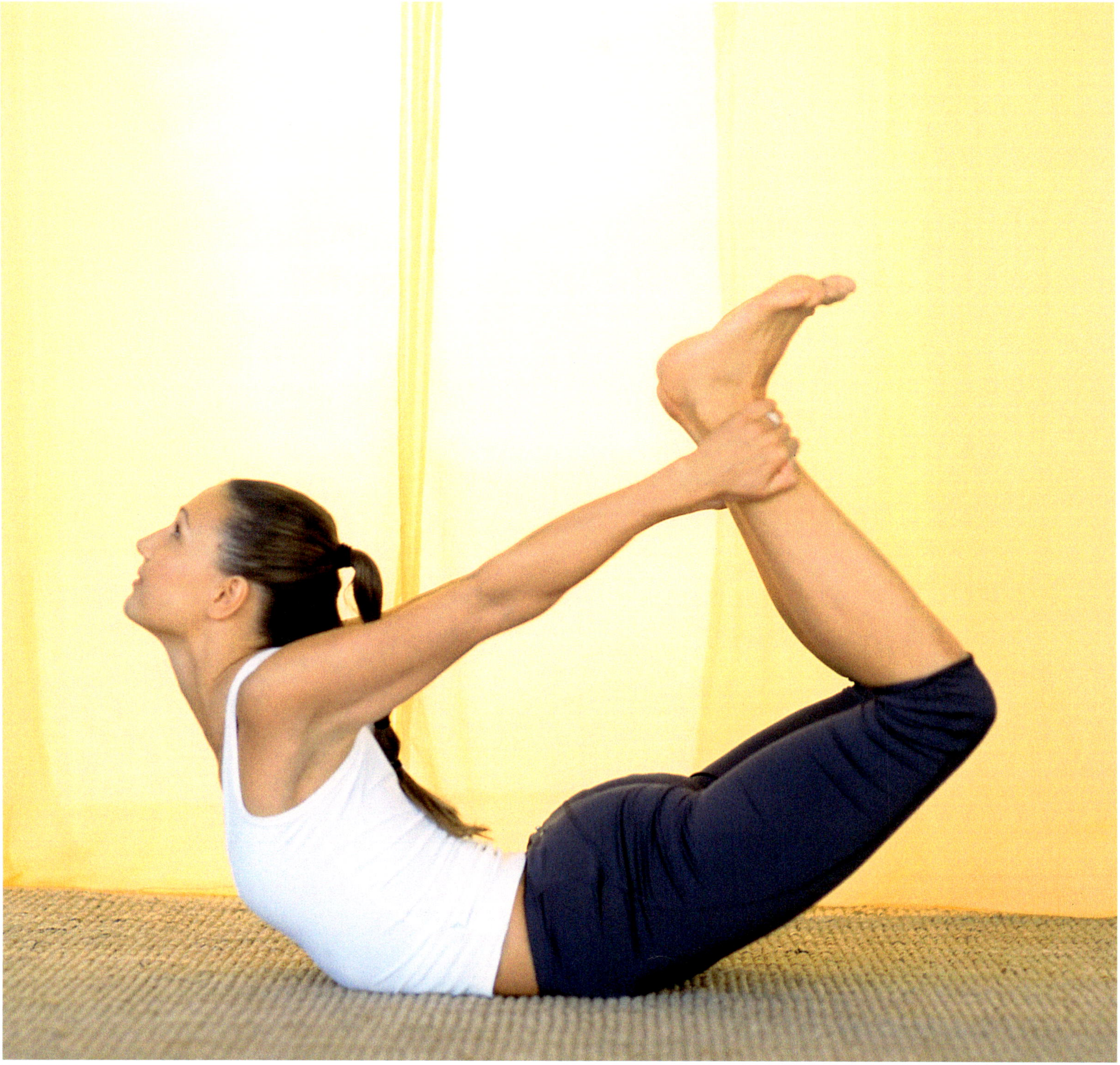

2 **Endposition:** Die Körpervorderseite wird effektiv in die Länge gedehnt.

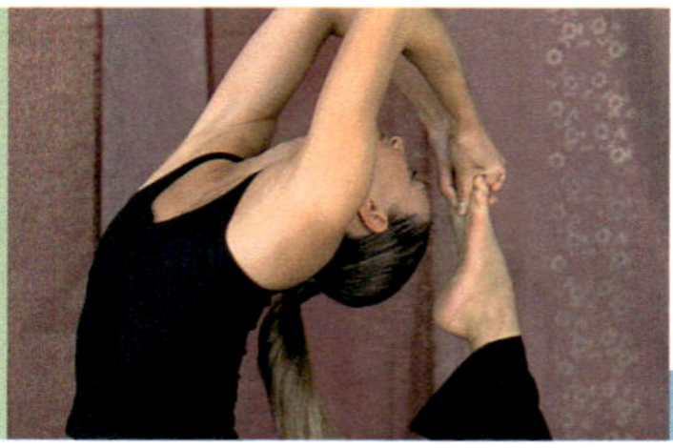

Bogenhaltung nach oben

Urdhva-Dhanurasana I

1 Legen Sie sich flach auf den Rücken.
Arme beugen und Hände neben den Ohren absetzen.
Die Fingerspitzen zeigen zu den Füßen und befinden sich nahe den Schultern.
Die Ellenbogen sind parallel zueinander und sollten es auch bleiben.
Beugen Sie die Knie und bringen Sie die Fersen an den Po. Somit sind die Füße parallel und etwa 30 Zentimeter auseinander.

2 Heben Sie sachte den Rumpf. Meistens wird so unterrichtet, dass Sie zunächst den Scheitel auf den Boden bringen und sich einen Atemzug lang ausruhen. Wenn Ihnen das unangenehm im Nacken ist und Sie kräftig genug sind, können Sie auch gleich folgendermaßen weitermachen:

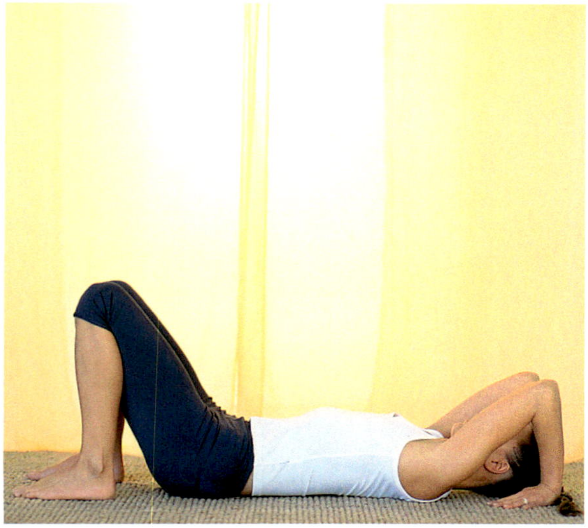

1 Ausgangsposition: Verharren Sie einen Moment in Rückenlage und sammeln Sie sich.

Drücken Sie sich mit der Kraft der Arme und Beine hoch. Der Bauchnabel ist der höchste Punkt, die Arme sind maximal gestreckt, die Handflächen pressen in den Boden.
Dehnen Sie das Becken immer weiter nach oben und heben Sie sich aus den Schultern heraus.
Der Kopf hängt entspannt im Nacken.
Fühlen Sie sich wohl in der Haltung, heben Sie die Fersen, gehen einen Schritt näher zum Kopf und senken die Fersen wieder.
Strecken Sie die Beine immer besser, indem Sie die Füße in den Boden stemmen und die Oberschenkel Richtung Himmel heben.
Strecken Sie die Wirbelsäule besonders im Bereich des Kreuzbeins nach oben.

3 Variante für Fortgeschrittene: Der **Ein-Bein-Bogen** (Eka-Pada-Urdhva-Dhanurasana). Sie stehen stabil und maximal gedehnt in der Bogenhaltung. Ziehen Sie das Knie zur Brust und strecken Sie das Bein nach oben – ein Kraftakt für den Oberschenkel.

Tipp: Üben Sie die Bogenhaltung immer mehrmals hintereinander. Das erzeugt Wärme im Körper und erleichtert die Biegung im Kreuz mehr und mehr.

Ziel: Der untere Bauch ist waagerecht zum Boden, die Beine stehen sicher. Hände und Schultern sind senkrecht auf einer Linie, die Brust bildet ebenfalls eine Senkrechte zum Boden. Die Füße kommen immer näher zu den Händen.

TIPP

Sollten Sie befürchten, mit den Füßen wegzurutschen, ist es hilfreich, zunächst die Fußspitzen an eine Wand zu stellen.

Effekte: Diese schwierige Haltung ist ein Ganzkörpertraining und eine extreme Herausforderung für die Wirbelsäule. Sie wird entsprechend aktiviert und mobilisiert. Arme und Handgelenke werden gestärkt. Dieses Asana hat besänftigenden Einfluss auf den Kopf, so können Kopfschmerzen, Migräne und Kreislaufprobleme verbessert werden. Sie fühlen sich nach dem Üben im Geist erfrischt und mit neuer Energie erfüllt.

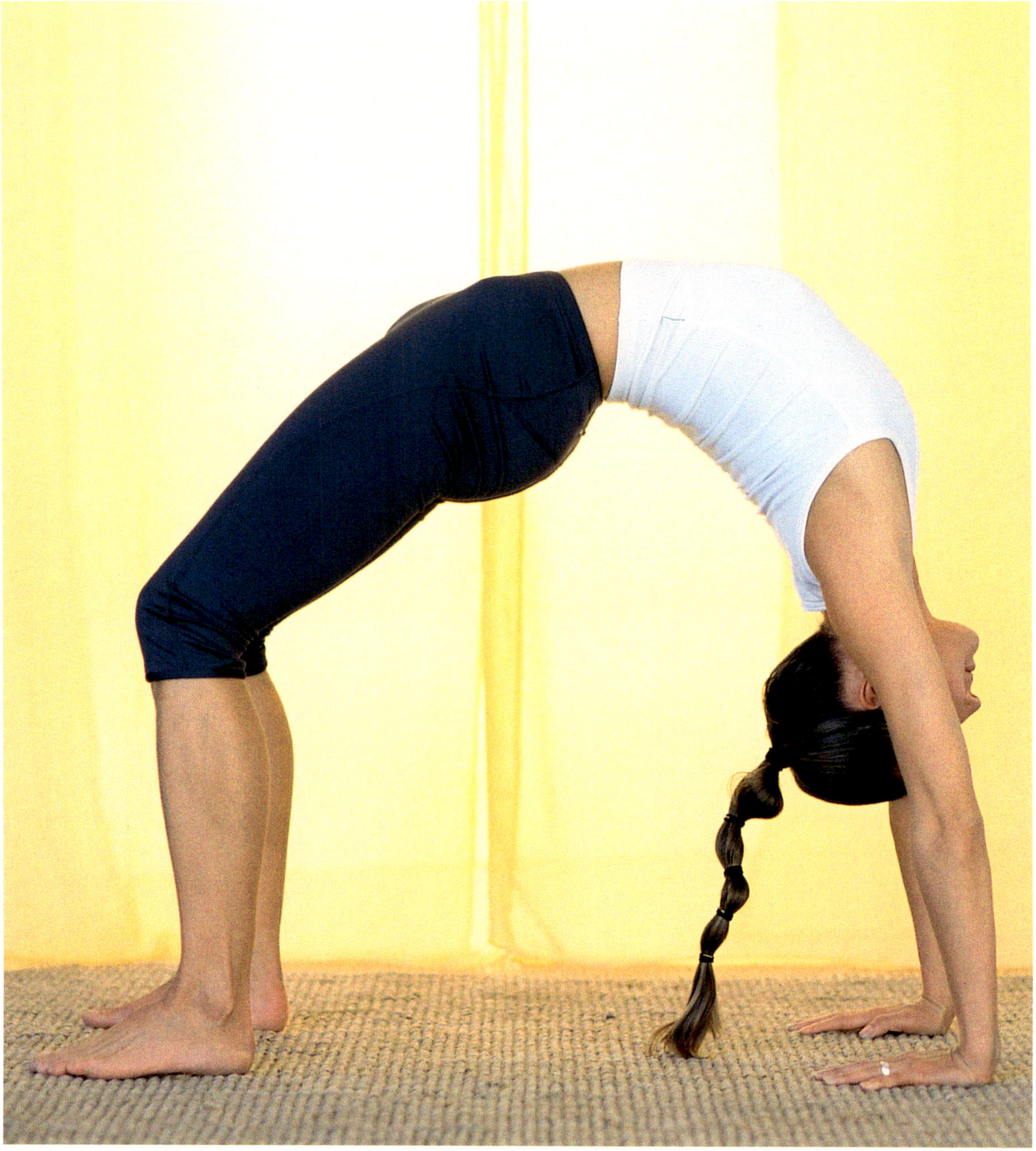

2 **Endposition:** Die Bogenhaltung nach oben stärkt und dehnt den ganzen Körper.

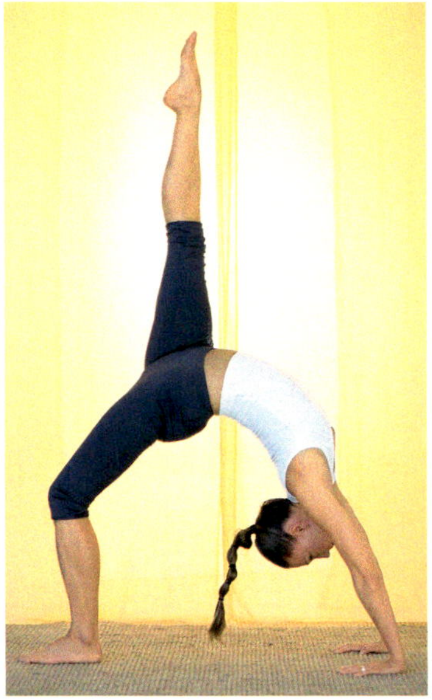

3 **Variante für Fortgeschrittene:** Heben Sie erst das Bein, wenn Sie die Bogenhaltung sicher beherrschen.

Die Drehsitze

In einem flexiblen Körper wohnt ein flexibler Geist

Solange der Körper nicht frei ist, kann auch der Geist nicht frei sein.

B.K.S. Iyengar

Wecken Sie die Lebensgeister

Anfangs werden Sie nach den Rückbeugungen eine deutliche Anspannung im Rücken spüren. Das ist ein gutes Zeichen. Die Muskeln reagieren auf die ungewohnte Beanspruchung. Um Ausgleich zu den extremen Dehnungen zu schaffen und um den Atem nach den anstrengenden Stellungen wieder zu beruhigen, werden im Anschluss daran Drehsitze geübt. Wer intensiv Drehsitze übt, dem kann ein wenig übel oder schwindelig dabei werden. Sie sollten daher vorher wenig essen und trinken.

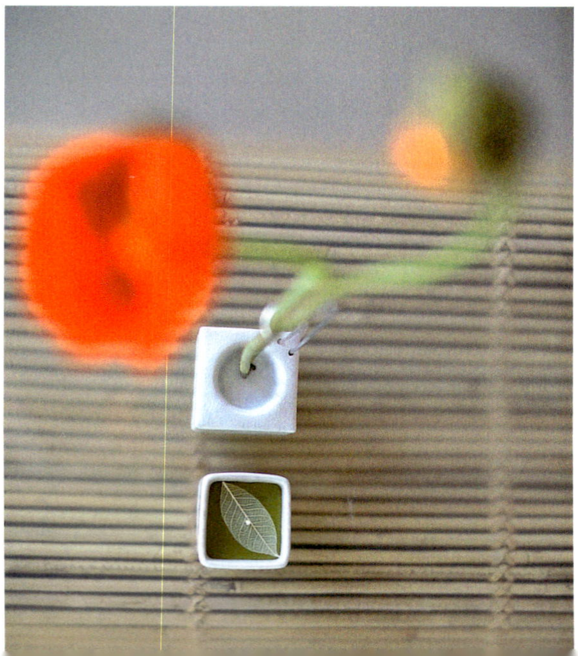

Die Übungen am Boden sorgen für eine gute, nämlich aufrechte Haltung. Diese beugt Kopf-, Nacken- und Rückenschmerzen vor und verbessert den Energiefluss im Körper.

Mit den spiralförmigen Drehungen wird besonders daran gearbeitet, einen ausgewogenen Zustand von Festigkeit und Flexibilität zu erlangen. Yoga betrachtet die Wirbelsäule als Mittelpunkt des Körpers, die mit den unterschiedlichen Zentren des Bewusstseins, den Chakren (siehe Seite 17), versehen ist. Chakra bedeutet Rad. Nach yogischer Denkweise kann dieses Schwungrad als Hauptenergiekanal die innere Energie befördern. Denn die sieben Chakren sind auf einer Linie vom Steißbein bis zum Scheitelpunkt übereinander angeordnet und stellen somit den Hauptenergiekanal dar. Drehübungen regen alle Energie (Kundalini) an, die nach oben aufsteigt. Das wiederum verfeinert die Wahrnehmung auf körperlicher und geistiger Ebene.

Wem das zu philosophisch ist, der übt die Drehsitze einfach, weil sie den Körper entgiften und auf unnachahmliche Weise drehfreudiger machen. Ihre Lebensgeister geraten in Schwung und Stimmung.

Die Drehsitze

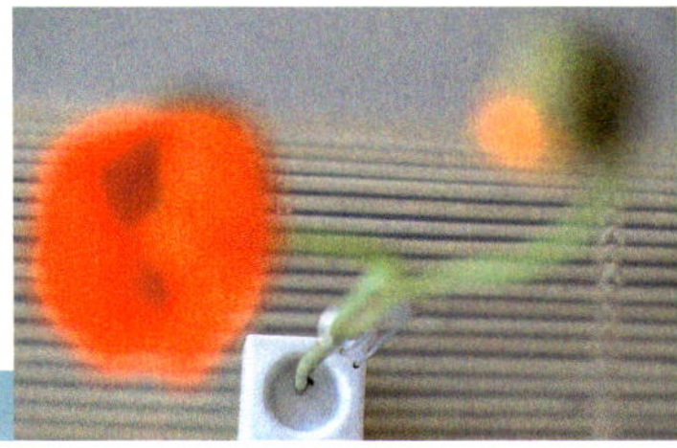

Drehsitz mit gestrecktem Bein

Parivritta-Marichyasana

1 Mit ausgestreckten Beinen aufrecht hinsetzen. Das rechte Bein anwinkeln, Fußsohle und Ferse flach aufsetzen. Das Schienbein soll senkrecht stehen, die Wade die Oberschenkelrückseite berühren. Das linke Bein liegt fest am Boden. Kniescheibe und Fußspitze zeigen nach oben. Der rechte Arm stützt Sie.

Den Rumpf nach oben dehnen und nach rechts bewegen, Brust und Schulter am Knie vorbeischwingen, den linken Ellenbogen zur Außenseite des rechten Oberschenkels bringen.

Den Unteram senkrecht halten, die Hand zeigt nach oben, die Handfläche nach vorn. Der Ellenbogen wirkt wie ein Hebel, mit dem Sie sich weiter aufrichten und zur Seite drehen. Die Schultern bleiben hinten und unten. Der Blick geht über die rechte Schulter.

2 **Variante:** Sie sitzen aufrecht, das rechte Bein angezogen, das linke Bein ausgestreckt.

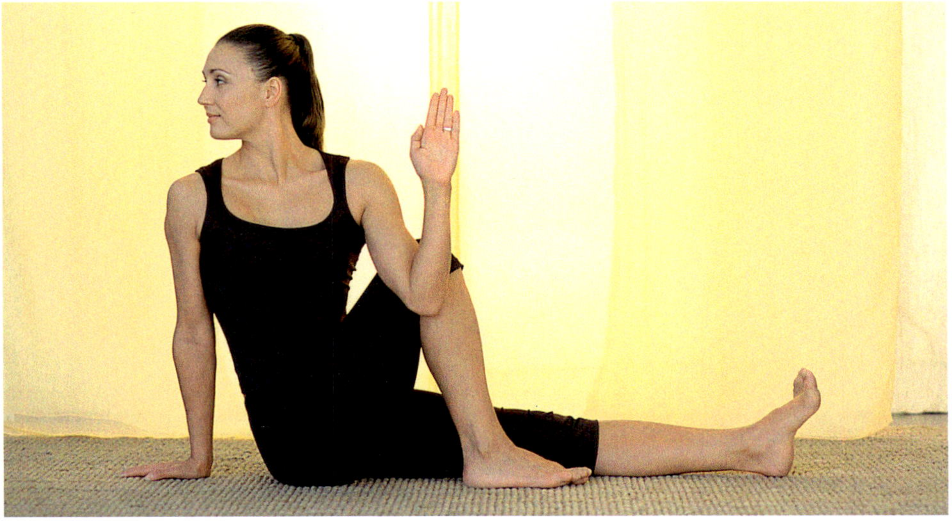

1 **Endposition:** Mit Hilfe des Ellenbogens können Sie die Brust gut anheben.

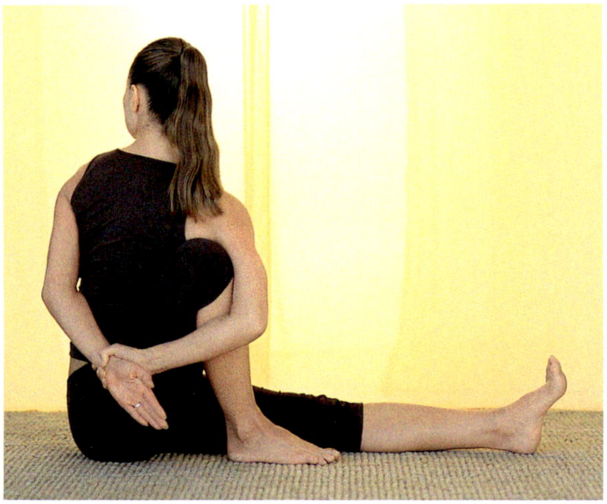

2 **Variante:** Die verschränkte Armhaltung dehnt zusätzlich intensiv den Schultergürtel.

Beugen Sie den Rumpf vor und bringen Sie die Schultern vor das Knie. Dabei greift der rechte Arm am Knie vorbei nach hinten. Das rechte Knie berührt das rechte Schulterblatt.

Beugen Sie den linken Arm und legen Sie ihn ebenfalls nach hinten auf den Rücken. Die rechte Hand greift das linke Handgelenk. Ziehen Sie nun die linke Schulter nach hinten und unten, damit sich die Brust nach links drehen kann.

Ziel: Der Rumpf wird schmal und flach wie ein Brett. Sie sitzen stabil auf beiden Sitzknochen.

Effekte: Schultern und Brustkorb werden elastischer, Wirbelsäule und Hüften beweglicher. Die Organe im Bauchraum werden sanft massiert und stimuliert.

TIPP

Sind Ihre Arme zu kurz oder Ihre Schultern noch nicht geschmeidig genug, halten Sie hinter dem Rücken einen Gurt zwischen den Händen.

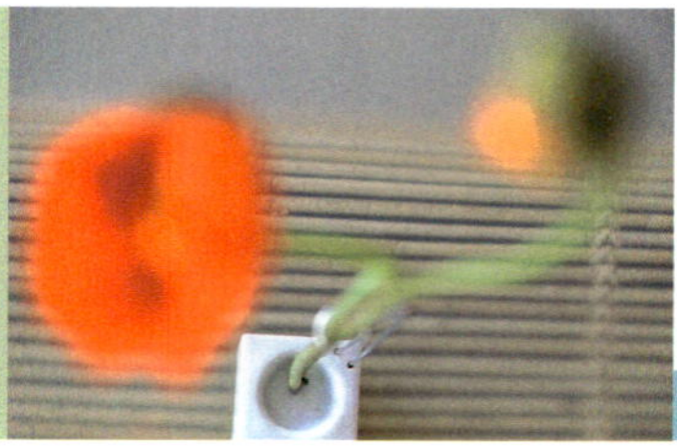

Spiralförmiger Sitz

Bharadvajasana II und Ardha-Matsyendrasana

1 Aufrechte Sitzhaltung.
Beine beugen und Füße auf die linke Seite neben die Hüfte bringen.
Den rechten Fuß greifen und auf den linken Oberschenkel ziehen, nahe an die Leiste heran.
Rumpf nach rechts drehen.

Linken Arm ausstrecken und am rechten Oberschenkel vorbei zum Boden strecken oder die linke Hand unter den Oberschenkel schieben, Handfläche zum Boden.
Rechten Arm beugen, um den Rücken legen und den rechten Fuß fassen. Am besten mit Daumen, Zeige- und Mittelfinger den großen Zeh greifen.

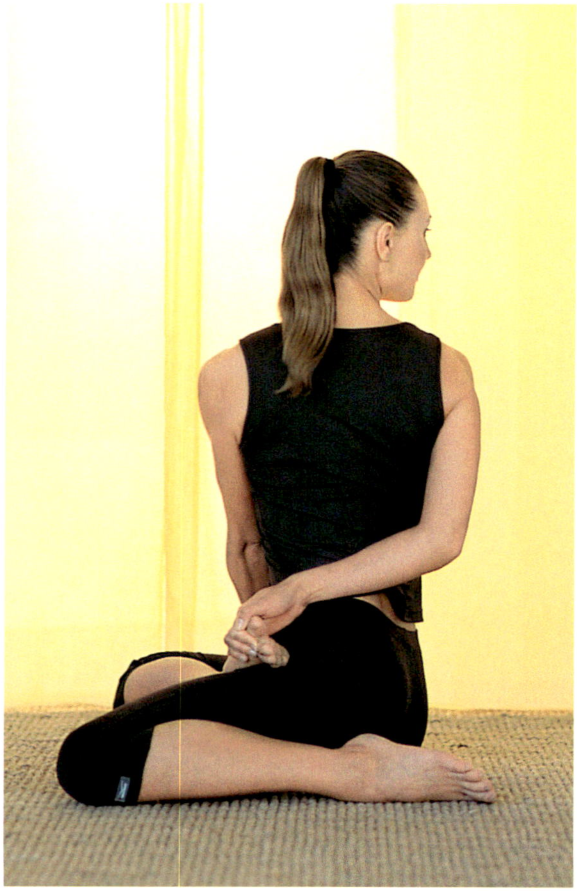

1 Der spiralförmige Drehsitz: Zwirbeln Sie die Wirbelsäule zum Himmel.

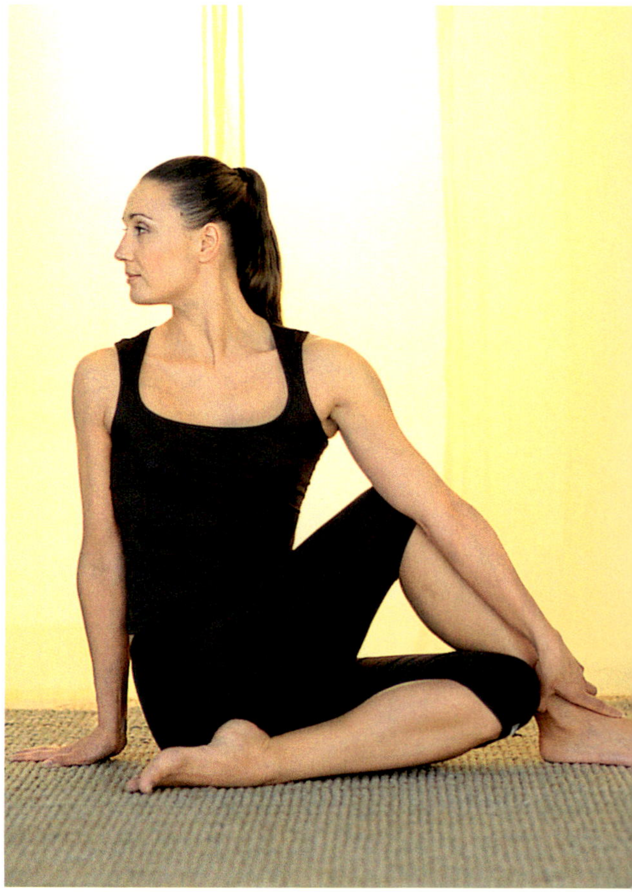

2 Der einfache Drehsitz: Er heißt nur so, die Drehung des Brustkorbs fordert Gleichmut.

TIPP

Drehen Sie ab und an den Kopf nicht mit. Da der Hals wendig ist, täuscht man sich leicht, wie weit man im Rumpf gedreht ist – ohne es wirklich zu sein.

Die Schultern bleiben unten, Brust und Becken sind aufrecht.
Die rechte Schulter bewegt sich immer weiter nach rechts, der Blick folgt.
Beim Einatmen den Körper nach oben heben, beim Ausatmen drehen.

2 Variante 1 (Ardha-Matsyendrasana I): Im aufrechten Sitz mit ausgestreckten Beinen beginnen.
Linkes Bein anwinkeln und den Fuß an die rechte Gesäßhälfte bringen.
Rechtes Bein beugen und den rechten Fuß über das linke Knie ziehen, am Boden aufstellen. Fußspitze geradeaus.
Aus dem Becken heraus hochdehnen.
Mit der rechten Hand eng am Körper nahe dem Gesäß abstützen.
Linken Arm am aufgestellten Bein vorbeistrecken, Oberarm am Knie.
Die linke Hand greift zum rechten Fußgelenk oder wird daran vorbeigestreckt. Dieser Hebel ermöglicht es, den Rumpf mehr und mehr nach rechts zu bewegen.
Kopf leicht drehen und den Blick über die rechte Schulter richten.

3 Variante 2 (Ardha-Matsyendrasana II): Vorbeugen, linken Arm am rechten Knie vorbei unter der Kniekehle durchstecken und zum Rücken bringen. Rechten Arm nach hinten auf den Rücken legen. Dort greifen die Hände zusammen. Idealerweise fasst die eine Hand das andere Handgelenk.

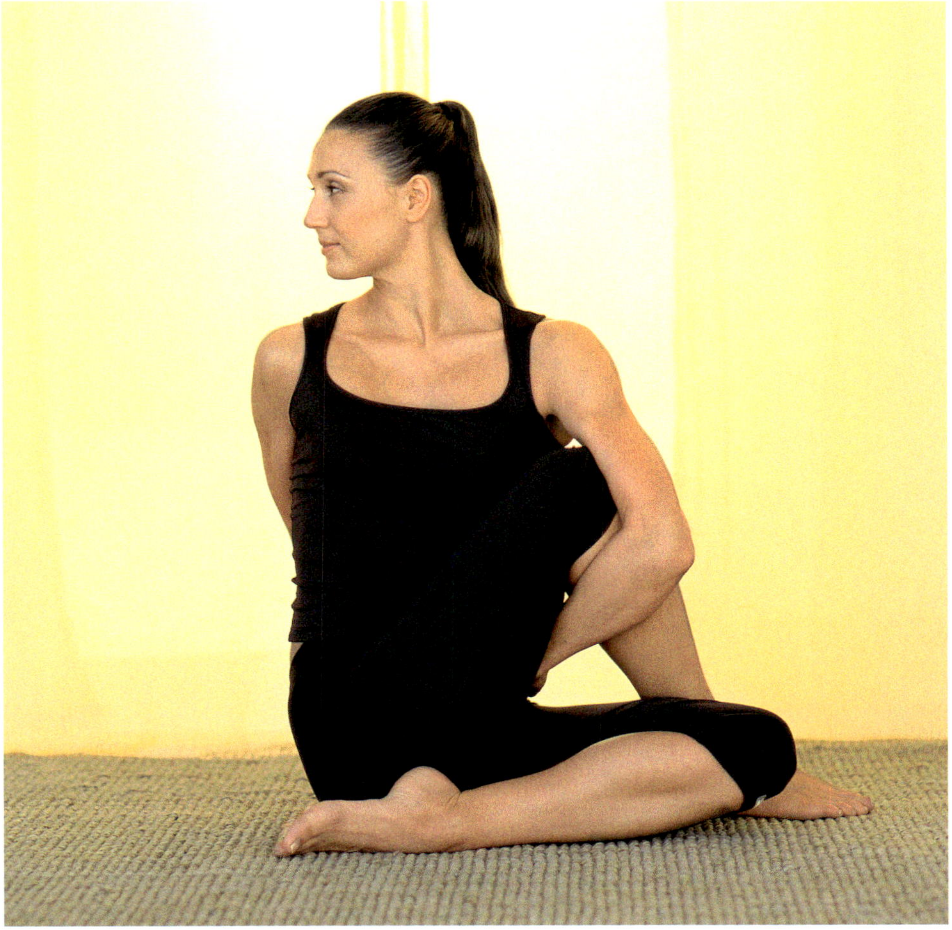

3 Verschlungene Variante: Diese Armhaltung dehnt deutlich die Schultern.

Richten Sie sich wieder auf. Versuchen Sie, die rechte Gesäßhälfte mehr und mehr zum Boden zu bringen.

Ziel: Beide Flanken sind gleich lang gestreckt, die Wirbelsäule senkrecht. Der Brustkorb steht flach zur Seite, die Schultern bilden eine Linie.

Effekte: Hüften, Knie und Schultern werden gelenkiger. Leber und Milz werden angeregt, was Reinigungs- und Entgiftungsprozesse im Körper aktiviert. Diese Haltungen wirken wie eine Unterleibsmassage und stärken die inneren Organe.

SO NICHT!

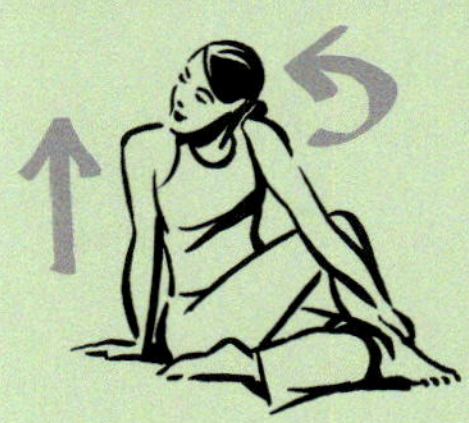

Der Brustkorb ist eingesunken, weil die Wirbelsäule nicht nach oben gerichtet ist. Dadurch fallen die Schultern nach vorn.

Pures Krafttraining

Diese Muskelspiele stärken den Körper und formen die Figur

Futter für die Muskelfasern

Die Größe des
höchsten Absoluten
ist wie ein Ozean,
gefüllt mit dem Nektar
der Glückseligkeit,
weder mit Sprache
zu beschreiben,
noch mit dem Denken
zu begreifen,
aber zu erfahren.

Sankara

Yoga sucht immer den Ausgleich. Den Ausgleich von Ent- und Anspannung, von Aktivität und Ausruhen. Auch Beweglichkeit und Festigkeit des Körpers sollen sich die Waage halten. Daher gibt es Übungsreihen, die nicht nur nebenbei oder gleichzeitig die Muskeln stärken, sondern gezielt Muskulatur aufbauen. Üben sollten Sie diese

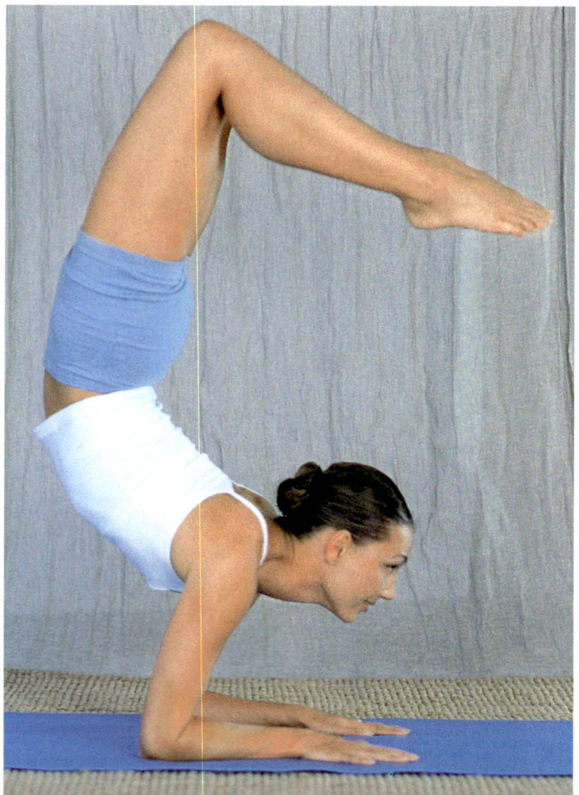

Asanas erst, wenn Ihre Muskulatur bereits gut aufgewärmt ist.

Keine Sorge, Sie werden davon nicht zu einem Kraftprotz, aber Ihr Körper wird straffer und leistungsfähiger. Das formt die Figur schön. Denn Muskeln verbrauchen wesentlich mehr Energie als anderes Gewebe. Ihr Grundumsatz erhöht sich und Sie werden Fett abbauen und Übergewicht vermeiden. Das wiederum ist der beste Weg, um Herz-Kreislauf-Erkrankungen vorzubeugen. Vor allem aber erhöht sich durch Muskelzuwachs das Blutvolumen im Körper. Das verbessert die Durchblutung und die gesamte Sauerstoffversorgung. Diese bessere Versorgung mit unserem Lebenselixier hat viele positive Effekte wie die Zunahme der Ausdauerleistung und der Enzyme, die für die Sauerstoffumsetzung im Organismus zuständig sind, sowie eine verbesserte Speicherfähigkeit für Sauerstoff und Kohlenhydrate.

Ganz abgesehen davon, dass starke Muskulatur Sie vor Problemen im Bewegungsapparat wie Rückenschmerzen, Arthrose, Osteoporose und Bindegewebsschwäche schützt. Muskeln sind Ihr Schutzwall gegen Schmerzen.

Kurzum: Sie erleichtern Ihnen den Alltag, geben Ihnen Kraft zu einem aktiven, erfüllten, ereignis- und erlebnisreichen Leben – bis ins hohe Alter.

Wenn Sie beginnen, diese Asanas regelmäßig zu praktizieren, werden Sie manchmal staunen, wie anstrengend und schweißtreibend Yoga ist. Doch insbesondere diese Haltungen sind eine Investition in die Zukunft – in eine lebensfrohe Zukunft.

Krafttraining

Brett- und Balkenhaltung

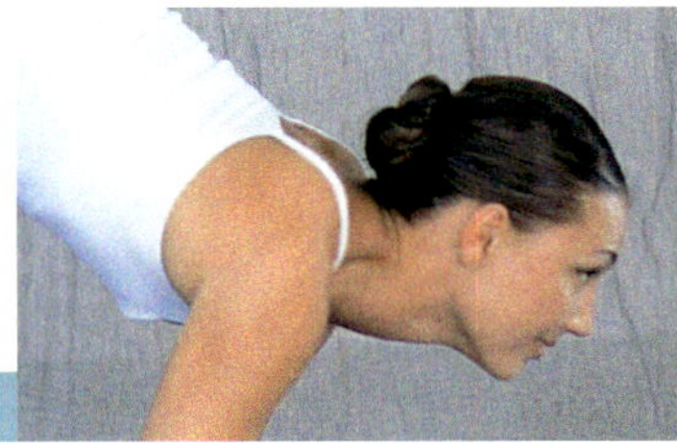

Chaturanga-Dandasana

1 Die Bretthaltung Beginnen Sie in der Hundhaltung (siehe Seite 29). Schieben Sie die Schultern über die Hände, die Arme sind senkrecht unter den Schultergelenken.
Ihre gesamte Rückseite bildet eine Linie. Hängen Sie nicht im Rücken durch und machen Sie keinen Buckel. Halten Sie Ihren Nacken in Verlängerung der Wirbelsäule. Die Schultern ziehen nach hinten-unten.

2 Die Balkenhaltung Begeben Sie sich in die Bretthaltung. Halten Sie einige Atemzüge lang die Spannung, beugen Sie dann die Arme. Die Ellenbogen bleiben eng am Rumpf.
Kommen Sie tief zum Boden, ohne den Körper abzulegen. Brust- und Schambein sind gleich weit vom Boden entfernt. Ihr Körpergewicht ist zwischen Füßen und Armen verteilt. Dehnen Sie den Scheitelpunkt nach vorne und die Oberschenkelrückseiten nach oben.

3 Können Sie die Position nicht einige Atemzüge lang halten, legen Sie zwischendurch die Brust ab und bringen die Knie zu Boden. Diese leichtere Variante können Sie auch im Sonnengebet wählen, wo Brett- und Balkenhaltung wichtige Bestandteile sind. Sie ist ein idealer Übergang zur Kobra-Haltung (siehe Seite 71).

Ziel: Wichtig ist die Ganzkörperspannung, da sie Rücken, Gesäß, Schultern und Arme kräftigt. Der Bauch ist fest und eingezogen, der Nacken entspannt.
Effekte: Beide Haltungen kräftigen die Arme, insbesondere die Handgelenke, den Rücken, aber auch die Organe des Bauchraums. Müdigkeit wird verscheucht, der ganze Körper erfrischt.

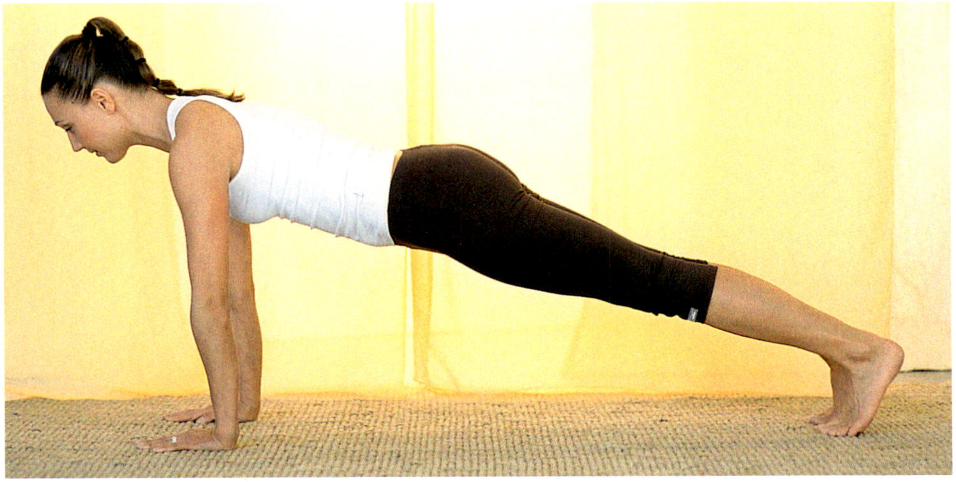

1 Bretthaltung: Richtig wirken kann sie nur, wenn der ganze Körper unter Spannung steht.

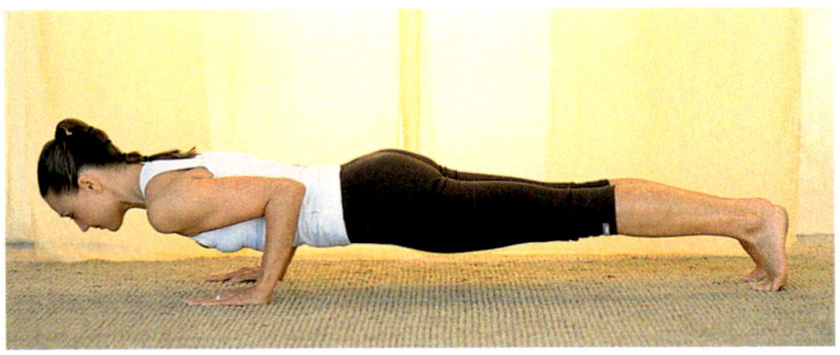

2 Balkenhaltung: Bekannt ist diese Kräftigungsübung als Liegestütz.

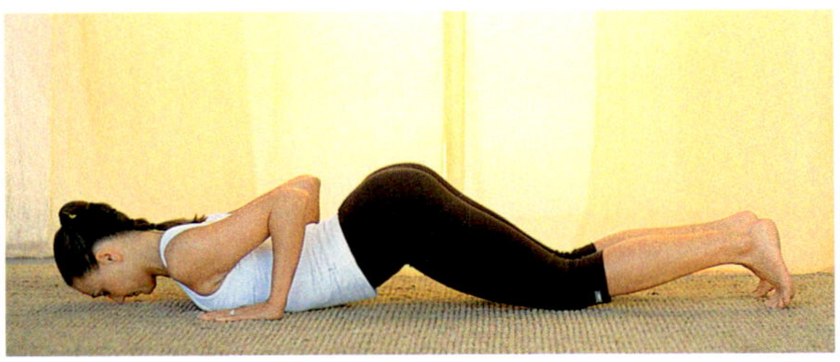

3 Light-Version: Alternative für Anfänger und Übergangshaltung.

SO NICHT!

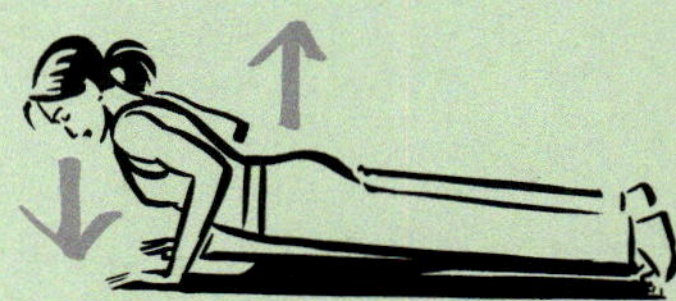

Der Rücken hängt durch, was die Lendenwirbel staucht. Die Oberarme sind nicht parallel zum Boden und die Schultern sind nach vorne gezogen.

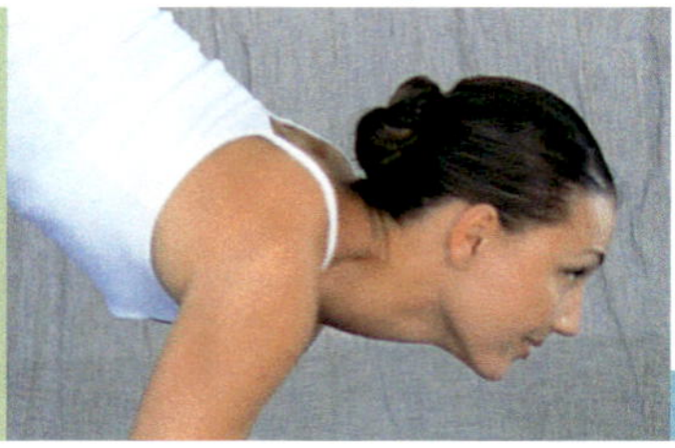

Seitliches Brett

Vasishthasana

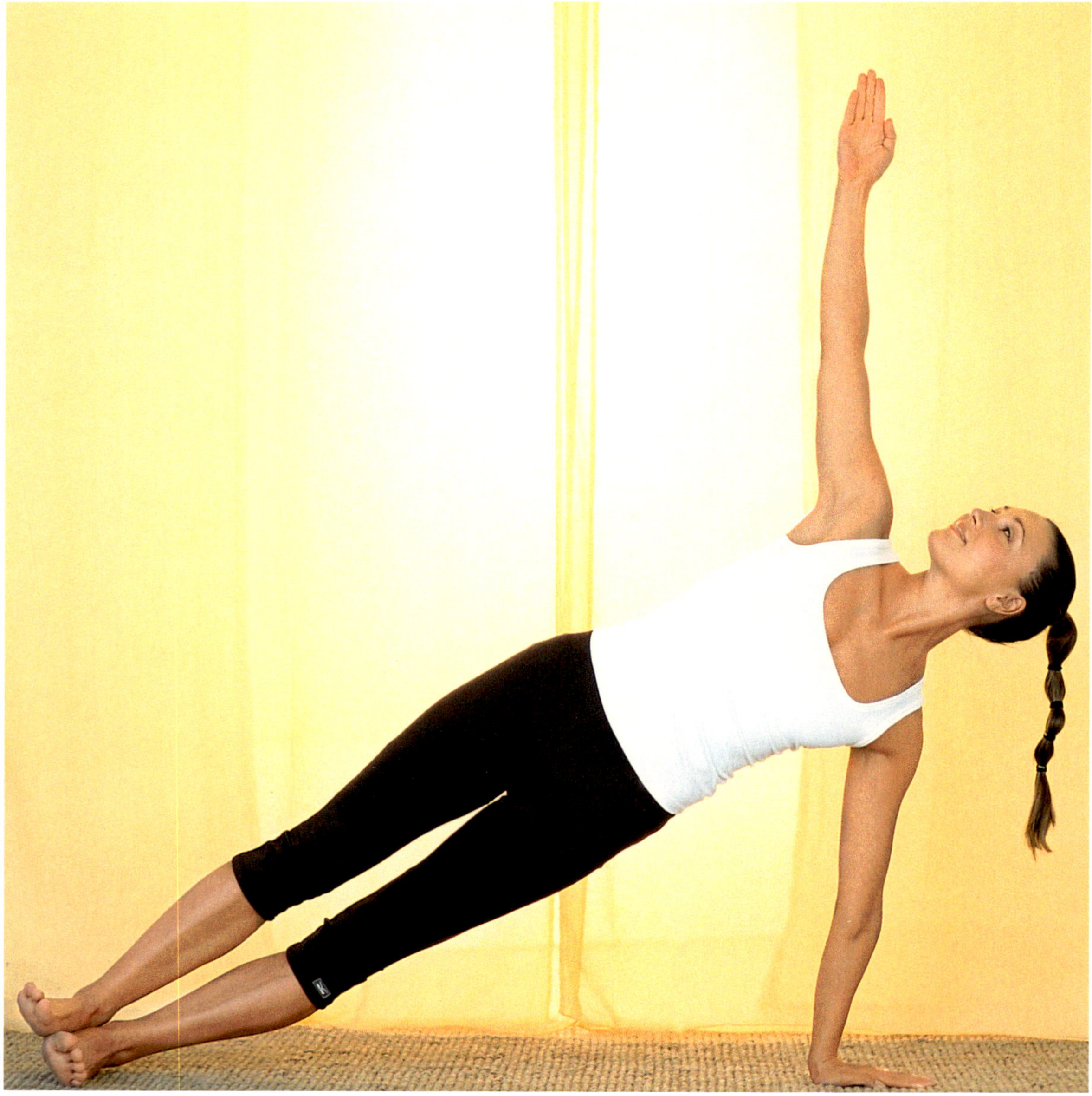

1 **Endposition:** Ganzkörpertraining plus Gleichgewichtsübung – spüren Sie Ihre Stärke.

TIPP

Je intensiver Sie die Beine strecken und die Füße stabilisieren, desto leichter gelingt Ihnen dieser Balanceakt.

1 Beginnen Sie in der Hundhaltung. Drehen Sie sich nach rechts auf, indem Sie die rechte Hand vom Boden lösen und auf die Hüfte bringen.
Rollen Sie die Füße zur Seite und stellen Sie die Fußkante des linken Fußes fest auf den Boden, Fußspitzen angezogen. Der Winkel zwischen unterem Schienbein und Fußrücken sollte 90° betragen.
Legen Sie den oberen Fuß darauf ab, so dass beide Fußgewölbe parallel sind.
Strecken Sie kraftvoll die Beine, sie geben den Halt.
Spannen Sie das Gesäß an.
Becken intensiv nach oben heben.
Der Oberkörper steht senkrecht zum Boden, als würden Sie sich mit Ihrer Rückseite gegen eine Wand lehnen.
Strecken Sie sich hoch von der stützenden Hand weg.
Strecken Sie den Nacken lang, ohne den Kopf nach hinten zu nehmen.
Sind Sie im Gleichgewicht, strecken Sie den rechten Arm nach oben, auf einer Linie mit dem linken.

2 Fühlen Sie sich sicher in dieser Haltung, lehnen Sie sich etwas vor. Beugen Sie das rechte Bein seitlich und greifen Sie mit der rechten Hand den großen Zeh.

3 Strecken Sie Arm und Bein senkrecht nach oben, ohne im Becken einzusinken oder die Linie der Körperrückseite einzubüßen.
Blicken Sie zur oberen Hand.
Je inniger Sie sich nach oben dehnen und je besser Sie sich von der stützenden Hand wegdehnen, um so sicherer wird Ihre Haltung.

Ziel: Flach wie ein Brett auf der Fußkante balancieren. Die Arme sind rechtwinklig vom Rumpf weggestreckt, die Beine kraftvoll. Beide Flanken sind gleich lang.

Effekte: Hand- und Fußgelenke werden stark. Sämtliche Rumpfmuskeln werden gekräftigt. Das Konzentrationsvermögen wird verbessert.

TIPP

Gelingt es Ihnen nicht, sich aus dem Hund aufzurichten, können Sie auch aus der Seitlage am Boden oder der Bretthaltung (siehe Seite 85) starten.

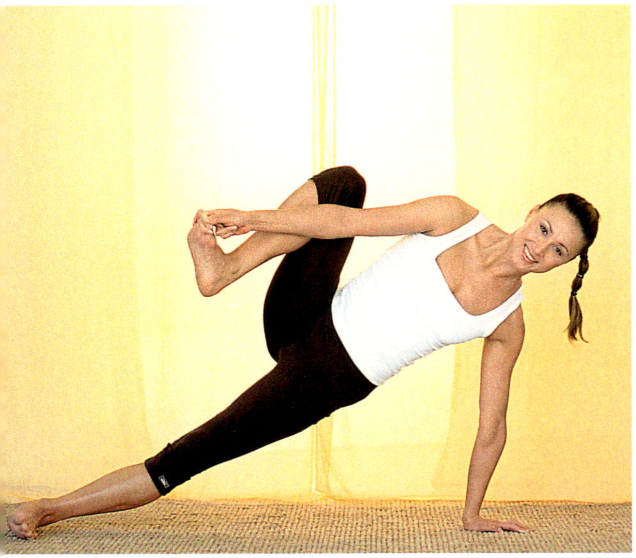

2 Fort-Schritt: Das kippelige Gefühl ist nur vorübergehend – stabilisieren Sie den Fuß.

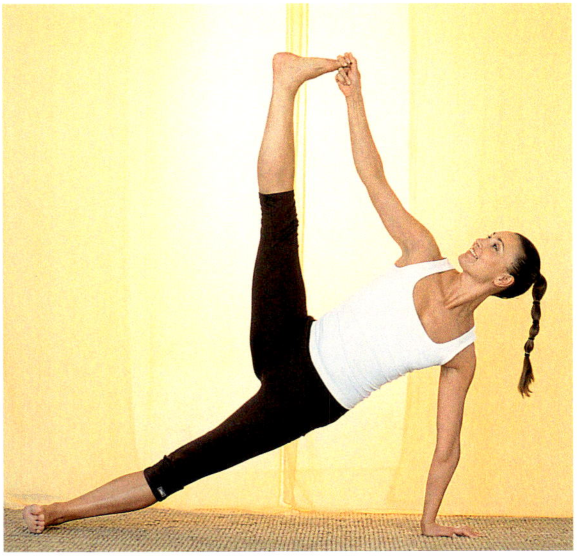

3 Variante: Das obere Bein strebt zum Himmel – ein beschwingendes Gefühl.

SO NICHT!

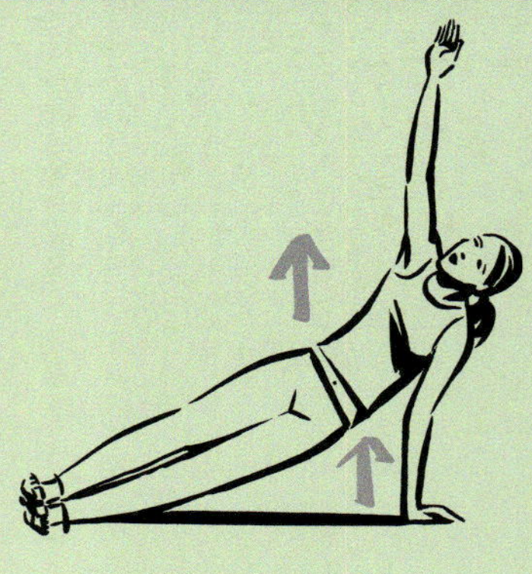

Das Becken hängt durch und somit zu tief, der Rumpf sinkt zum Arm, das erschwert die Balance.

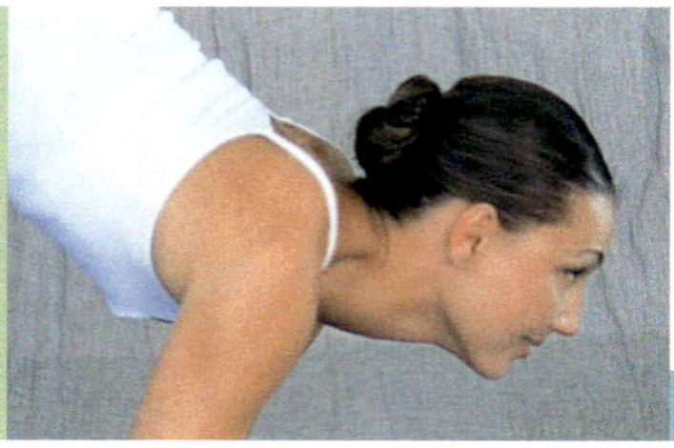

Das (Ruder-)Boot

Paripurna-Navasana

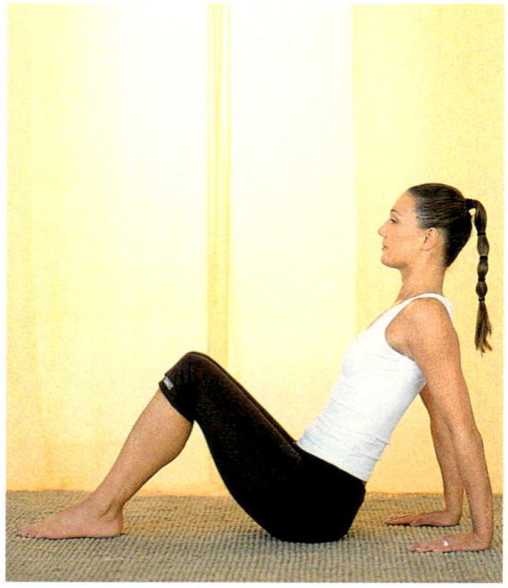

1 **Zwischenschritt:** Schon hier ist die Wirbelsäule ganz aufgerichtet, die Brust angehoben.

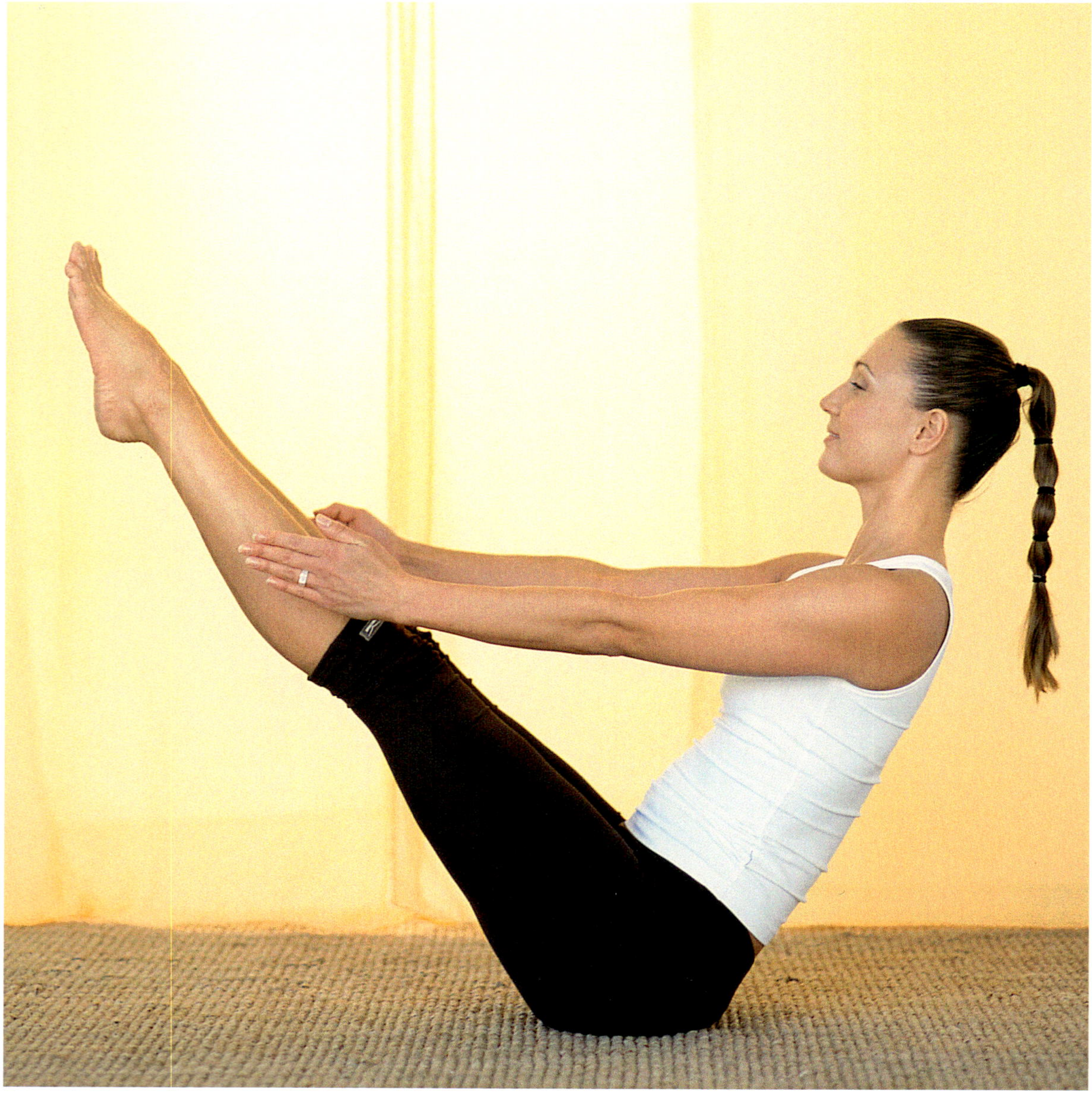

2 **Endposition:** Starke Bauchmuskeln können die Beine besser tragen.

TIPP

Sind Ihre Bauchmuskeln noch nicht stark genug oder verspüren Sie Schmerzen im unteren Rücken, legen Sie die Füße auf einem Stuhl oder dergleichen ab.

1 Aufrechte Sitzhaltung. Dann mit geradem Rücken etwas zurücklehnen, Brust raus und die Arme etwas weiter vom Gesäß entfernt absetzen.
Knie beugen und die Füße eng zusammen aufstellen.

2 Beine intensiv gestreckt anheben, die gestreckten Füße mindestens auf Augenhöhe.
Arme waagerecht parallel heben, Finger zusammen, Handflächen zueinander.
Das Becken steht aufrecht, also ziehen Sie den Lendenwirbelbereich nach innen. Sie balancieren nur auf den Gesäßknochen.
Die Hände sind ganz nah an den Beinen.
Nacken lang lassen und nicht im Brustkorb einsinken.

3 Diese **Variante** sieht vielleicht einfacher aus, ist aber eine größere Anstrengung für die Bauchmuskulatur. Sie beginnen wie in 1. beschrieben, senken jedoch den Rücken weiter zum Boden und heben die Füße diesmal nicht höher als auf Augenhöhe.
Arme parallel zum Boden.
Der Lendenwirbelbereich bleibt möglichst nach innen gewölbt und die Brust wird angehoben.
Atmen Sie gleichmäßig und halten Sie die Spannung so lange wie möglich. Auch wenn es bereits nach wenigen Sekunden im Bauch brennt.

Ziel: Die Beine sind perfekt gestreckt angehoben. Der Rücken ist aufgerichtet. Sie balancieren nur auf dem Gesäß.

Effekte: Die Haltung ist gut bei Magen-Darm-Beschwerden und Blähbauch. Sie lässt das Fett an Taille und Bauch schmelzen und kräftigt die Bauchmuskulatur. Das ist der ideale Schutz vor Rückenschmerzen. Außerdem werden die Nieren gestärkt.

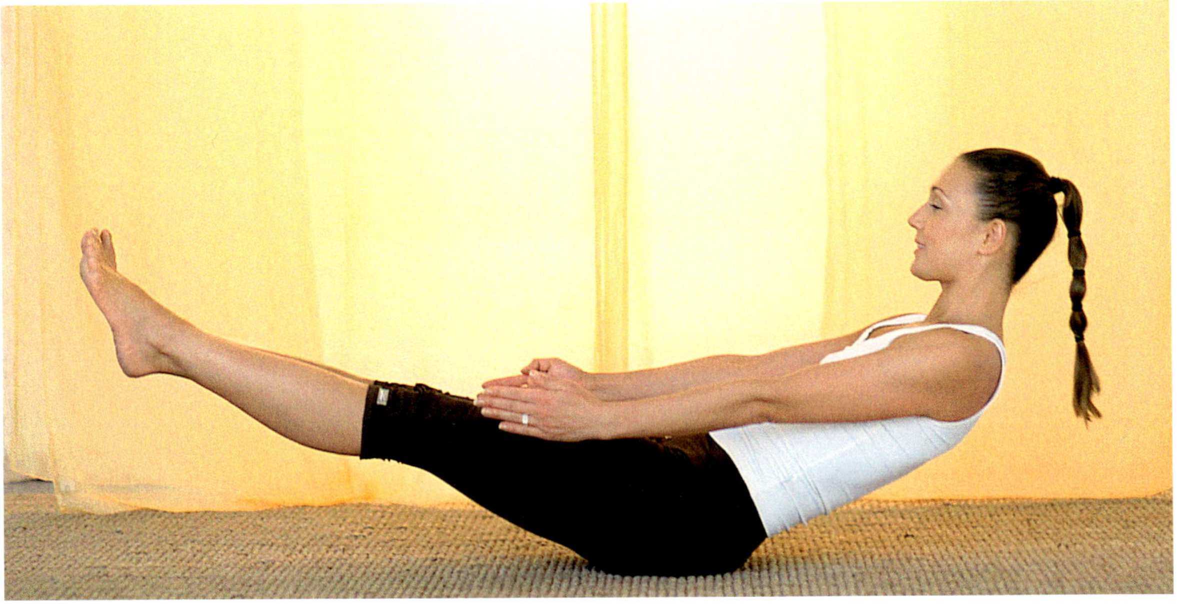

3 Variante: Etwas anstrengend, aber höchst effektiv.

SO NICHT!

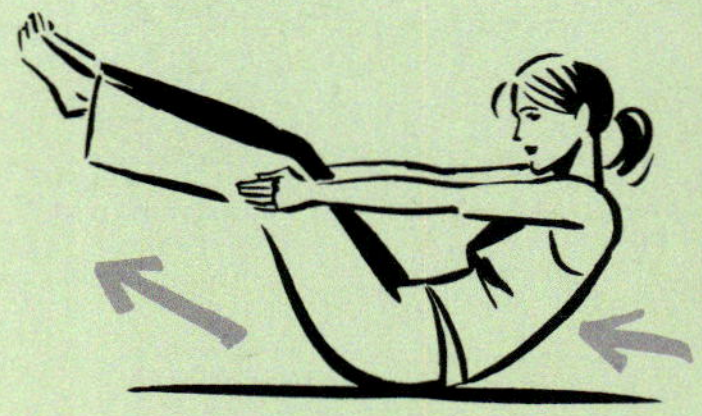

Die Brust ist eingesunken, die Schultern hängen nach vorn, dadurch sackt der untere Rücken weg. Die Knie sind nicht gestreckt. So die Balance zu finden ist nahezu unmöglich.

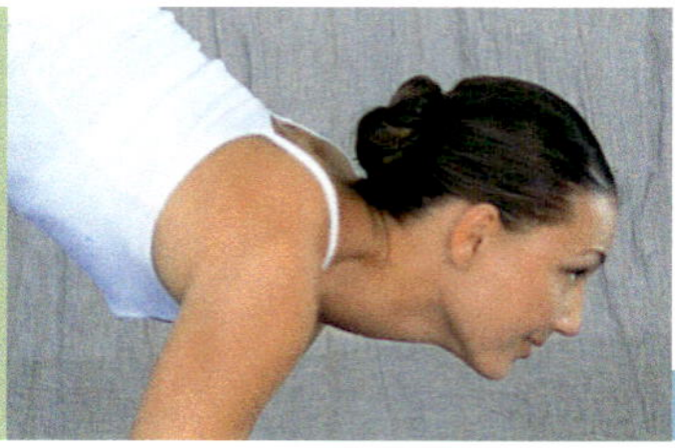

Der Kranich

Bakasana

Baka bedeutet Kranich. Dennoch wird diese Übung oft Krähe genannt.

1 Gehen Sie in die Hocke, Po nach oben. Die Füße nah beieinander. Fersen und Sohlen sind ganz am Boden.
Arme senkrecht unter den Schultern aufsetzen. Finger spreizen, Hände ein wenig nach innen drehen.
Konzentrieren Sie sich.

2 Nun die Knie auseinander nehmen, die Arme leicht beugen. Den Rumpf weit nach vorne schieben, bis zu dem Moment, da Sie fast nach vorne kippen.
Fixieren Sie einen Punkt am Boden, etwa 50 Zentimeter vor den Händen, den Sie nicht mehr aus den Augen lassen.
Nun die Fersen behutsam heben und die Schienbeine an die Rückseite der Oberarme bringen, ganz nah an die Achselhöhlen. Pressen Sie die Arme gegen die Beine. Das fühlt sich an, als wären Sie zu einem Paket zusammengeschnürt.

3 Den Körper vorsichtig nach vorne kippen, immer mehr Gewicht auf die Hände verlagern und dann die Füße vom Boden heben. Spannen Sie die Bauchmuskeln fest an, das erleichtert es Ihnen, das Gleichgewicht zu finden.

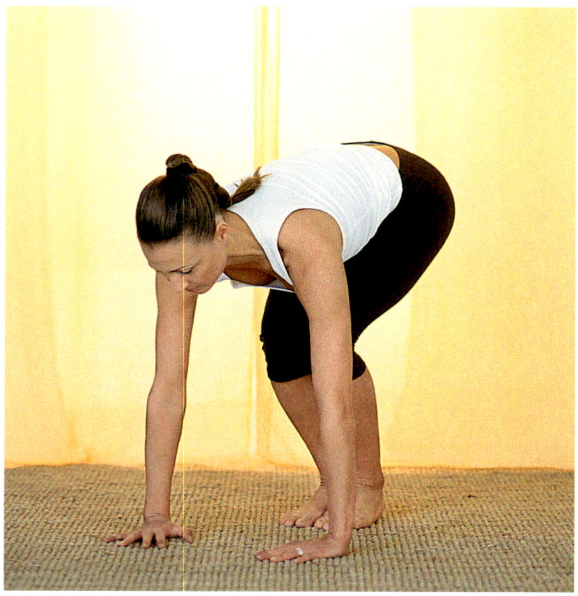

1 **Ausgangsposition:** In der Hocke sind die Füße noch fest am Boden.

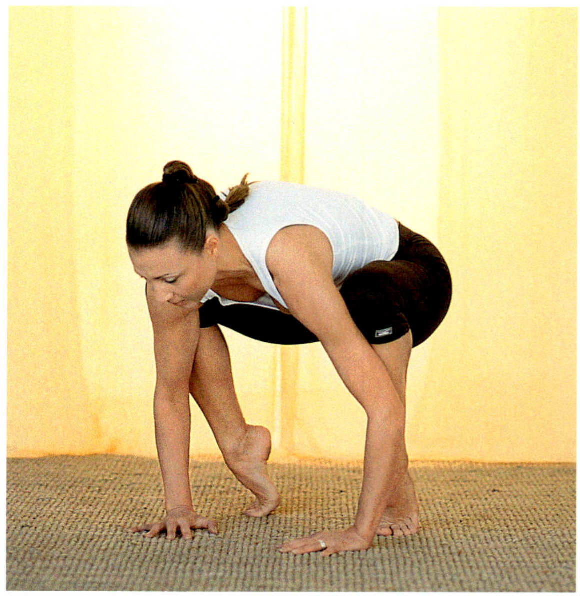

2 **Zwischenschritt:** Beugen Sie sich so weit vor, dass die Füße von allein abheben.

TIPP

Sind Sie etwas ängstlich und befürchten, aufs Gesicht zu fallen, legen Sie anfangs Kissen oder Decken vor die Hände.

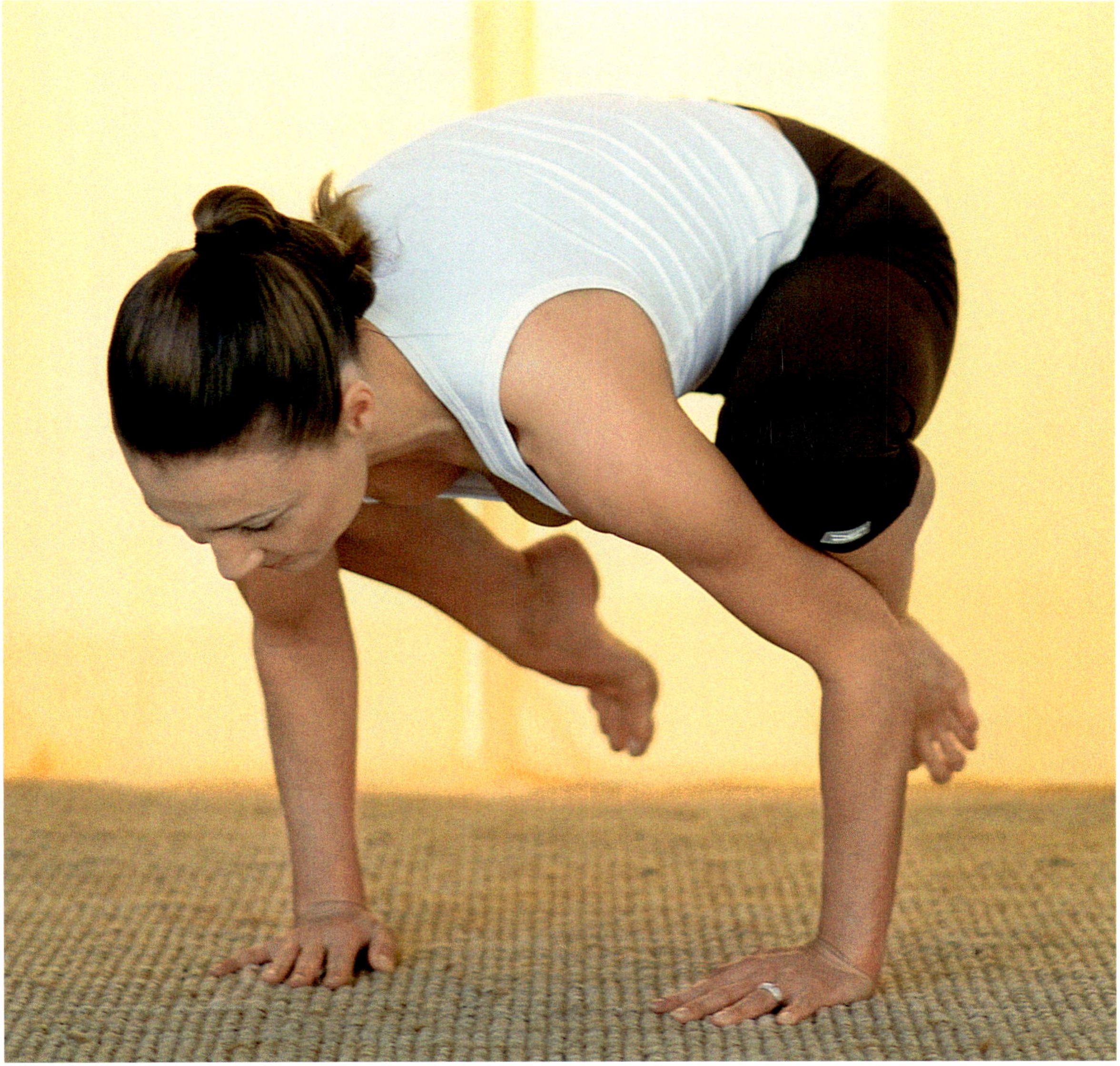

3 **Endposition:** Rollen Sie den Oberkörper ganz dicht zusammen, schwebt er federleicht über der Erde.

Kommen Sie nicht hoch, ist es auch in Ordnung, die großen Zehen zunächst am Boden zu lassen. Balancieren Sie.

Ziel: Der Oberkörper ist ganz eng zusammengefaltet und schwebt doch leicht auf den Armen. Fortgeschrittene versuchen, die Arme mehr und mehr zu strecken und die Knie bis zu den Schultern hochzuziehen.

Effekte: Das gibt starke Arme und Bauchmuskeln. Der Rücken ist angenehm entspannt. Die Bauchorgane werden massiert und gleichzeitig gekräftigt. Ihr Gleichgewichtssinn wird außerordentlich geschult. Das beruhigt die Nerven.

Üben im Liegen

In der Rückenlage entfalten sich Ruhe und Muße

Wie Öl im Sesam,
wie Butter in der Milch,
wie Wasser in den
unterirdischen Quellen,
wie Feuer in den
Reibhölzern,
so erfährt derjenige,
der es in Wahrhaftigkeit
und Übung sucht,
das Selbst
verborgen im
Alltags-Selbst.

Svetasvatara-Upanisad

Ruhig mal zu Boden gehen

Das Schönste an den Übungen am Boden ist, dass Sie entspannend wirken, auch wenn Sie sich anstrengen. Denn dass Sie liegen bedeutet nicht, dass Sie gleich einschlafen sollen. Im Gegenteil. Da Sie sich nicht so sehr mit dem Aufrichten des Rumpfes befassen müssen, können Sie sich ganz auf die Dehnung der Gliedmaßen konzentrieren und das ebenmäßige Ausrichten der beiden Körperhälften.

Kontrollieren Sie deshalb auch immer wieder Ihre Lage am Boden. Rechte und linke Körperseite sollen stets ausgeglichen sein.

Vordergründig sind die liegenden Asanas ideal, um nach erhitzenden Haltungen den Kreislauf wieder zu beruhigen und Anspannung in den Muskeln mühelos zu lösen. Da der Körper vom Boden getragen wird, haben Sie beste Voraussetzungen, ihn in Richtungen zu bewegen, die im aufgerichteten Zustand sehr beschwerlich sein können. Die Stellung des Beckens und der Hüfte lassen sich bestens kontrollieren.

Genießen Sie aber auch das gute Gefühl, das Gewicht Ihres Körpers abgeben zu können, sich geerdet, verwurzelt und somit geborgen zu fühlen.

Arbeiten Sie bei allen Übungen niemals mit Gewalt und Gezerre an den Muskeln. Nutzen Sie auch die Kraft der Imagination. Lautet eine Anweisung beispielsweise, die Oberschenkelrückseite zu Boden zu bringen, können Sie sie krampfhaft zu Boden pressen. Sie können sich aber auch ganz konkret vorstellen, wie nach und nach und mehr und mehr Ihr Oberschenkelknochen von allein zu Boden sinkt – ohne Kraftakt. Sie werden staunen, dass das tatsächlich im Laufe der Zeit funktioniert. Drücken Sie entsprechend auch nicht den unteren Rücken mühevoll nach unten, wie noch heute von manchem Sportlehrer gefordert wird. Die Wirbelsäule besitzt nun einmal eine leichte Wölbung nach innen. Besser wäre es, durch tiefe Atmung in den Bauchraum den Nabel allmählich sinken zu lassen. Das entspannt die Lendenwirbelsäule und bringt sie ganz von selbst dem Boden näher.

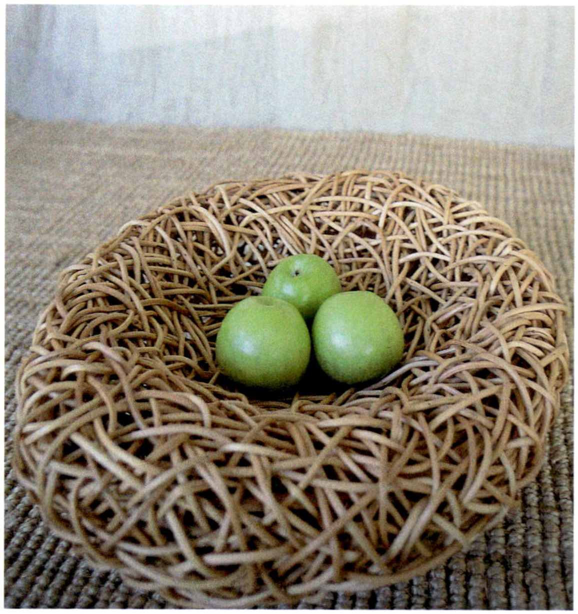

Übungen im Liegen

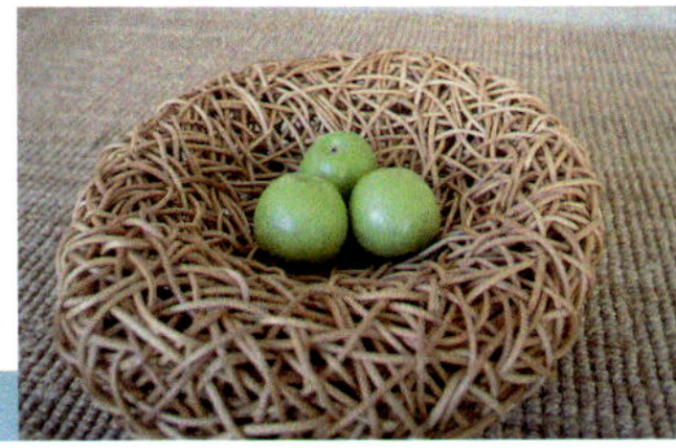

Bein-Streckhaltung

Supta-Padangushthasana

1 Legen Sie sich auf den Rücken, die Arme neben sich. Die Beine sind geschlossen und angespannt, also die Kniescheiben angesaugt. Die Fußinnenseiten liegen aneinander und die Fußspitzen sind angezogen. Beugen Sie das rechte Bein. Das Knie zeigt zur Brust. Ober- und Unterschenkel sind auf einer Linie.
Greifen Sie den großen Zeh mit Daumen, Zeige- und Mittelfinger. Legen Sie die linke Hand am Boden ab. Achten Sie darauf, dass die linke Oberschenkelrückseite am Boden bleibt und das Bein nicht kippt.
Strecken Sie das rechte Bein langsam durch. Das wird den Arm strecken. Drehen Sie das Bein jedoch nicht aus, sondern bemühen Sie sich, beide Hüftknochen auf gleicher Höhe zu halten. Dazu müssen Sie den rechten Sitzknochen in Richtung linke Ferse schieben.
Sie ziehen den Fuß immer weiter zum Kopf und dehnen dennoch den Oberschenkel vom unteren Bauch weg.

2 Anschließend (oder als weitere einzelne Übung) greifen Sie den Fuß (oder die Wade) mit beiden Händen, heben den oberen Rücken und die Schulterblätter vom Boden und bringen den Kopf näher zum Schienbein.
Lassen Sie das linke Bein fest am Boden und versuchen Sie, trotz der starken Dehnung der Beinrückseite die rechte Gesäßhälfte ebenfalls am Boden zu lassen.

Tipp: Gelingt es Ihnen noch nicht, den Fuß zu fassen, hängen Sie die Schlaufe eines Gurts um den Fußballen und greifen mit beiden Händen hinein, um das Bein zu sich heranzuziehen.

Ziel: Das Becken liegt am Boden, die Hüftknochen sind auf einer Linie. Das Bein sinkt näher zum Kopf.

Effekte: Schön geformte Beine. Beine und Becken werden durchblutet, das belebt alle Nerven. Diese Übungen beugen Problemen mit dem Ischiasnerv vor.

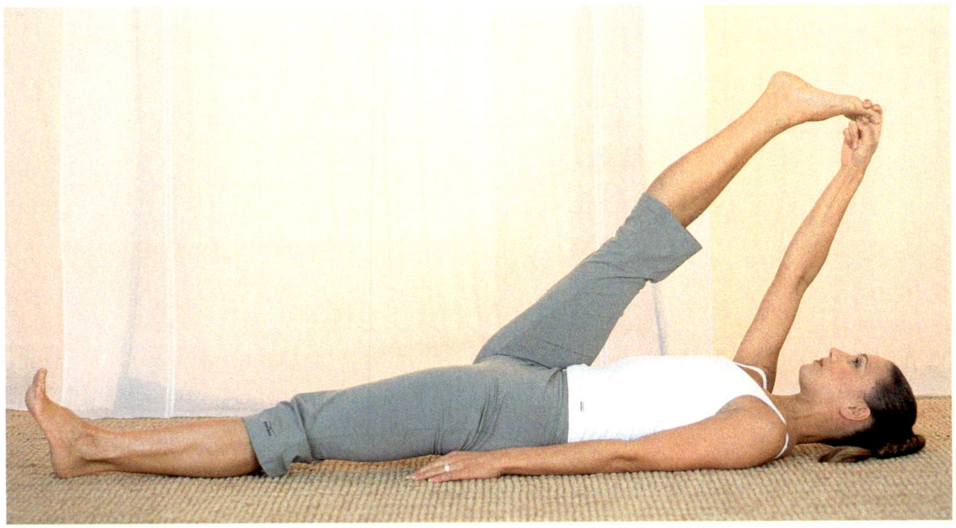

1 Endposition: Der Arm zieht entspannt das Bein näher zum Kopf.

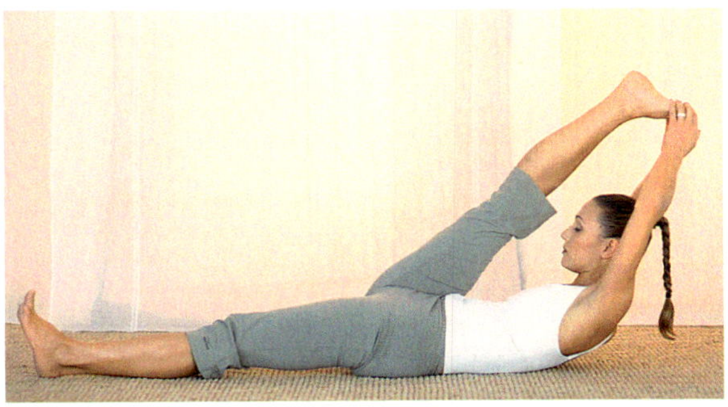

2 Nächster Schritt: Heben Sie den Kopf vom Boden Richtung Knie.

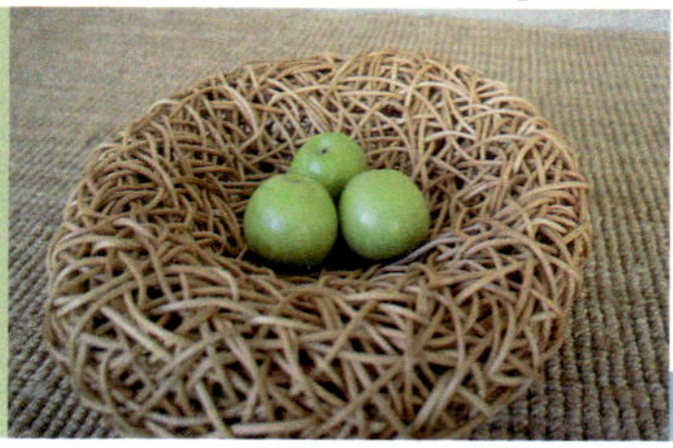

Gehobene Beinhaltung und Beinhebel

Urdhva-Prasarita-Padasana und Jathara-Parivartanasana

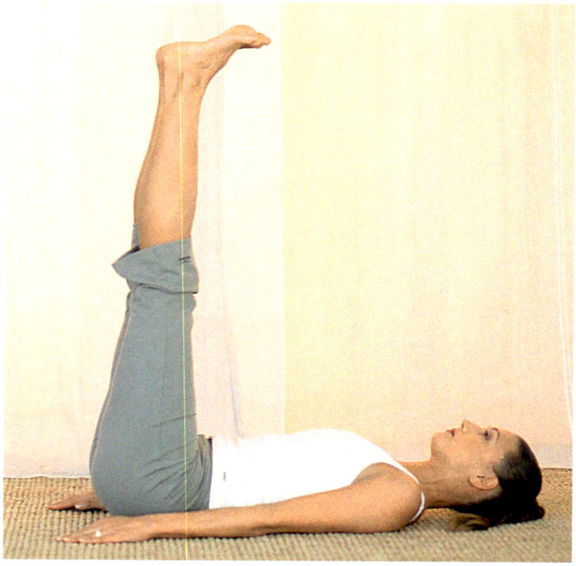

1 Ausgangsposition: Spüren Sie, wie der untere Rücken fest am Boden ruht.

Gehobene Beinhaltung

1 Sie liegen auf dem Rücken, die Beine fest gestreckt und zusammen. Die Arme eng am Körper. Handflächen zu Boden pressen. Fortgeschrittene strecken die Arme parallel zueinander über den Kopf. Heben Sie die Beine senkrecht nach oben, Fußspitzen angezogen. Halten Sie Kreuzbein und Lendenwirbel am Boden.

2 Senken Sie nun langsam die Beine. Legen Sie sie aber nicht ab. Etwa 10 Zentimeter über dem Boden heben Sie die Beine wieder in die Senkrechte. Am höchsten Punkt gleich wieder retour. Fortgeschrittene schaffen das 50-mal hintereinander. Halten Sie dabei nicht den Atem an, sondern lassen Sie ihn gleichmäßig fließen.
Nach und nach sollten Sie die Position, wenn die Füße kurz über der Erde sind, länger halten.

TIPP

Sollten Sie Schmerzen im unteren Rücken spüren, legen Sie eine gefaltete Decke oder Ihre Hände als Erhöhung flach unter das Gesäß.

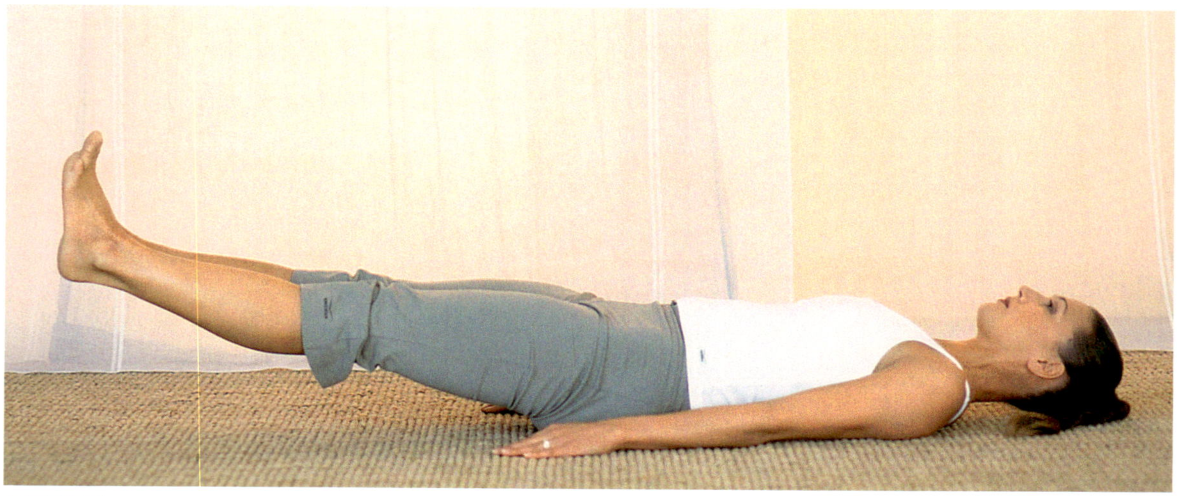

2 Endposition: Halten Sie die Beine, ohne im Oberkörper zu verkrampfen.

Beinhebel

3 Rückenlage, die Beine gestreckt senkrecht angehoben. Anfänger können die Knie in einem 90°-Winkel halten.
Lendenwirbel fest am Boden, die Arme seitlich waagerecht ausgestreckt, Handflächen nach unten. (Fortgeschrittene legen die Handrücken zu Boden.)

4 Nun beide Beine seitlich nach links zum Boden senken, ohne sie voneinander zu lösen. Die Knie sollen ständig beieinander bleiben. Halten Sie sie etwa im rechten Winkel zum Körper.
Dehnen Sie das Gesäß vom Rumpf weg, damit der untere Bauch gedehnt bleibt.
Füße nicht ablegen, sondern kurz vor Erreichen des Bodens wieder anheben.
In der Mitte kurz ausruhen und dann die Füße zur anderen Seite senken.
Beide Schultern und die Oberarme sollen dabei liegen bleiben. Nur die Taille wird verdreht, nicht der Brustkorb. Das wird nicht auf Anhieb gelingen, aber bemühen Sie sich, die Schulterblätter nicht vom Boden zu lösen.
Bewegen Sie die Beine nach rechts, dehnen Sie den Bauch nach links und umgekehrt.
Der Kopf geht sanft mit – immer entgegengesetzt zur Drehung des Körpers.

Ziel: Oberer Rücken und Schulterbereich bleiben am Boden, während die gestreckten Beine auf und nieder bewegt werden.

Effekte: Diese Asanas bauen Fett an Bauch und Hüfte ab. Sie stärken die Bauchmuskeln. In erster Linie handelt es sich jedoch um Krafttraining für den unteren Rücken. Leber, Milz und Bauchspeicheldrüse werden aktiviert, alle Eingeweide gesund gehalten.

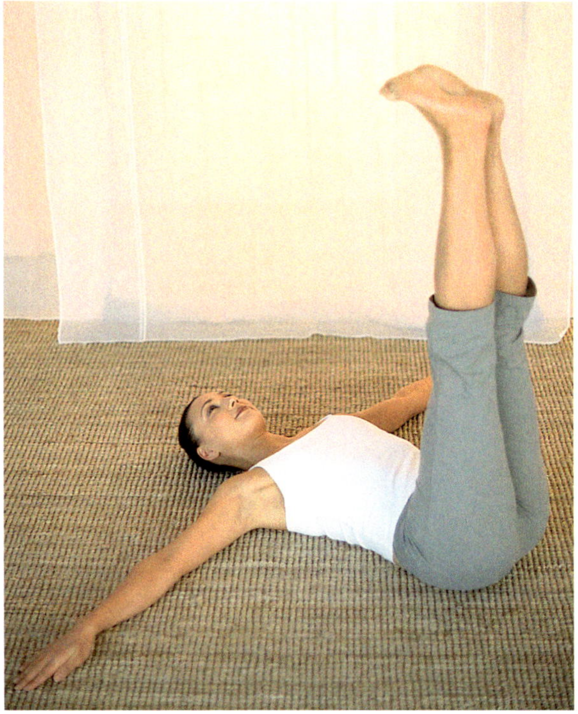

3 **Ausgangsposition:** Drücken Sie die Schulterblätter zu Boden, das gibt Ihnen Halt.

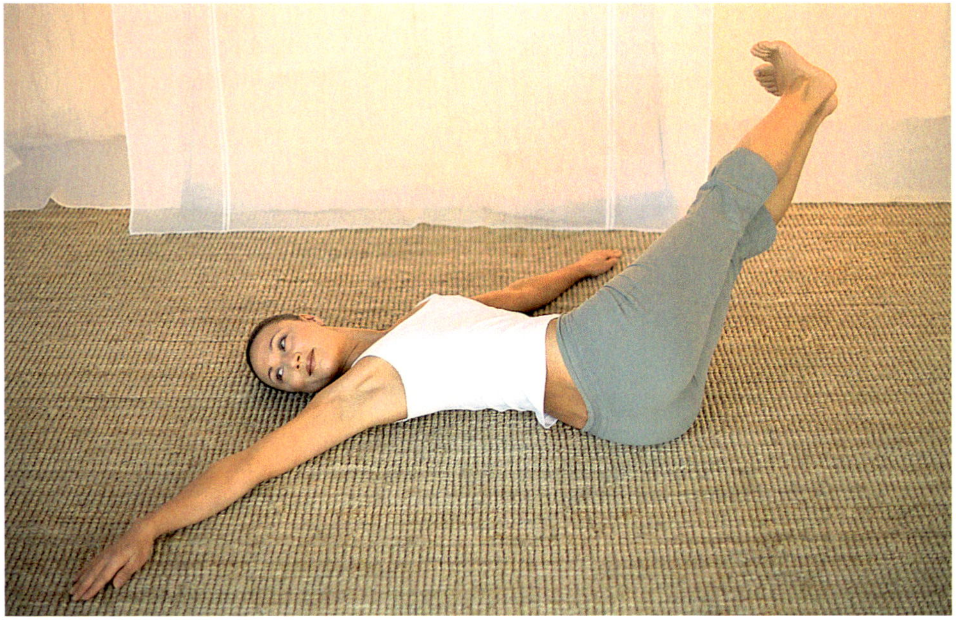

4 **Endposition:** Die intensive Dehnung der Taille stärkt und schmälert sie mit der Zeit.

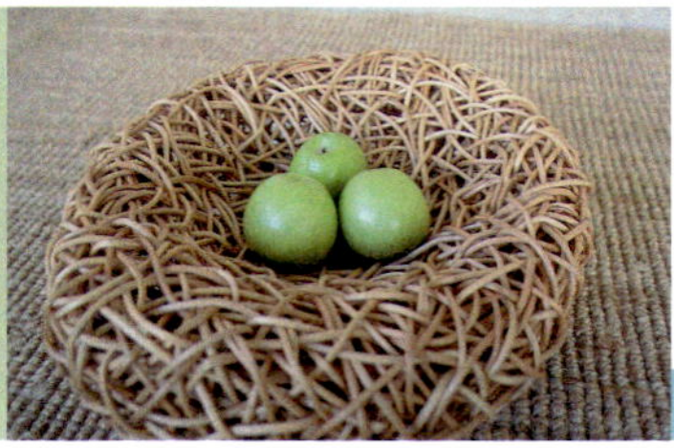

Rumpfspirale im Liegen

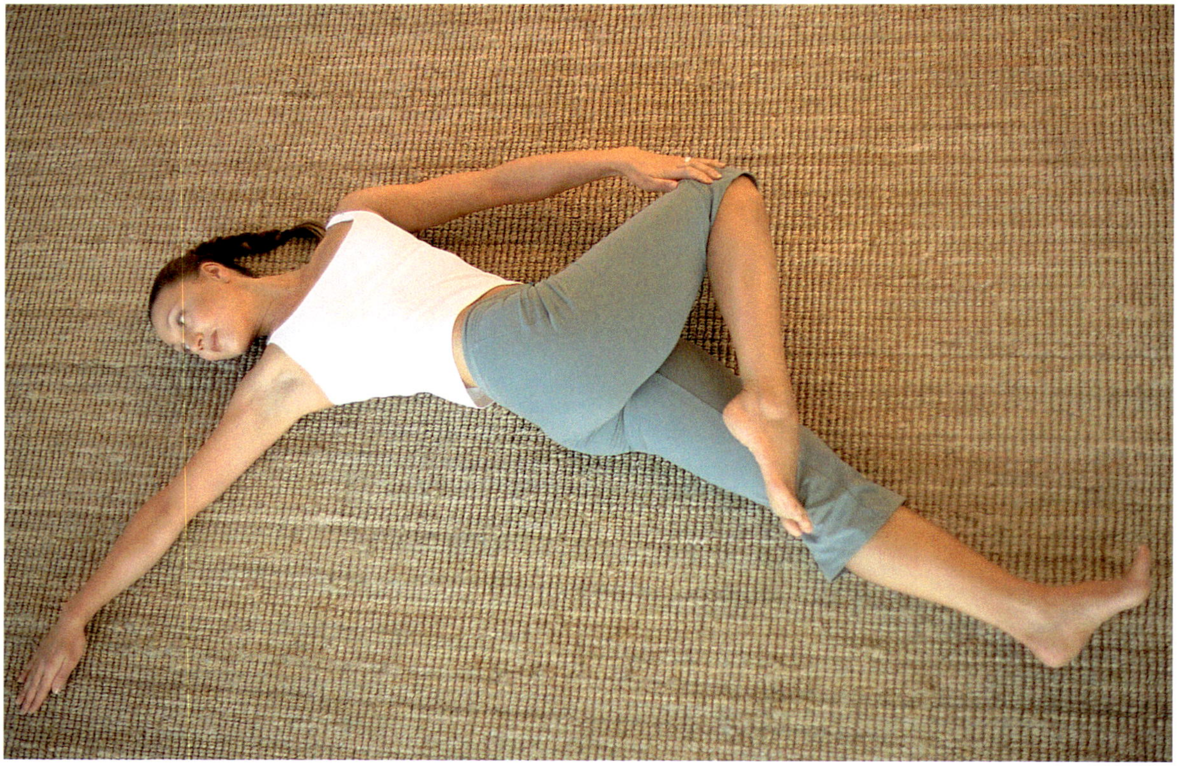

Endposition: Der Schultergürtel bleibt flach, obwohl die Taille stark verdreht wird.

TIPP

Je intensiver und ruhiger Sie bei diesen Übungen atmen, desto tiefer gelangen Sie in die Dehnung. Sie sollte ein Hochgenuss sein.

Rückenlage. Beine lang gestreckt und zusammen, die Arme waagerecht abgelegt, Handflächen zum Boden.

Rechtes Bein anwinkeln, so dass die Fußspitze das linke Knie berührt. Mit der linken Hand an die Außenseite des rechten Knies greifen.

Nun behutsam das rechte Knie zu Boden ziehen. Dabei dreht der Kopf nach rechts, Blick auf die abgelegte rechte Hand. Ziehen Sie den Brustkorb entgegengesetzt zum gebeugten Bein.

Der Schultergürtel bleibt flach am Boden, die Drehung erfolgt in der Körpermitte.

Das gestreckte Bein rollt dabei zur Seite, dennoch bleibt es, wo es ist und gestreckt.

2 Variante 1: Anstatt das rechte Bein zu beugen, strecken Sie es senkrecht aus (wie bei Supta-Padangushthasana, siehe Seite 93), greifen Sie mit Daumen, Zeige- und Mittelfinger der linken Hand den Fuß. Ziehen Sie nun das Bein fast bis zum Boden. Versuchen Sie dabei, die Hüfte Richtung Füße zu dehnen.
Legen Sie das Bein aber nicht ab, sondern halten Sie die Spannung.
Den Rumpf nach rechts bewegen. Hierbei spüren Sie einen deutlichen Zug in der rechten Beinrückseite.

3 Variante 2: In der Rückenlage stellen Sie das linke Bein auf, der Fuß ist etwa einen halben Meter vom Gesäß entfernt.
Legen Sie den rechten Fußknöchel auf dem linken Oberschenkel knapp unterhalb des Knies ab.
Ziehen Sie das rechte Knie nicht zum Rumpf.
Wieder greift die linke Hand zum rechten Knie und zieht es zu Boden.
Während sich so beide Beine nach links bewegen, dehnen Sie den Rumpf nach rechts. Der Kopf geht mit.
Durch das Gewicht der Beine wird die Dehnung inniger.

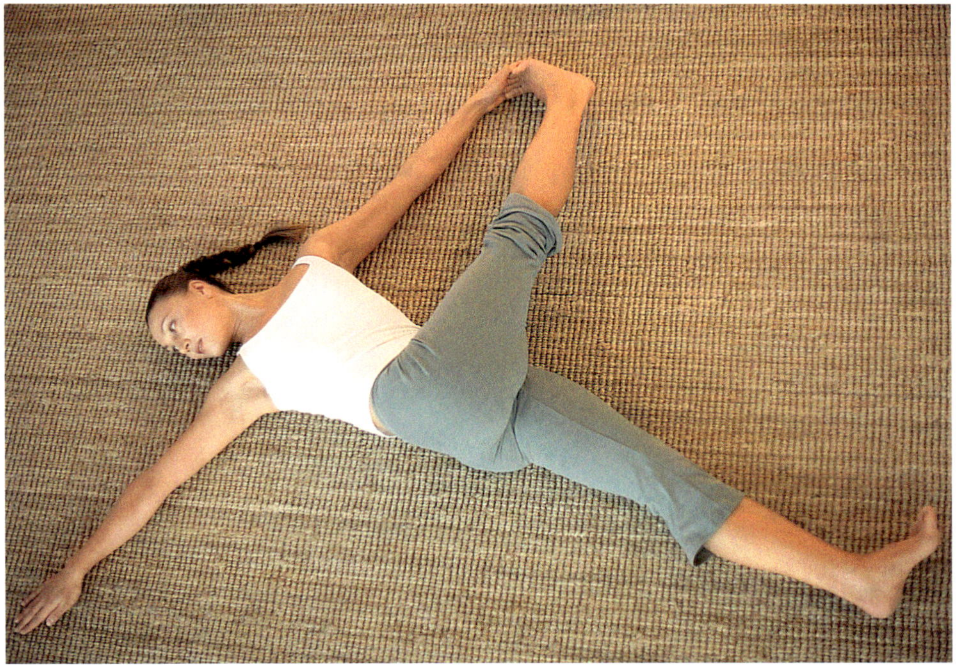

2 Variante 1: Durch die Streckung des Beines ist die Hüfte stark gedehnt.

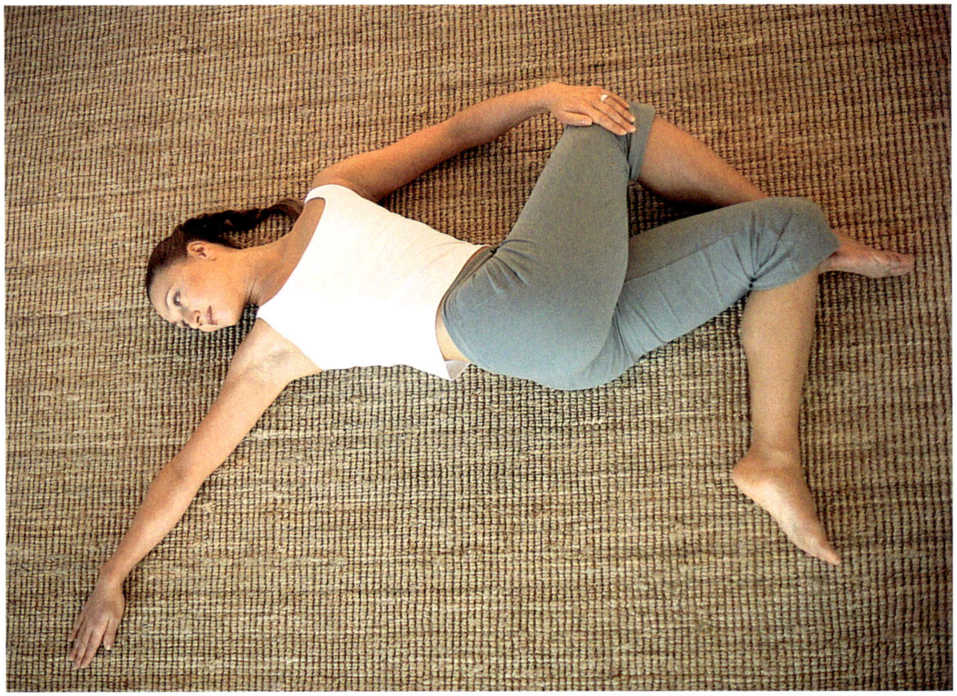

3 Endposition Variante 2: Genießen Sie die deutliche Drehung des Rumpfes.

Ziel: Der obere Rücken und die Schultern bleiben möglichst am Boden beziehungsweise ziehen dort hin, während sich Beine und Becken intensiv in die entgegengesetzte Richtung bewegen. Die Taille wird maximal gestreckt.

Effekte: Die Taille wird gekräftigt und schmaler. Der Brustkorb wird gedehnt, was den Lungen mehr Raum gibt, Sie können freier atmen. Entspannt den unteren Rücken.

Die Umkehrhaltungen

Wer auf dem Kopf steht, sieht die Welt mit anderen Augen

Der Körper
ist der Bogen,
und die Asanas
sind die Pfeile,
die das Ziel –
die Seele – treffen.

B.K.S. Iyengar

Den Kopf mal hängen lassen

Hätten Sie gedacht, dass der Handstand, den Sie als Kind im Sportunterricht turnen mussten, eine Yoga-Haltung ist? Das ist er, ebenso wie der Kopfstand, den Sie vielleicht mit Ihren Freundinnen auf der Schwimmbadwiese geübt haben. Dann kennen Sie das lustige Gefühl, die simple und doch immer wieder beeindruckende Erkenntnis, dass man, wenn man auf dem Kopf steht, die Welt plötzlich mit anderen Augen sieht. Auf einmal tragen die Hände das ganze Körpergewicht, was die Einstellung zu den eigenen Füßen, die so viel leisten, oft spontan und dauerhaft verändert. Dafür fühlen sich die Beine ganz leicht an.

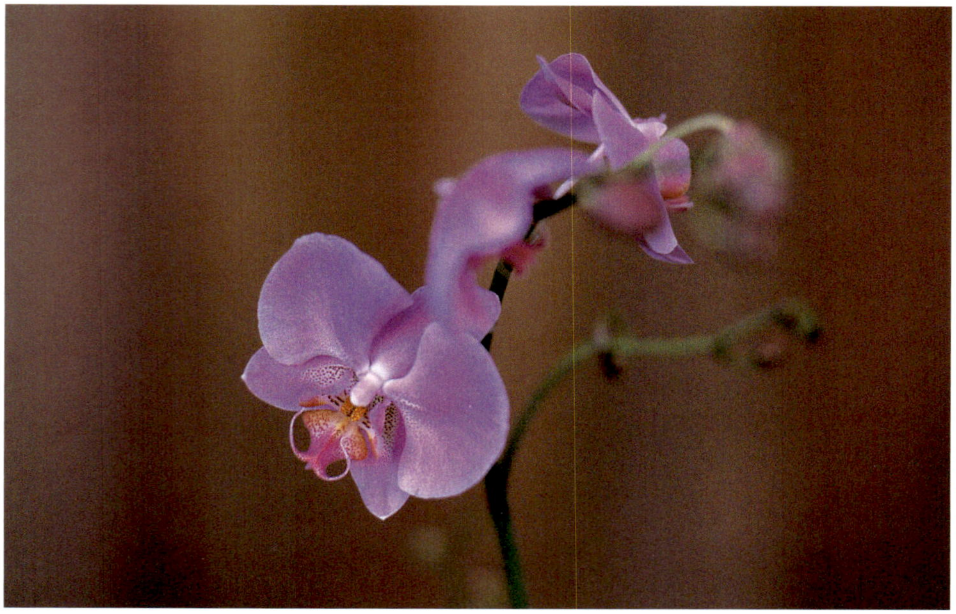

Umkehrstellungen wie Handstand, Kopfstand, Unterarmstand regen durch verstärkten Druck auf die Knochen deren Stoffwechsel an. Nur durch intensive Bewegung und Beanspruchung der Muskeln, Knochen und Gelenke können ihnen Nährstoffe eingeschleust werden, was ein ganz entscheidender Prozess ist, die Knochen stabil zu halten und den natürlichen Abbauprozess aufzuhalten. Somit sind diese Übungen ein effektiver und wichtiger Schutz vor Osteoporose (Knochenschwund), von dem heutzutage zunehmend mehr Frauen betroffen sind.

Darüber hinaus lassen die Asanas, bei denen Sie sich und die Welt auf den Kopf stellen, das Blut in Extremitäten und die inneren Organe fließen, was die Zellerneuerung des gesamten Organismus anregt. Üben können Sie im Übrigen diese Asanas immer – nur nicht während der Menstruation.

Das Blut in den Kopf fließen zu lassen erfrischt nicht nur das Gehirn. Es ist ein Anti-Aging-Mittel. Sie werden nach regelmäßigem Kopfstand-Üben registrieren, dass Ihre Gesichtshaut besser durchblutet erscheint, der Teint rosiger und die Falten weniger werden. Glauben Sie nicht? Probieren Sie's aus. Verlangen Sie sich anfangs allerdings nicht zu viel ab. Üben Sie eventuell mit einer Freundin oder einem Partner zusammen und geben Sie sich gegenseitig Hilfestellung.

Umkehrhaltungen

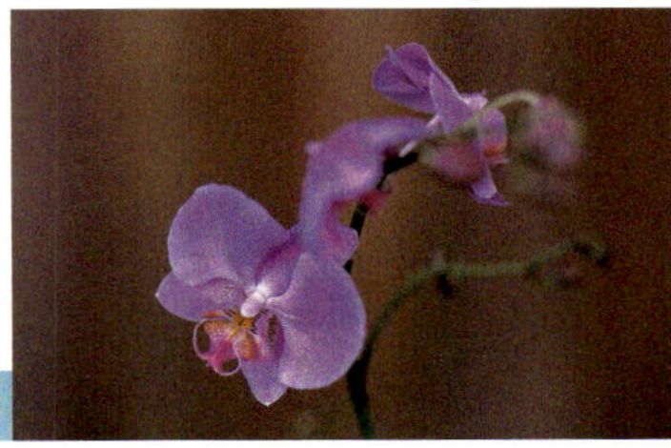

Kopfüber in den Handstand

Adho-Mukha-Vrikshasana

1 Üben Sie unbedingt vor einer Wand! Stehen Sie in der Berghaltung. Beugen Sie sich vor und legen Sie die Handflächen schulterbreit etwa 30 Zentimeter von der Wand entfernt auf den Boden. Finger gespreizt, Arme durchgestreckt, ähnlich wie im Hund. Heben Sie ein Bein und laufen Sie mit den Füßen immer näher zu den Händen. Holen Sie ein-, zweimal Schwung, ehe Sie sich aus eigener Kraft oder mit Unterstützung Ihrer Hilfestellung in die Senkrechte hochschwingen.

2 Bringen Sie die Fersen an die Wand und strecken Sie sie zum Himmel. Heben Sie sich kraftvoll aus den Schultern nach oben, damit der Nacken nicht gestaucht wird. Hängen Sie nicht im Kreuz durch, Beine kräftig spannen, das gibt Stabilität. Sobald Sie sich sicherer fühlen, können Sie die Füße von der Wand lösen. Fortgeschrittene stehen frei im Raum.

Ziel: Sie stehen unter Ganzkörperspannung perfekt ausgerichtet stabil auf den Händen.

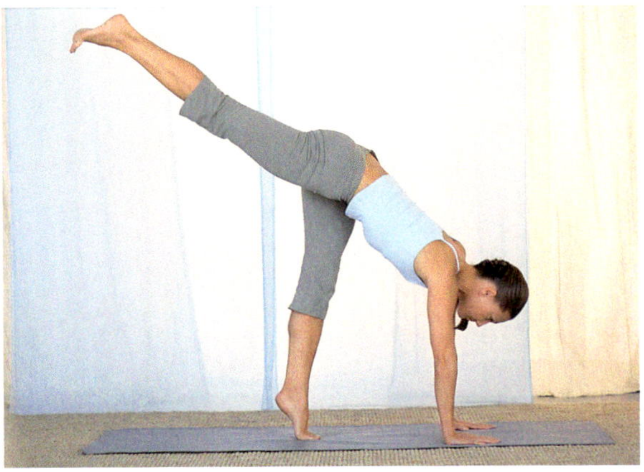

1 Ausgangsposition: Schwung holen.

Effekte: Diese Asanas sind Ganzkörpertraining: Die Beine, die Haltemuskulatur des Rumpfes, Schultern, Arme und Handgelenke werden stark, die Bauchmuskeln werden gedehnt, der Rücken stabilisiert. Das Gehirn wird mit Sauerstoff versorgt.

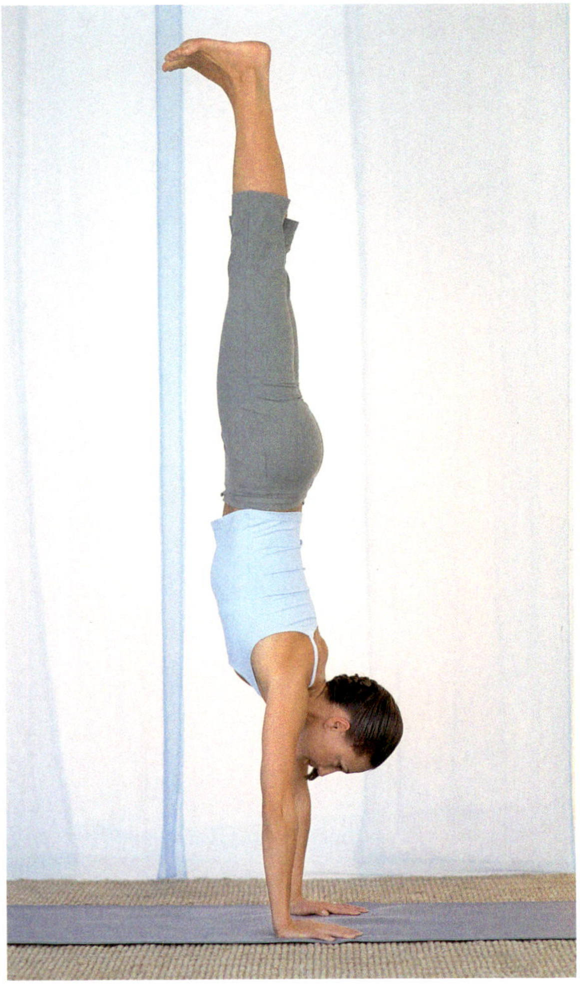

2 Endposition: Kraftvolle Leichtigkeit.

SO NICHT!

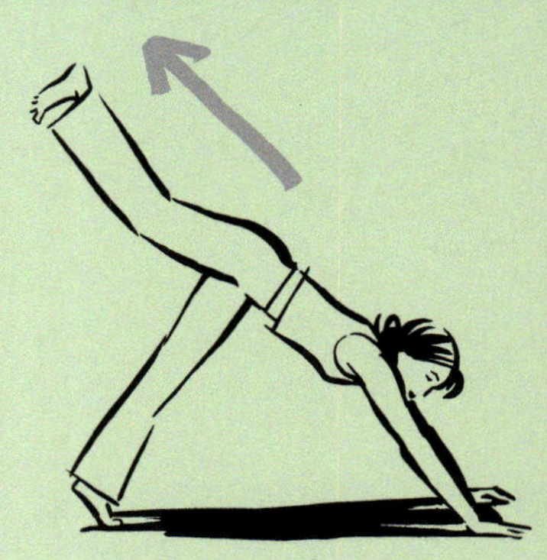

Der Abstand zwischen Händen und Füßen ist zu groß, um sich hochschwingen zu können..

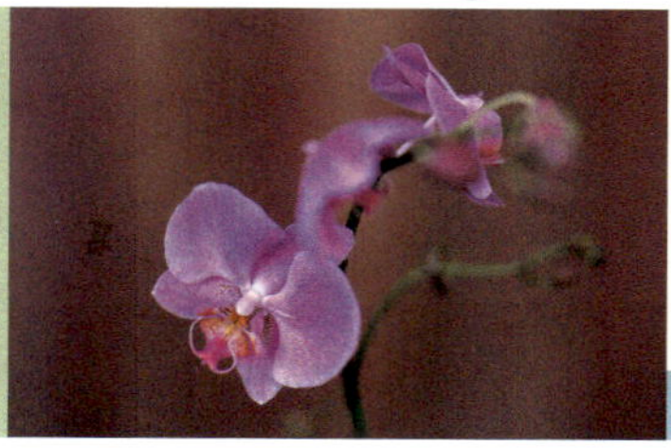

Unterarm- und Kopfstand

Pincha-Mayurasana und Salamba-Shirshasana I

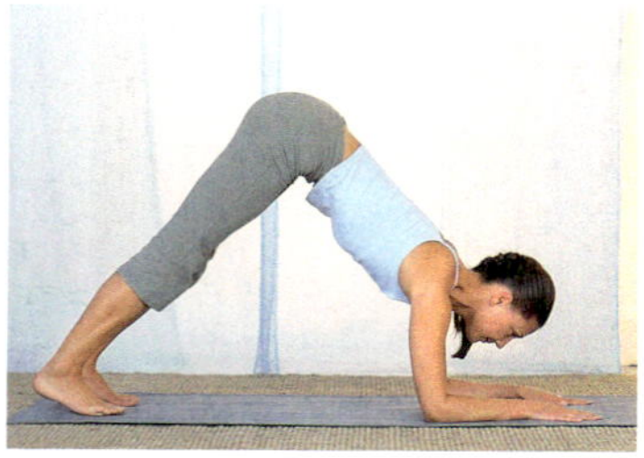

1 Ausgangsposition: Der Hund mit abgelegten Unterarmen.

Der Unterarmstand

Die Stellung ist einem Pfau gewidmet, der zu tanzen beginnt. Sie fällt Anfängern oft leichter als Handstand, da der Druck auf die Handgelenke entfällt.

1 Beginnen Sie in der Hundhaltung. Die Fingerspitzen ca. 30 Zentimeter von der Wand entfernt. Beugen Sie die Ellenbogen und legen Sie die Unterarme parallel zueinander auf dem Boden ab. Handflächen flach pressen, Schultern aber zurückdehnen und nicht nach vorne schieben.
Kopf leicht heben.

2 Schwingen Sie ein Bein nach dem anderen mit wohl dosiertem Schwung an die Wand.
Strecken Sie sich maximal hoch, richten Sie die Wirbelsäule auf, drücken Sie sich aus den Schultergelenken hoch, damit der leicht gehobene Kopf frei hängen kann. Je intensiver Sie die Beine spannen, desto leichter finden Sie Ihr Gleichgewicht.

Der Kopfstand

3 Legen Sie eine gefaltete Decke auf den Boden und knien Sie sich davor. Setzen Sie die Unterarme ab. Ellenbogen exakt schulterbreit.
Falten Sie die Hände, Handflächen auseinander, die kleinen Finger am Boden, Daumen liegen oben auf. Handkanten auf die Decke bringen, ca. 10 Zentimeter von der Wand entfernt.
Beine strecken, das Gesäß zur Decke richten wie beim Hund.
Kopf auf den Scheitel stellen. Der Hinterkopf schmiegt sich in die Hände.

TIPP

Üben Sie anfangs in jedem Fall vor einer Wand, am besten im Dreieck einer Ecke, und mit einer Hilfestellung. Befürchten Sie, Ihre Ellenbogen könnten wegrutschen, legen Sie eine rutschfeste Matte darunter.

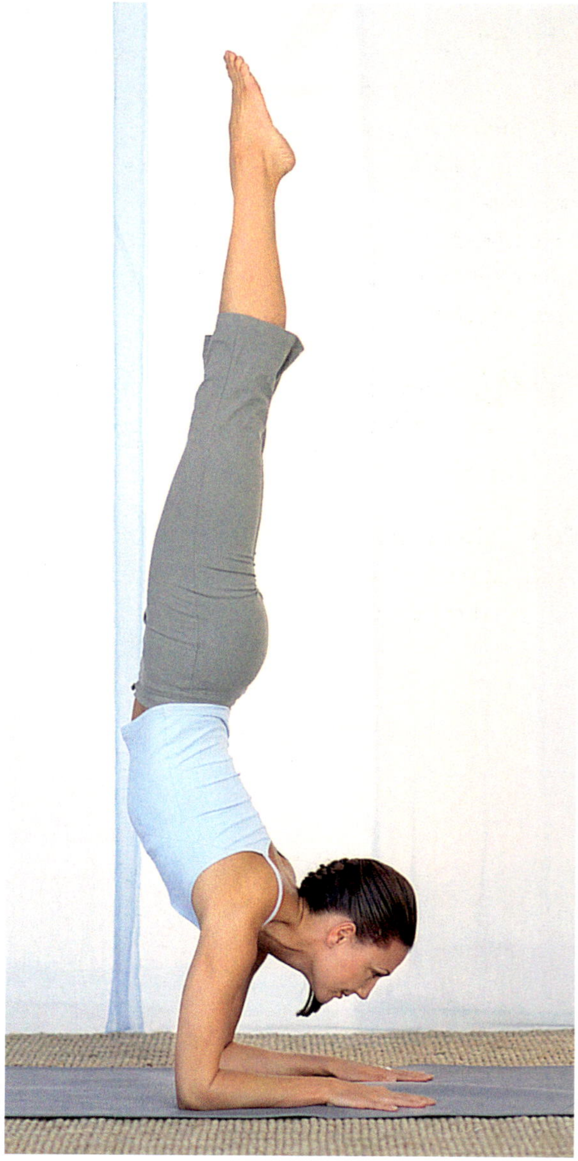

2 Unterarmstand: Die perfekte Körperbeherrschung kommt mit der Zeit.

Laufen Sie nun mit kleinen Schritten auf den Kopf zu. Rücken und Beine bleiben aber gestreckt. Laufen Sie immer näher, bis es nicht mehr geht und Sie das Gefühl haben, nach vorne zu kippen. Jetzt die Ellenbogen kräftig zu Boden pressen. In diesem Moment heben Sie die Beine, entweder gebeugt oder durchgestreckt, aber eng zusammen, bis die Wirbelsäule senkrecht ist.
Balancieren Sie.

4 Haben Sie ein stabiles Gefühl, strecken Sie langsam die Füße nach oben.
Richten Sie sich senkrecht aus. Heben Sie sich aus den Schultern nach oben weg. Ziehen Sie den Bauchnabel nach innen. Drücken Sie die Knie durch.
Halten Sie die Übung so lange wie möglich. Die Angst umzufallen ist zumeist größer als die Wahrscheinlichkeit, dass es tatsächlich passiert.

5 Fortgeschrittene, die sich wohl und sicher fühlen, senken im Wechsel ein Bein zum Boden. Dabei bleibt das obere Bein senkrecht, das Becken waagerecht.

Ziel: Sie balancieren ruhig hoch aufgerichtet auf dem Kopf, genau so, als würden Sie auf den Füßen stehen. Der Nacken ist entspannt.

Effekte: Oft wird der Kopfstand als König der Asanas beschrieben. Das Blut strömt in den Kopf und versorgt das Gehirn mit frischem Sauerstoff, was belebt, verjüngt, die Denkkraft erhöht. Zudem wird das Herz entlastet und beruhigt. Auch Hypophyse (die den Hormonhaushalt steuert) und Zirbeldrüse (die das Hormon Melatonin produziert, das den Tag-Nacht-Rhythmus steuert) werden aktiviert. Alle Haltemuskeln werden gestärkt. Körper und Geist gelangen ins Gleichgewicht.

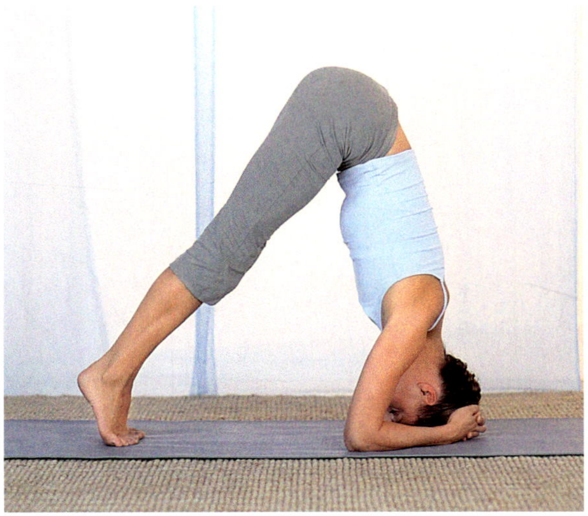

3 Ausgangsposition Kopfstand: Die Haltung erinnert an den Hund.

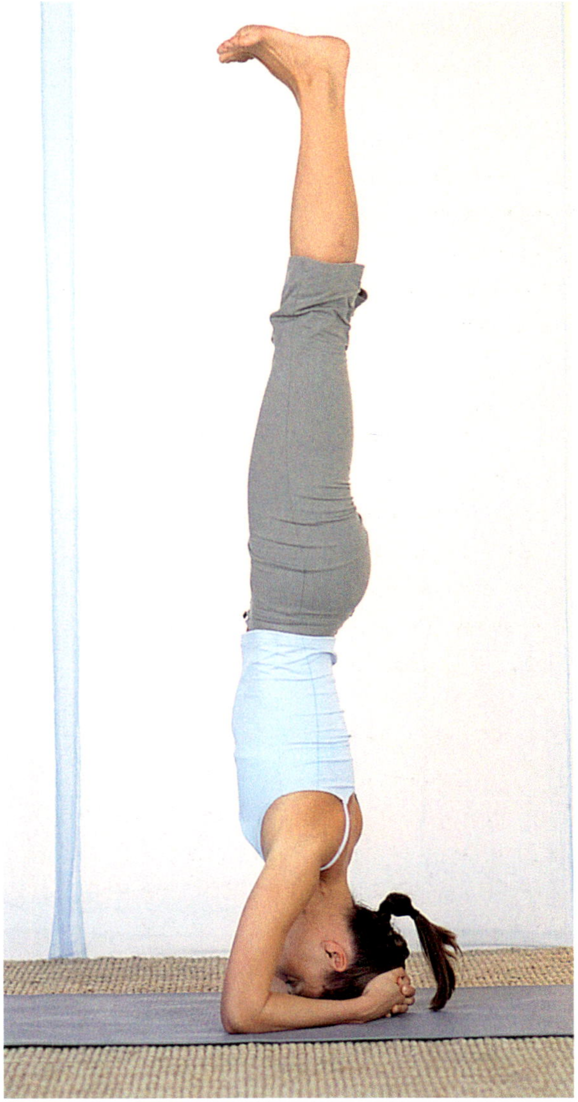

4 Kopfstand: Es lohnt sich, anfängliche Ängstlichkeit zu überwinden.

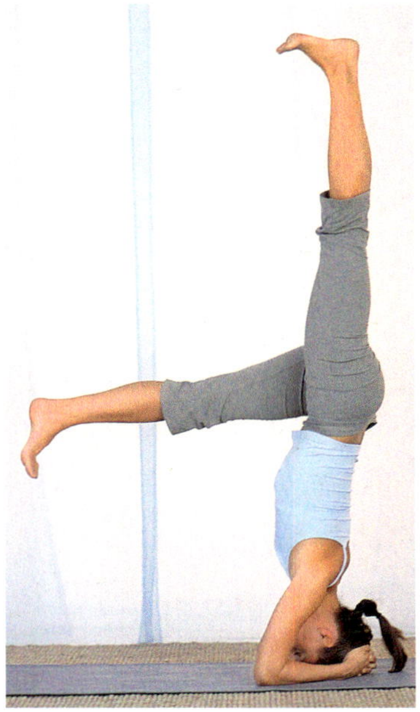

5 Variante: Ein Bein zu senken erfordert Gleichgewichtssinn.

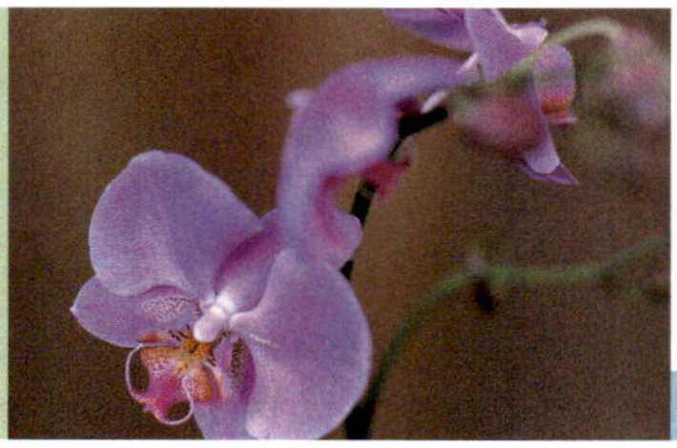

Die Brückenhaltung

Setu-Bandha-Sarvangasana

1 Begeben Sie sich in die Rückenlage. Die Arme ausgestreckt nah am Körper, Handflächen nach unten.
Knie beugen und die Füße zusammen etwa 30 Zentimeter vom Po entfernt aufsetzen.
Das Becken heben und nach oben dehnen. Arme und Fußsohlen pressen in den Boden.
Heben Sie den Brustkorb. Halten Sie die Kehle weich, lösen Sie bewusst die vorderen Halsmuskeln.
Ziehen Sie die Schultern nach hinten-unten, die Schulterblätter sind nah beieinander und ruhen flach am Boden.

2 Beugen Sie nun die Arme und stemmen Sie die Hände rechts und links der Wirbelsäule auf die Beckenknochen. Die Fingerspitzen zeigen Richtung Steißbein. Dabei werden die Handgelenke stark gedehnt.

3 Strecken Sie nun nacheinander die Beine aus. Bringen Sie die Fußspitzen zum Boden. Kräftig mit den Füßen zum Boden pressen und die Knie zuein-ander ziehen.
Wölben Sie mit jedem Atemzug das Brustbein stärker nach oben und Richtung Kopf.

4 Diese **Variante** für Fortgeschrittene heißt **Brücke mit gestrecktem Bein** (Eka-Pada-Setu-Bandha-Sarvangasana): Heben Sie im Wechsel ein Bein möglichst senkrecht nach oben, ohne im Becken einzusinken. Im Gegenteil: Der Fuß zieht Sie noch weiter hoch.
Beide Kniescheiben sind fest nach oben gezogen.
Die Hüftknochen bleiben auf einer Höhe.

TIPP

Der Druck auf Ellenbogen und Handgelenke lässt sich verringern, indem Sie die Wirbelsäule mehr und mehr nach oben Richtung Hals dehnen und die Fersen fest in den Boden pressen.

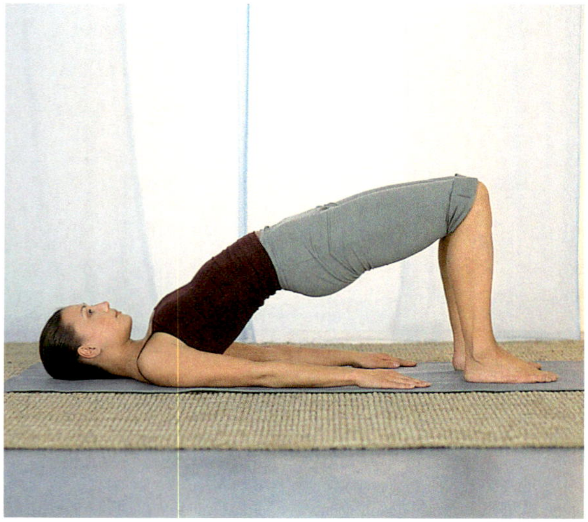

1 Zwischenschritt 1: Heben Sie maximal das Becken und wölben Sie den Brustkorb.

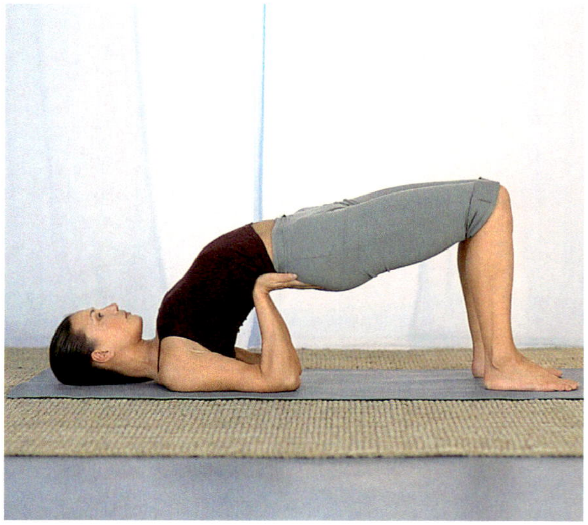

2 Zwischenschritt 2: Die Hände dehnen den unteren Rücken, schieben den Brustkorb hoch.

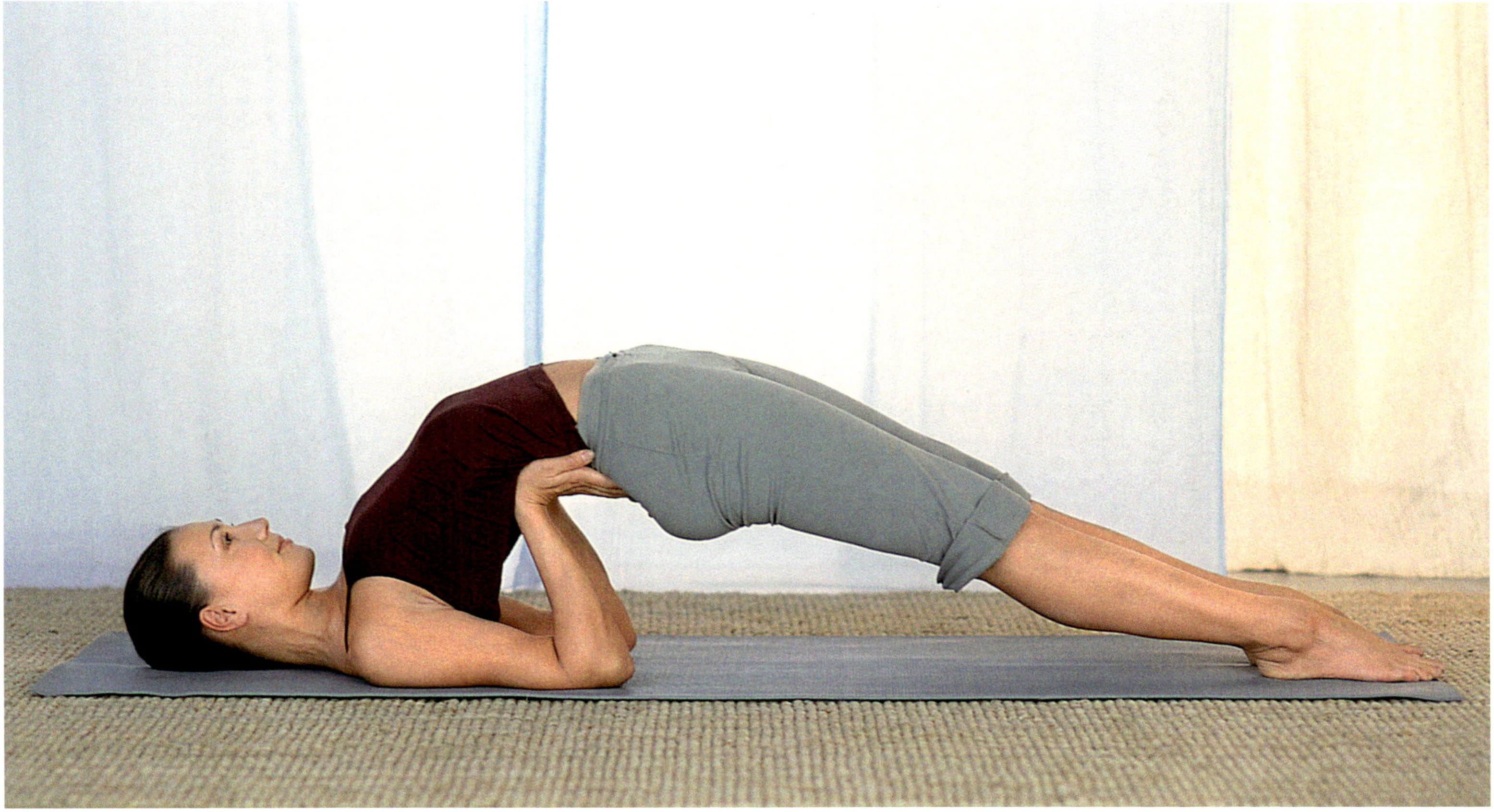

3 **Endposition:** Die gesamte Rumpfvorderseite wird maximal gedehnt – ein Hochgenuss.

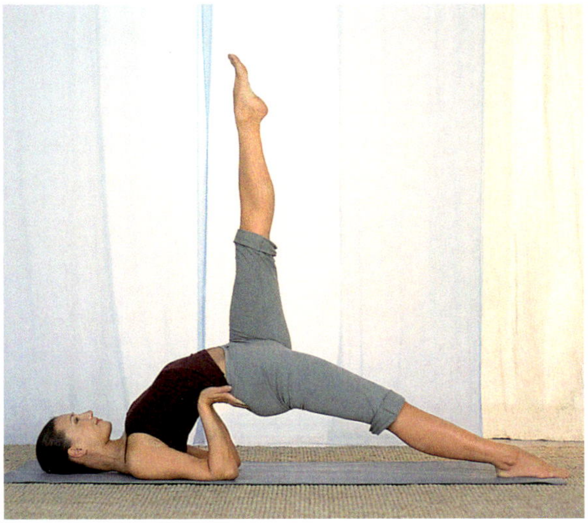

4 **Variante:** Der zum Himmel strebende Fuß zieht Sie noch mehr in die Höhe.

Ziel: Der obere Rücken steht senkrecht. Sie ruhen nur auf Schultern und der Außenseite der Oberarme. Der Brustkorb ist breit und maximal Richtung Kopf gewölbt.

Effekte: Diese Asanas steigern intensiv die Beweglichkeit der Wirbelsäule, insbesondere die Halswirbelsäule wird lang gezogen und dadurch entspannt. Das hält das Nervensystem gesund. Die Leisten werden intensiv gedehnt.

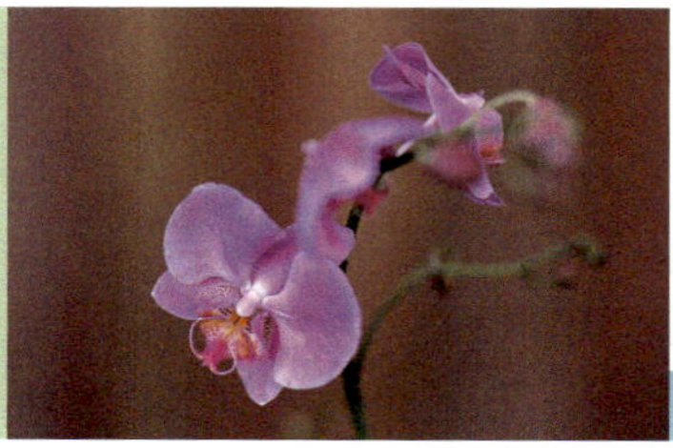

Der Schulterstand

Salamba-Sarvangasana I

1 Sie liegen auf dem Rücken. Arme und Hände ausgestreckt nah am Körper. Beine zusammen und ebenfalls gestreckt.
Heben Sie die Beine Richtung Kopf, entweder mit den Knien zur Brust gezogen oder ausgestreckt. Die Arme pressen zum Boden.
Bringen Sie die Hüfte Richtung Kopf. Legen Sie die Hände auf den unteren Rücken, möglichst flach. Fingerspitzen zum Steißbein.
Die Ellenbogen sind parallel zueinander.

2 Heben Sie den Rumpf in die Senkrechte. Oberschenkel auch senkrecht. Sie können aber auch zunächst die Füße noch hängen lassen.
Richten Sie das Brustbein senkrecht auf, ziehen Sie die Schultern vom Nacken weg.
Bringen Sie das Becken vor, damit der ganze Rücken flach senkrecht stehen kann.
Die Schulterspitzen befinden sich am Rand der Decke beziehungsweise Schulterplatte. Versuchen Sie sie nach hinten zu rollen und die Ellenbogen zueinander zu bringen.
Strecken Sie die Beine aus. Die Fußspitzen sind leicht angezogen, aber die Füße nach oben in die Länge gedehnt. Spannen Sie die Beine und das Gesäß. Streben Sie immer mehr in die Höhe.

3 **Variante** für Fortgeschrittene: Senken Sie im Wechsel ein Bein zu Boden – **Eka-Pada-Sarvangasana**. Rücken und Becken bleiben aufrecht.

TIPP

Vielleicht die wichtigste Yoga-Haltung überhaupt. Die heilende Wirkung ist sofort spürbar. Üben Sie mit Hingabe, Ausdauer und Geduld. Um den Nacken nicht zu zerren, erhöhen Sie die Schultern durch einen Stapel Decken. Im Iyengar Yoga werden Schaumstoff-Schulterplatten eingesetzt.

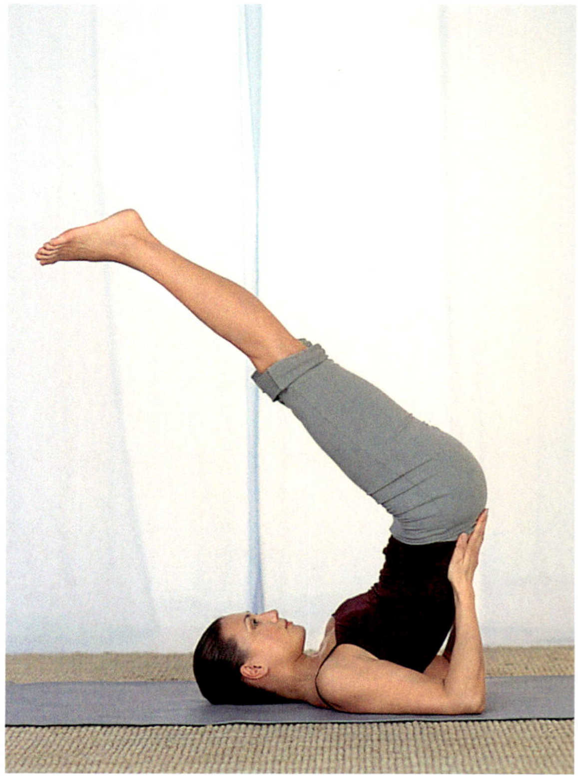

1 **Zwischenschritt:** Den Rumpf aufzurichten ist der wichtigste Schritt.

Ziel: Sie stehen nur noch auf dem oberen Teil des Schultergürtels, die Ellenbogen sind parallel zueinander eng zusammen. Das Brustbein nähert sich dem Kinn. Der Körper ist kerzengerade ausgerichtet. Schultern, Becken, Knie und Füße befinden sich auf einer senkrechten Linie.

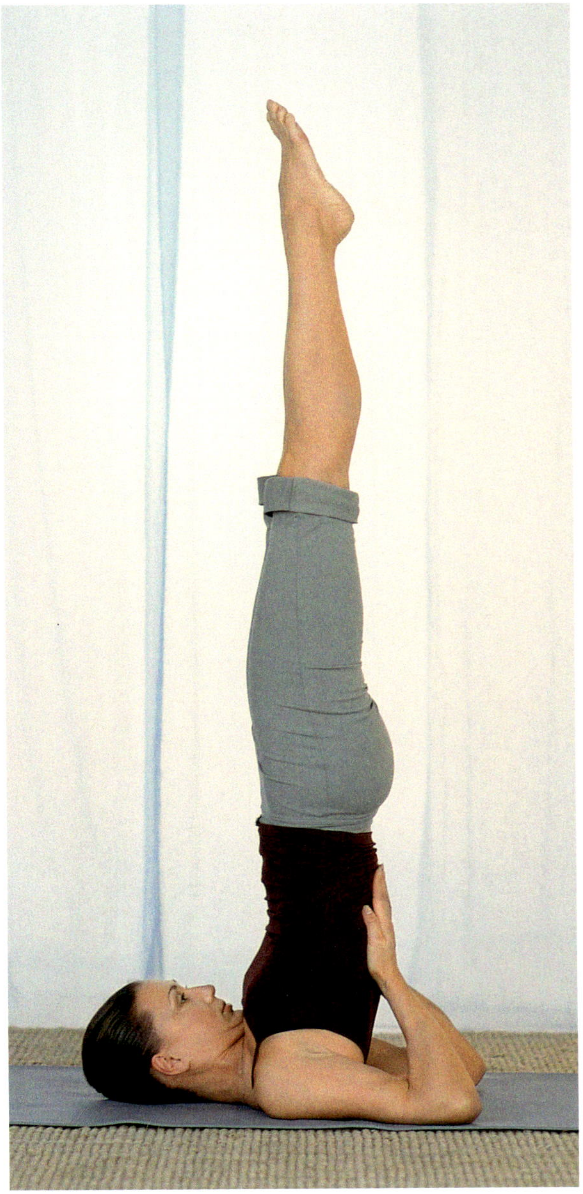

2 Endposition: Streben Sie kerzengerade in die Höhe.

Effekte: B. K. S. Iyengar sagt: »Diese Übung ist eine der größten Wohltaten, die der Menschheit von unseren alten Weisen überliefert wurde. Sie ist die Mutter aller Asanas.«
Die Haltung soll Harmonie und Freude im Organismus herstellen und ist ein Universalheilmittel gegen viele Krankheiten.
Das Blut der Venen fließt zum Herzen, durchflutet Hals- und Brustpartie. Dadurch können Herzbeschwerden, Asthma, Bronchitis, Erkältungen und Kopfschmerzen gelindert werden. Schilddrüse und endokrine Drüsen (die Hormone produzieren) werden angeregt. Die Gedärme entspannen sich, was Probleme mit den Bauchorganen behebt. Vor allem besänftigt die Haltung das Nervenkostüm. Neue Vitalität durchströmt den Körper.

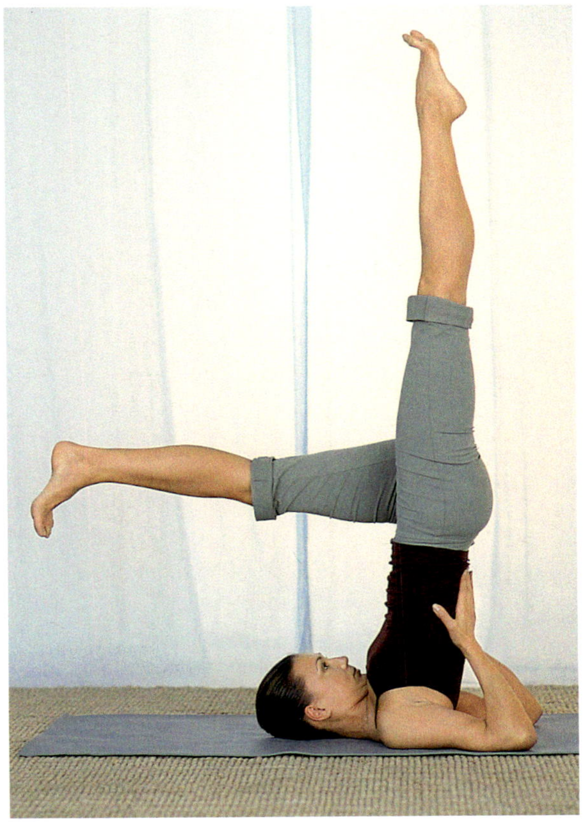

3 Variante: Der obere Fuß zieht weiter nach oben, der untere zu Boden.

SO NICHT!

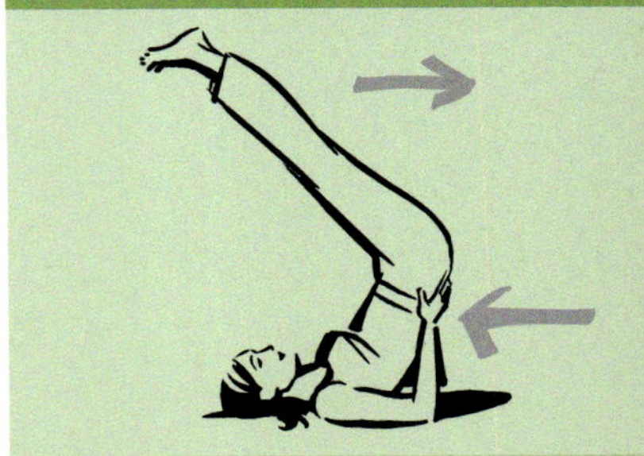

Der Rücken ist nicht senkrecht, das Becken hängt, der Brustkorb ist eingesunken.

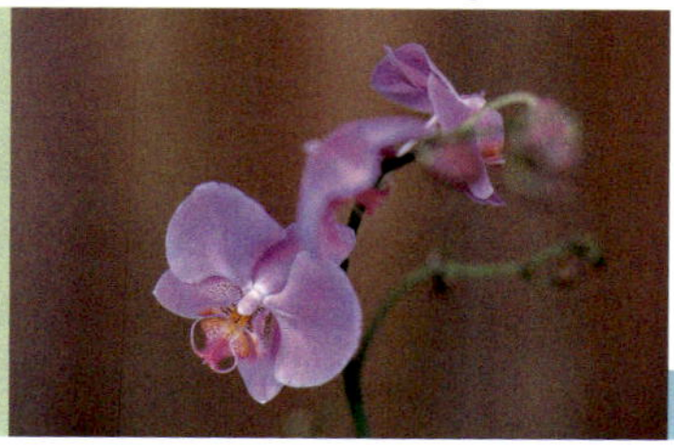

Der Pflug

Halasana

1 Mit dieser Bewegung (dann allerdings in umgekehrter Reihenfolge) kommen Sie aus dem Schulterstand zurück.
Schwingen Sie aus der Rückenlage die gestreckten Beine nach hinten über den Kopf (Anfänger bringen zuerst die Handflächen als Unterstützung an den Rücken.) Dann Beine langsam sinken lassen.
Schultern, Rückseite der Oberarme und Hände pressen zum Boden.

2 Bringen Sie die Fußspitzen zu Boden, dehnen Sie die Fersen vom Kopf weg.
Halten Sie die Beine fest durchgestreckt.
Bringen Sie den Rücken in die Senkrechte.
Falten Sie die Hände und dehnen Sie sie von sich weg, das erhöht die Dehnung im Schultergürtel.

3 Bringen Sie die Sitzknochen höher zur Decke. Um den Rücken zu unterstützen, setzen Sie die Hände auf Nierenhöhe nebeneinander flach auf, Fingerspitzen zum Steißbein gerichtet.
Ellenbogen parallel und schulterbreit auseinander.

4 Diese **Variante** nennt sich **Karnapidasana:** Beugen Sie in Halasana – ohne irgendetwas an der Haltung zu ändern – die Beine und senken Sie die Knie Richtung Boden. Sie drücken dabei leicht gegen die Ohren.
Sie können auch die Hände vom Rücken lösen und lang vom Rumpf weg ausstrecken, dabei Finger verschränken.

Weitere Variante (ohne Foto): Sie lösen die Hände vom Rücken, strecken Sie nach hinten, umschlingen die gebeugten Knie und bringen die Hände an die Ohren. Das zieht die Unterschenkel stärker zu Boden und rundet den Rücken noch mehr.

Ziel: Der Rücken ist stark gedehnt, in klassischem

TIPP

Um den Rücken zu entspannen, können Sie ihn in dieser Haltung sinken und rund werden lassen. Eigentlich ist Halasana aber eine Kräftigungsübung für den Rücken. Daher soll er senkrecht gehalten werden.

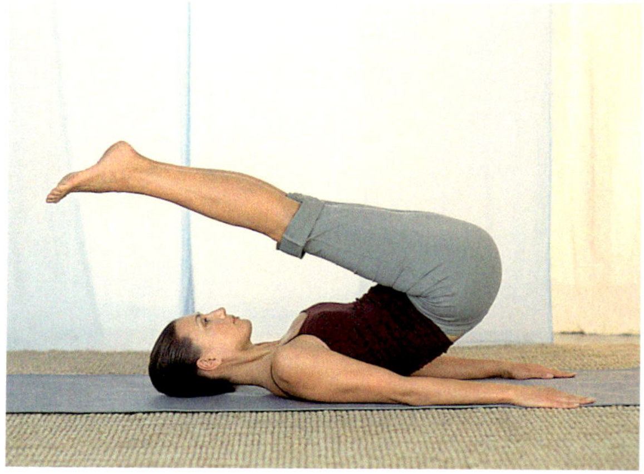

1 Ausgangsposition: Sie schwingen die gestreckten Beine zum Kopf.

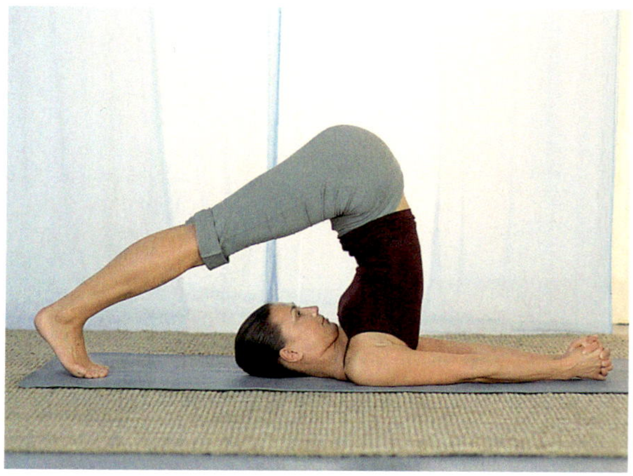

2 Zwischenschritt: Die gestreckten Arme dehnen die Schultern maximal.

Halasana senkrecht aufgerichtet. Die Sitzknochen sind maximal angehoben. Die Halswirbelsäule ist lang gedehnt und entspannt.

Effekte: Die Wirkungen sind denen im Schulterstand vergleichbar. Hinzu kommt, dass durch das enge Zusammenziehen die Bauchorgane massiert und stimuliert werden. Die Wirbelsäule wird auseinander gezogen und besser durchblutet, was Schmerzen lindern, sogar Hexenschuss- und Ischiasprobleme beheben kann. Zudem lösen sich Spannungen im Schulter-Nacken-Bereich. Hoher Blutdruck wird gesenkt und das Herz beruhigt.

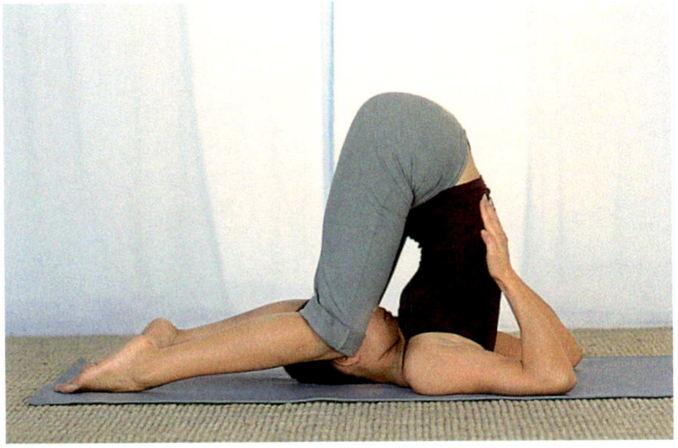

4 **Variante:** Halasana mit gebeugten Beinen dehnt den Rücken noch intensiver.

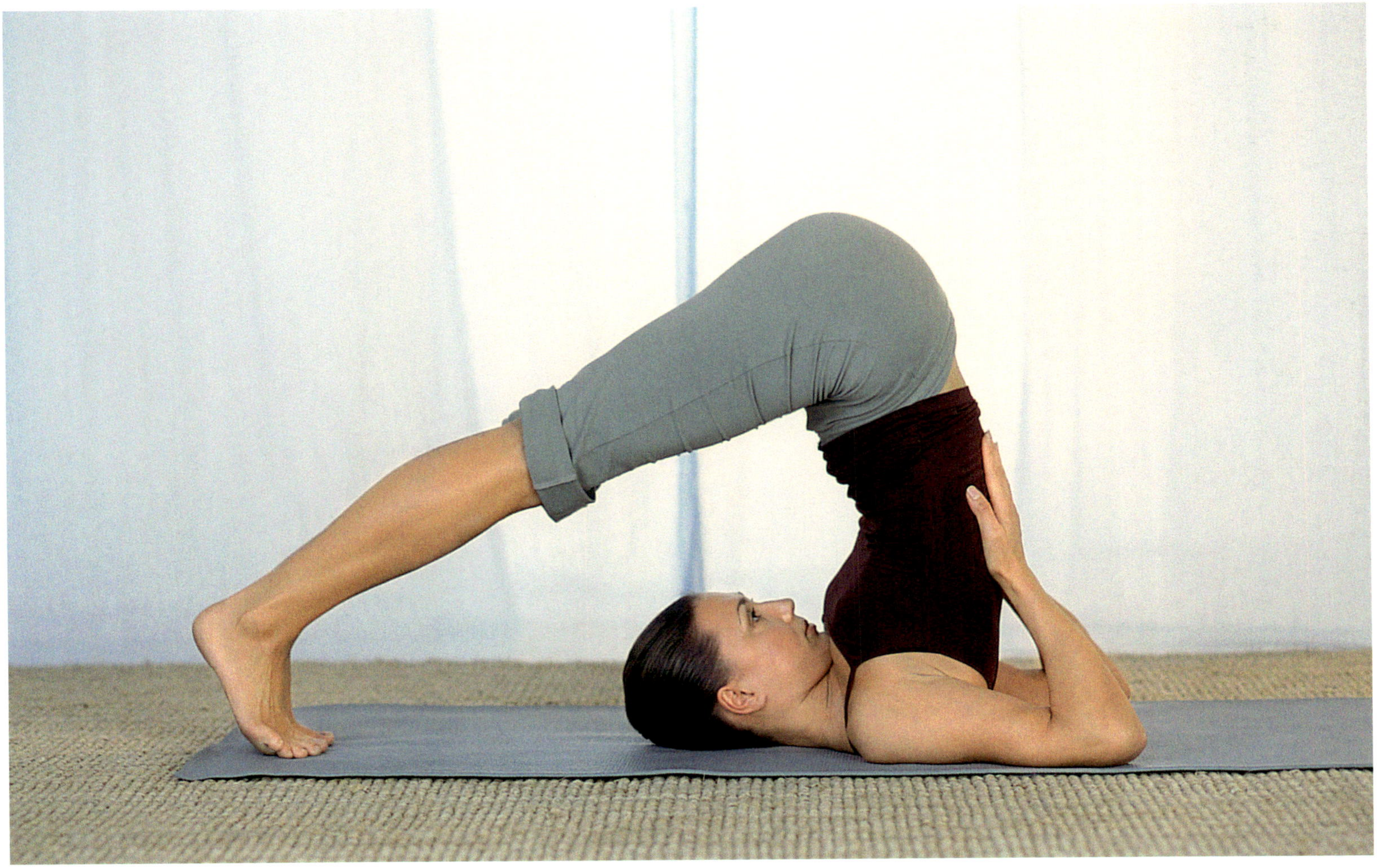

3 **Endposition:** Halasana wirkt wie ein Schulterstand und macht den Rücken stark.

Entspannungs-haltungen

Völlig losgelöst – manchmal leichter gesagt als getan

Harmonie beim
Essen und Ruhen,
beim Schlafen
und Wachen –
Perfektion in all
unserem Tun.
Das ist Yoga,
das uns von
allen Schmerzen
befreit.

Bhagavadgita

Die Seele baumeln lassen

Was bedeutet für Sie Entspannung? Lange schlafen? Auf dem Sofa liegen und lesen? Eine Sauna besuchen oder Urlaub haben? Das alles trifft zu. Die Entspannungshaltungen im Yoga bedeuten aber mehr. Sie können Ihnen helfen, in Ihrem mehr oder wenigen hektischen Alltag kleine Ruhe-Oasen zu schaffen.

Gönnen Sie sich diese Übungen so oft wie möglich. Nehmen Sie sich die Zeit dafür, denn Sie geben Ihnen neue Kraft, mehr Wohlbefinden und Lebensfreude. Dauerhaft gesund können Geist und Körper nur bleiben, wenn Anspannung und Entspannung sich die Waage halten. Wer sich von Terminkalender, Uhr, Handy und all seinen Pflichten ständig antreiben lässt und genervt nur der nächsten Auszeit entgegenhechelt, wird über kurz oder lang spüren, wie die Kräfte nachlassen, wie alles anstrengender erscheint und wie sich Erschöpfung ausbreitet.

Entspannende Momente sind dadurch gekennzeichnet, dass man die Zeit vergisst, Abstand gewinnt vom Hamsterrad des Alltags, der Geist zur Ruhe kommen darf. Deshalb wirken sogar anstrengende Asanas entspannend. Erstens, weil Sie Ihre ganze Konzentration für das korrekte Üben brauchen und so sehr mit Ihrem körperlichen Befinden beschäftigt sind, dass sich die Seele von Stress und Sorgen befreien kann. Zweitens lösen sich Muskelverspannungen. Nur wer seine Muskeln löst, kann auch nervlich entspannen.

Manche Menschen schaffen das allein durch Meditation. Ganz sicher gelingt es Ihnen durch Bewegung. Deshalb bedeuten Entspannungshaltungen im Yoga nicht nur stilles Daliegen, sondern auch weiche, sanfte, sehr subtile Bewegung und Dehnung. Dadurch sinkt die Pulsfrequenz, der Atem fließt ohne aktives Dazutun ruhiger und regelmäßiger.

Schließen Sie dabei die Augen, sinken Sie in die Stille, kommen Sie zur Ruhe, lassen Sie einfach viel häufiger mal die Seele baumeln. Die Ausrede »keine Zeit« zählt nicht. Denn durch diese kleinen Momente des Innehaltens schöpfen Sie so viel neue Energie, dass Ihnen anschließend alles viel leichter und schneller von der Hand geht und gelingt.

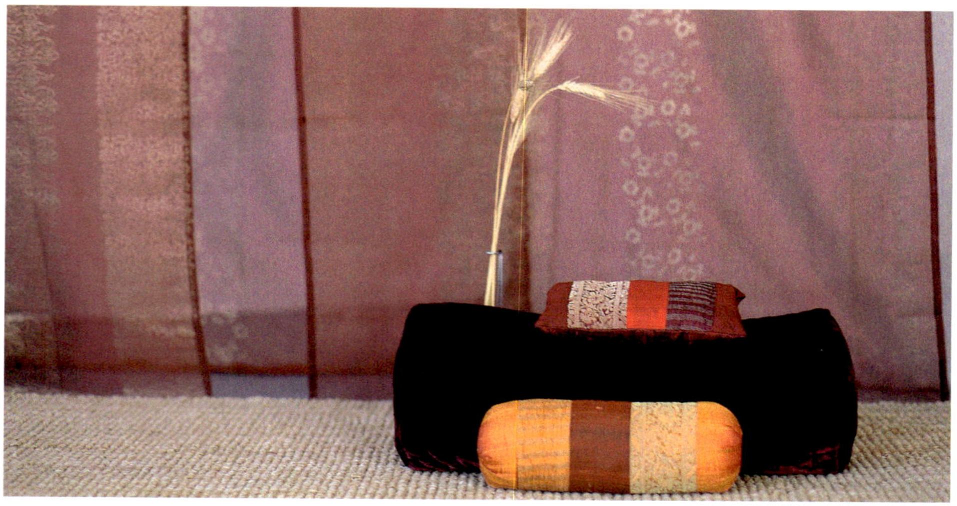

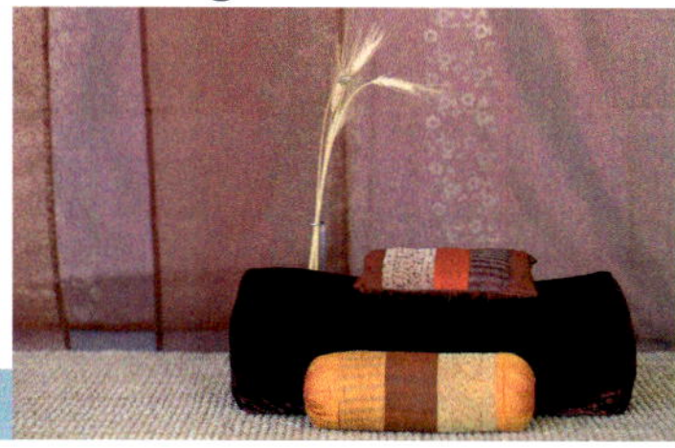

Entspannungshaltung im Liegen

Shavasana

I Legen Sie sich auf den Rücken. Dehnen Sie den Nacken lang und legen Sie den Hinterkopf so auf, dass das Kinn leicht nach vorne sinkt.
Richten Sie Ihren Körper gleichmäßig symmetrisch aus: Nehmen Sie die Füße etwa 20 Zentimeter auseinander. Spannen Sie die Beine von oben bis unten fest an und ziehen Sie die Fußspitzen streng und fest zueinander. Nach drei Sekunden lassen Sie sie nach außen fallen. Lassen Sie in den Hüftgelenken los.
Kneifen Sie die Pobacken zusammen. Lassen Sie sie nach drei Sekunden weich zurück zum Boden sinken.
Ballen Sie die Hände fest zu Fäusten und heben Sie die Arme dabei leicht an. Legen Sie sie nach 3 Sekunden mit den Handflächen nach oben neben den Körper, sodass die Oberarme nicht den Rumpf berühren.
Konzentrieren Sie sich auf Ihre Rückseite. Ziehen Sie in Gedanken eine Linie durch Ihre Mitte. Liegt Ihr Kopf exakt darauf? Liegen Fersen, Beine, Arme und Hände gleich weit von dieser Mittellinie entfernt? Spüren Sie beide Waden und Pohälften, den unteren und oberen Rücken, die Schulterblätter und Oberarme gleichmäßig am Boden?
Spüren Sie, wie der Boden Sie trägt. Lassen Sie mit jeder Ausatmung Ihr Gewicht mehr und mehr zur Erde sinken.
Kneifen Sie Ihr Gesicht zusammen, dass es ganz klein wird – und lösen Sie es wieder.
Entspannen Sie Ihre Stirn, genau an dem Punkt zwischen den Augenbrauen. Entspannen Sie Nasenwurzel, Wangen, Lippen, die Zungenwurzel. Entspannen Sie Ihre Augenlider, lassen Sie Ihre Augäpfel weiter in die Höhlen sinken, schauen Sie aber auf die Nasenspitze. Lassen Sie vollkommen los.
Spüren Sie, wie Sie immer schwerer am Boden liegen und sich dadurch immer leichter fühlen.

Ziel: Sie liegen bewegungslos. Die Gedanken bleiben ruhig, wandern nicht mehr umher. Sie tun nichts.

Effekte: In Shavasana erholen Sie sich physisch und psychisch, erreichen Stille in Körper und Geist.

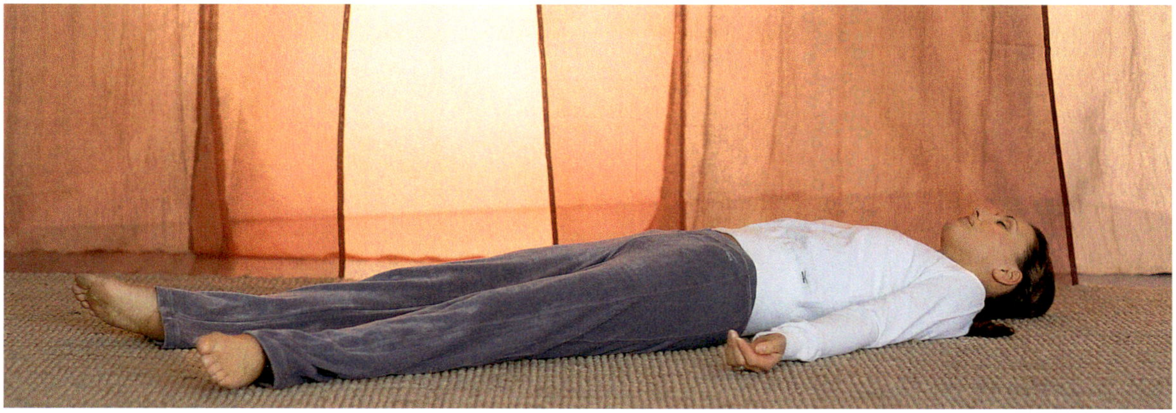

I **Ganz entspannt:** Überlassen Sie Ihren Körper der Schwerkraft.

TIPP

Es ist schwieriger, die Gedanken als den Körper ruhig zu halten. Deshalb ist diese dem Anschein nach simple Haltung eine der schwierigsten. Sie können Sie auch während des Yoga-Übens zwischendurch einige Minuten lang einnehmen, um zu erkunden, was die Stellungen in Ihrem Körper ausgelöst haben.

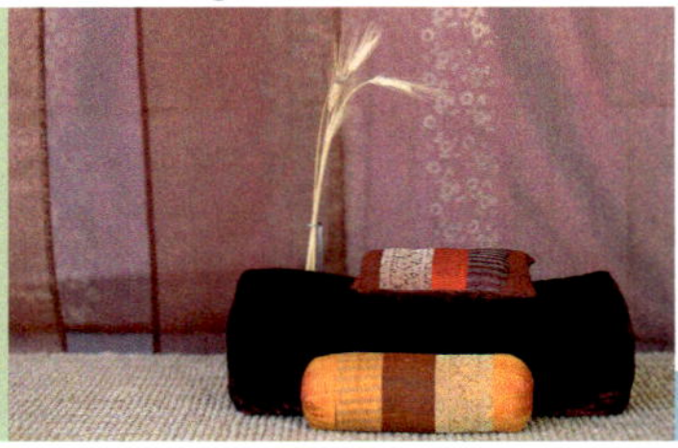

Umgekehrter See und Kindhaltung

Viparita-Karani und Balasana

Umgekehrter See

1 Legen Sie ein festes, langes Polster, einen Stapel Decken oder eine zusammengerollte Decke im Abstand von 5 Zentimetern vor eine Wand. Das Polster sollte so hoch sein, dass Ihr Unterleib höher als die Schultern liegt, und so breit, dass das Becken aufliegen kann.

Hocken Sie sich rechts daneben mit der linken Körperhälfte an die Wand. Bringen Sie die rechte Schulter zum Boden und rollen Sie sich nach links auf das Kissen. Schwingen Sie dann die Beine an der Wand hoch. Strecken Sie sie aus und ziehen Sie die Fußspitzen nach unten. Sollte es Ihnen zu anstrengend sein, Beine und Füße dort oben zu halten, schlingen Sie einen Gurt oder ein Halstuch um Oberschenkel und Fußknöchel.

Lassen Sie das Gewicht des Pos näher zur Wand und näher zu Boden sinken, damit das Becken ganz waagerecht liegt. Ziehen Sie die Schulterblätter sanft unter den Oberkörper in Richtung Bauch, so dass sich die Brust öffnen kann.

Legen Sie die Arme neben sich ab. Beugen Sie die Ellenbogen so, dass die Hände Richtung Kopf zeigen, Handflächen nach oben.

Schließen Sie die Augen und genießen Sie.

Ziel: Sie liegen mit gewölbter Brust, gestreckten Beinen und dem Schultergürtel flach am Boden ohne Muskeln anzuspannen. Sie lassen vollkommen los.

Effekte: Das Blut fließt aus den Beinen in den Bereich des Bauches und weiter zum Herzen. Das bringt neue Energie. Das Nervensystem entspannt sich. Kopfschmerzen werden gelindert. Die leichte Dehnung des Oberkörpers wirkt der im Laufe des Lebens zunehmenden Unbeweglichkeit des Brustkorbs entgegen, die das Atemvolumen vermindert (wodurch das Sauerstoffangebot sinkt). Die Lagerung des Beckens erhöht die Durchblutung des Bauchraums, was ganz besonders bei Menstruationsbeschwerden lindernd wirkt.

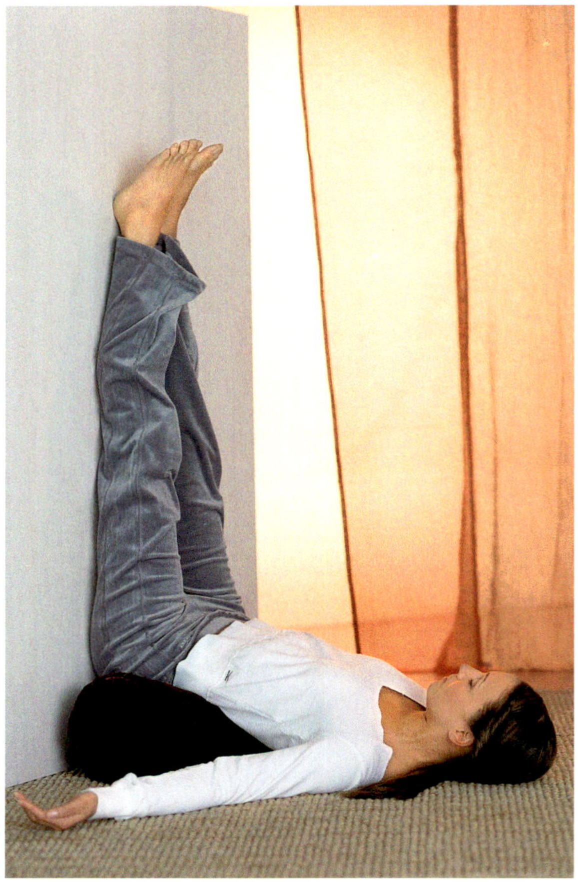

1 **Ruhe finden:** Dank der erhöhten Blutzirkulation tanken Sie neue Kraft.

TIPP

Diese Yoga-Haltung ist sehr erholsam und beruhigend. Sie hat sich bei Schlafstörungen, Prüfungsangst und in Stress-Situationen bewährt.

Die Kindhaltung

2 Knien Sie sich hin. Oberschenkel und Füße eng zusammen. Legen Sie den gesamten Rumpf auf die Oberschenkel.
Dehnen Sie den Nacken nach vorn und legen Sie dann die Stirn zum Boden, auf ein kleines Kissen, Handtuch oder eine gefaltete Decke.
Strecken Sie die Arme nahe am Körper nach hinten aus, die Handflächen nach oben. Lassen Sie die Schultern sinken. Nehmen Sie jede Spannung aus dem Körper und atmen Sie tief in den Rücken hinein, der sich nach oben und zur Seite ausdehnen kann.

3 Verspüren Sie Anspannung oder Verhärtung im Rücken, strecken Sie die Arme schulterbreit parallel nach vorn und legen die Handflächen auf.
Dehnen Sie sich mit jedem Atemzug ohne Anstrengung oder sichtbaren Impuls weiter nach vorn.

4 Noch länger strecken können Sie die Wirbelsäule, wenn Sie die Knie so weit auseinander nehmen, dass der Rumpf zwischen die Oberschenkel rutschen kann.
Halten Sie die Fußspitzen zusammen. Dehnen Sie sich über die Arme weit nach vorn. Lassen Sie Gesäß und Bauch immer weiter zu Boden sinken. Die Stirn ruht am Boden oder auf dem Kissen.

Ziel: Sie lassen alle Muskeln los und zur Erde sinken. Auch wenn die Arme ausgestreckt sind, geschieht dies nicht mit Kraft. Der Rücken wird immer breiter.

Effekte: Die Bandscheiben werden auseinander gedehnt. Alle Anspannung weicht aus dem Körper.
Die Knie werden flexibler und die Oberschenkelvorderseiten länger.

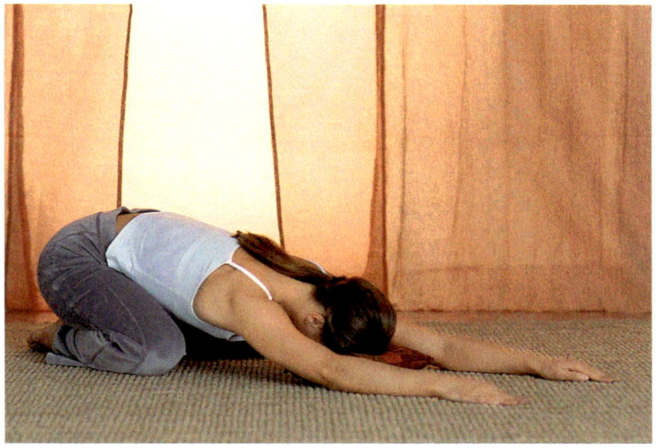

4 Variante 2: Die Schwerkraft zieht den Rücken sanft zu Boden.

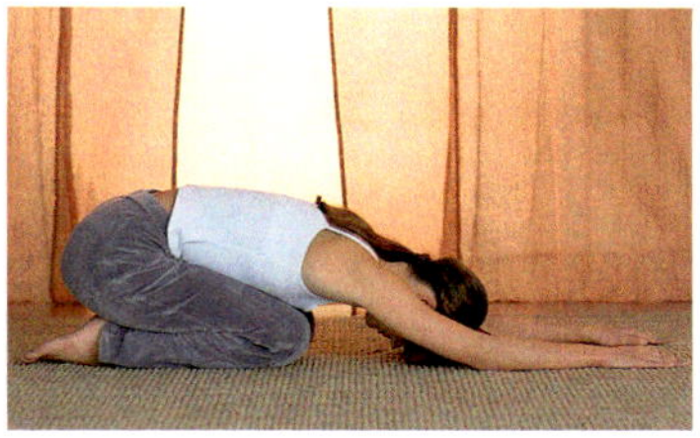

3 Variante 1: Die gestreckten Arme dehnen die Wirbelsäule noch länger.

TIPP

Nach anstrengenden Übungen wie Kopf- oder Handstand ist es ratsam, erst einen Moment lang eine der Kindhaltungen einzunehmen, ehe Sie sich aufrichten. Sie wirken auch wohltuend und ausgleichend nach Rückbeugen.

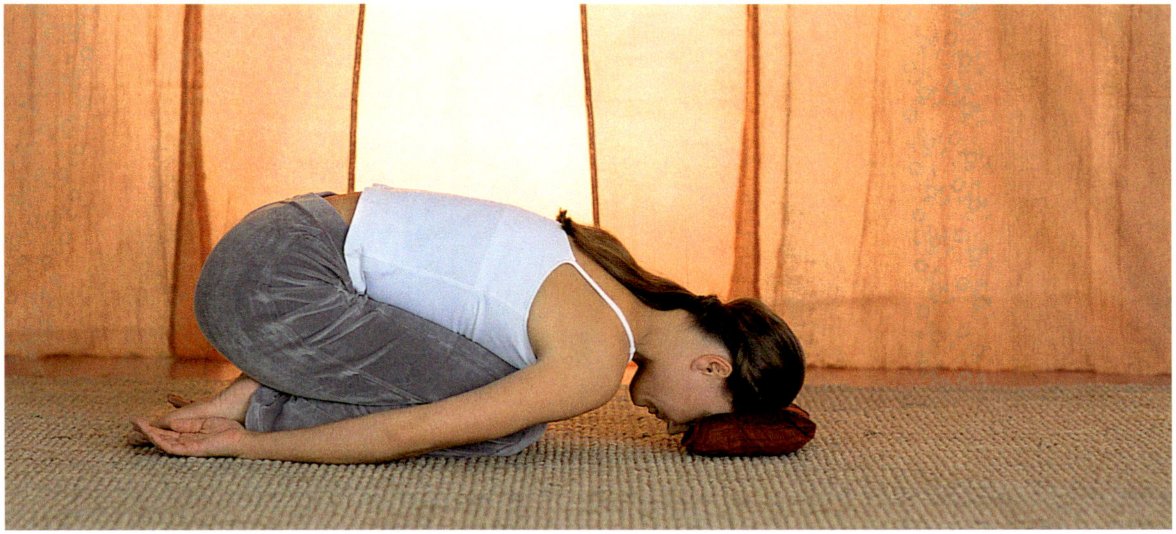

2 Die Kindhaltung: Der Rumpf ruht gerundet auf den Oberschenkeln.

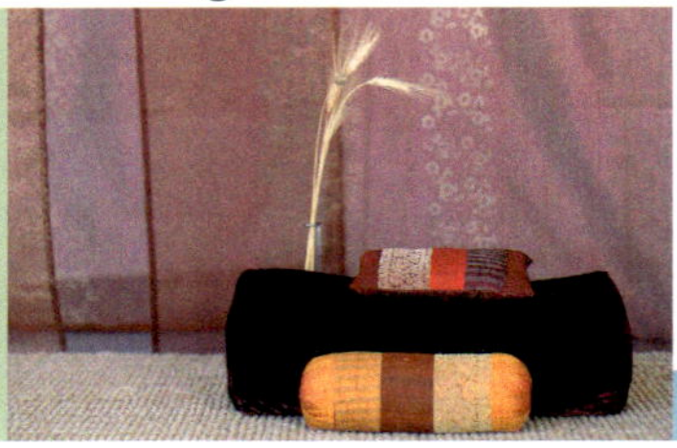

Rücken-Relax

Apanasana

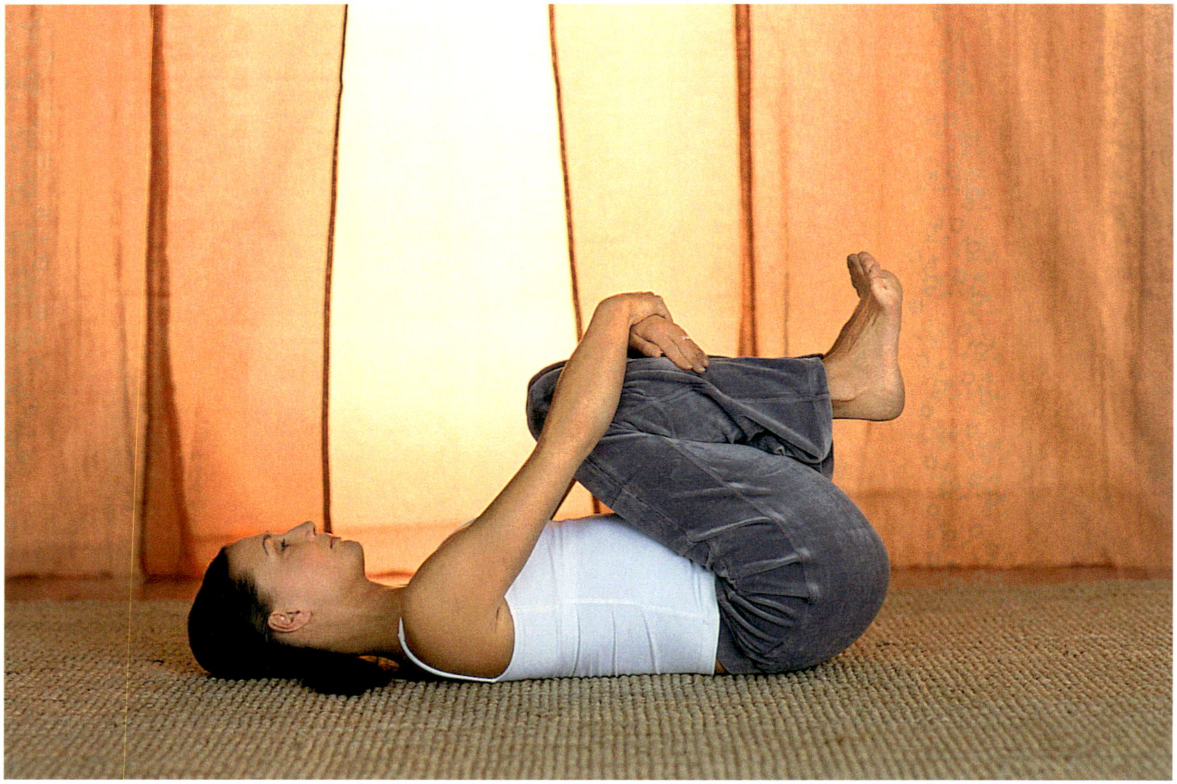

1 **Wohltat für die Wirbel:** Das Gewicht der Beine drückt den Rücken zu Boden.

TIPP

Pflichtübung für alle mit Rückenproblemen. Wohltuend auch bei Periodenschmerzen und nach intensiven Rückbeugen.

1 Legen Sie sich auf den Rücken. Dehnen Sie den Nacken von den Schultern weg und legen Sie den Hinterkopf zu Boden. Nehmen Sie die Beine zur Brust, ohne das Becken zu heben.

Umschlingen Sie die Unterschenkel mit den Armen, ohne die Schulterblätter vom Boden zu lösen. Lassen Sie die Schultern zurück Richtung Boden sinken. Kinn leicht zur Brust senken.

Ziehen Sie die Fußspitzen zu sich heran.

2 Noch intensiver wird die Dehnung der Rückenmuskulatur, wenn Sie Kopf und oberen Rücken heben und Richtung Knie bewegen.

Das soll keinen Kraftakt bedeuten, sondern eine harmonische Bewegung sein.

Bringen Sie Kopf und Knie immer näher zueinander, ohne sich besonders dabei anzustrengen.

Dehnen Sie dennoch Ihr Kreuzbein zum Boden.

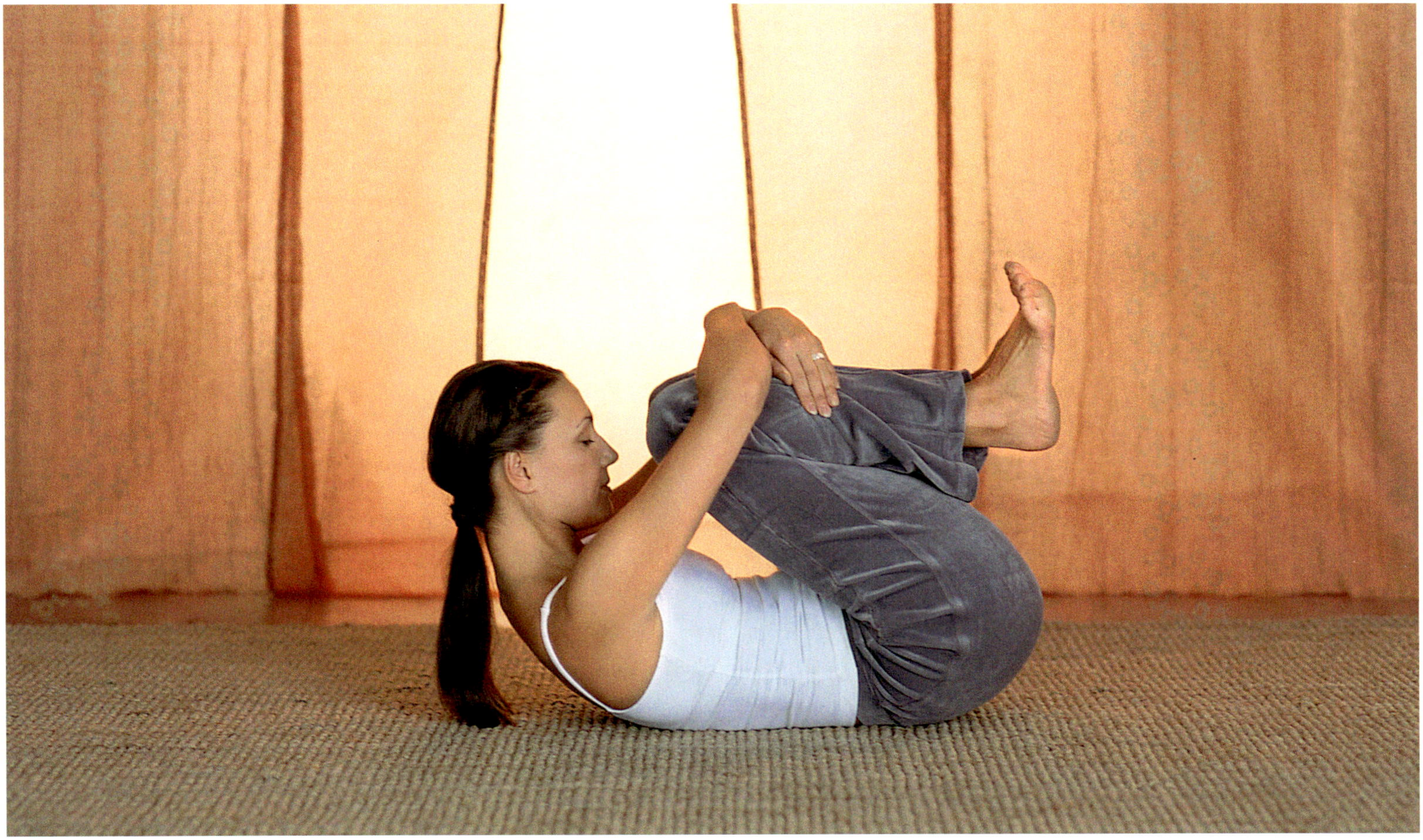

2 Dehnbar: Durch Heben des oberen Rückens streckt sich das Rückgrat.

Ziel: Ihre Wirbelsäule wird effektiv in die Länge gezogen und entspannt.

Effekte: Sind beispielsweise durch intensive Rückbeugen oder langes Sitzen am Computer Ihre Bandscheiben gestaucht, werden sie auf diese weiche Weise wieder auseinander gezogen. Der Bauchraum wird massiert, was bei Menstruationsbeschwerden und Blähbauch hilft.

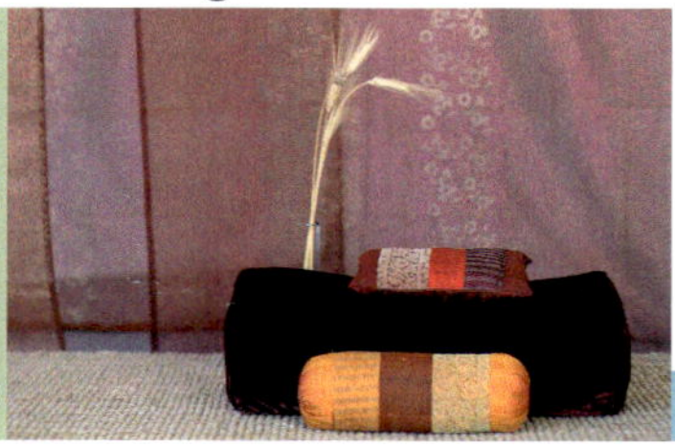

Liegender Held und liegende Winkelhaltung

Supta-Virasana und Supta Baddha Konasana

Liegender Held

1 Sie beginnen im Fersensitz. Fußknöchel und Waden sind eng beieinander.

Setzen Sie sich nun zwischen die Waden mit dem Gesäß direkt gegen ein großes Polster. Greifen Sie in die Kniekehle und ziehen Sie die Haut der Waden nach oben und außen. Greifen Sie an die Sitzknochen und ziehen Sie dort die Haut nach hinten weg, dass Sie die Sitzknochen am Boden fühlen.

Legen Sie die Fußrücken auf und richten Sie die Füße eng an der Hüfte nach hinten gestreckt aus. Strecken Sie mit Hilfe der Hand die Zehen nach hinten und auseinander.

Beugen Sie die Ellenbogen, lehnen Sie sich zurück auf das Kissen. Damit der Nacken nicht einknickt, legen Sie ein kleines Kissen oder eine gefaltete Decke unter den Kopf.

Knie zusammenhalten und zum Boden dehnen. Brustkorb heben, indem Sie die Schultern nach hinten rollen.

Arme seitlich ablegen, Handflächen nach oben.

2 Variante: Um die Dehnung der Rumpfvorderseite zu intensivieren, strecken Sie die Arme nach hinten lang und parallel zueinander aus.

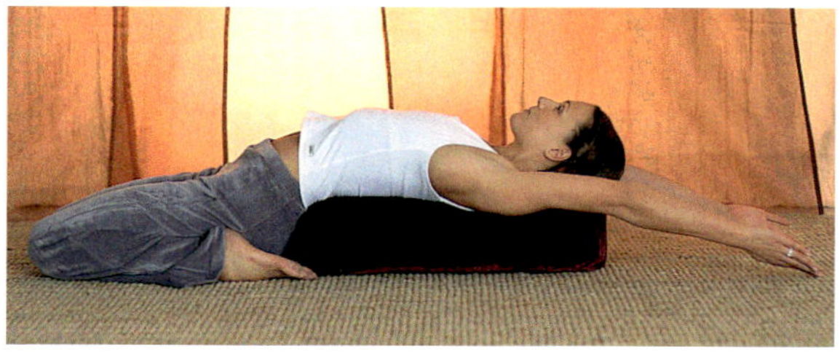

2 Variante: Durch Ausstrecken der Arme wird der Brustkorb noch weiter.

TIPP

Diese Haltungen dehnen intensiv die Oberschenkelvorderseite und die Kniegelenke. Sie sind besonders Läuferinnen zu empfehlen. Ungeeignet sind sie bei Schmerzen im unteren Rücken.

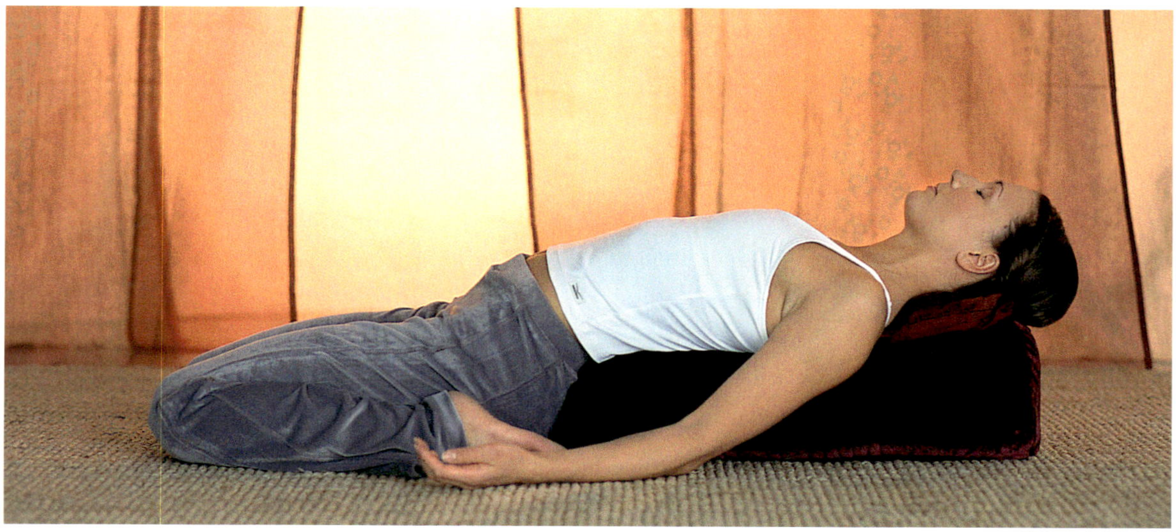

1 Liegender Held: Lassen Sie Ihren Rücken in das Polster sinken.

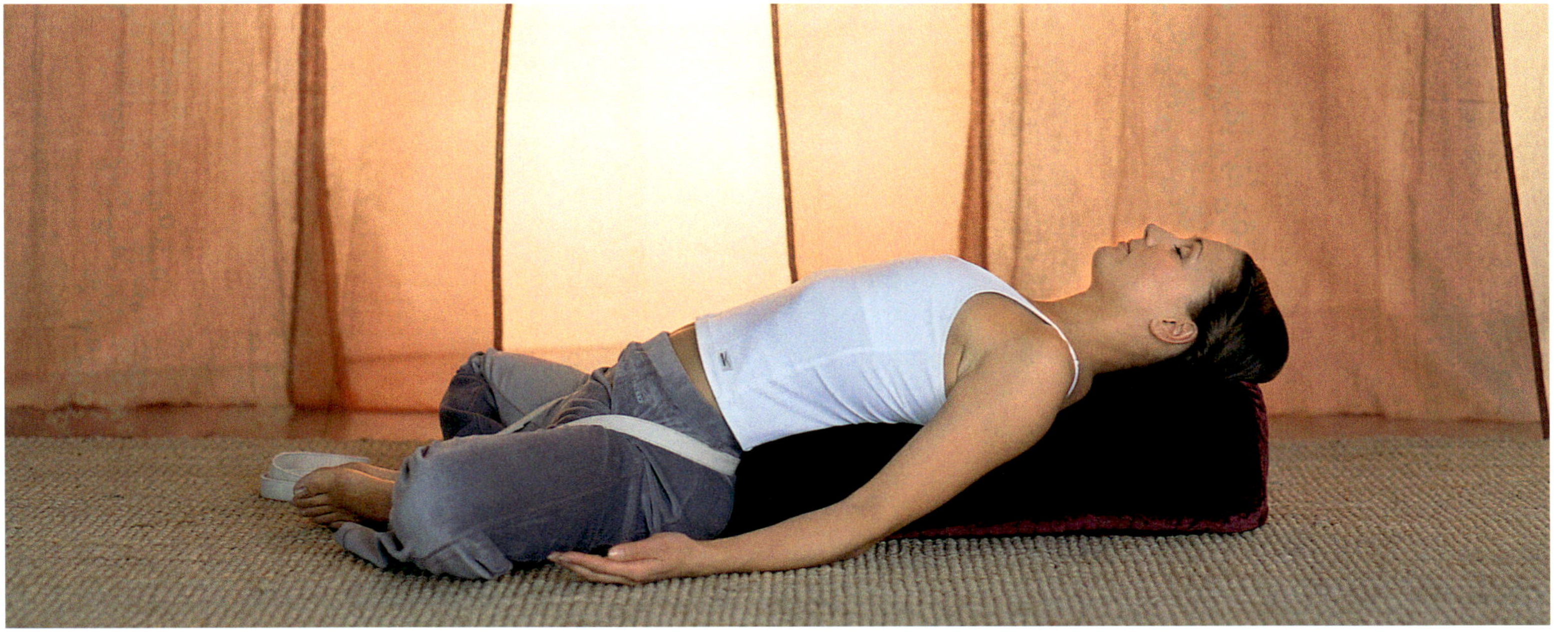

3 **Liegende Winkelhaltung:** Die Dehnung der Leisten entspannt den gesamten Bauchraum.

Liegende Winkelhaltung

3 Sie beginnen in der Schusterhaltung (siehe Seite 66). Das Gesäß berührt das Polster.
Idealerweise üben Sie mit einem langen Yoga-Gurt, es geht aber auch ohne. Heben Sie den geschlossenen Gurt über die Schultern und bringen Sie ihn zur Taille. Legen Sie ihn um die Füße, deren Fußsohlen sich berühren. Hinten liegt er oberhalb des Kreuzbeins. Ziehen Sie den Gurt fest, so dass die Füße näher zum Gesäß rücken. Lehnen Sie sich zurück auf das Kissen, der Kopf sollte erhöht sein.

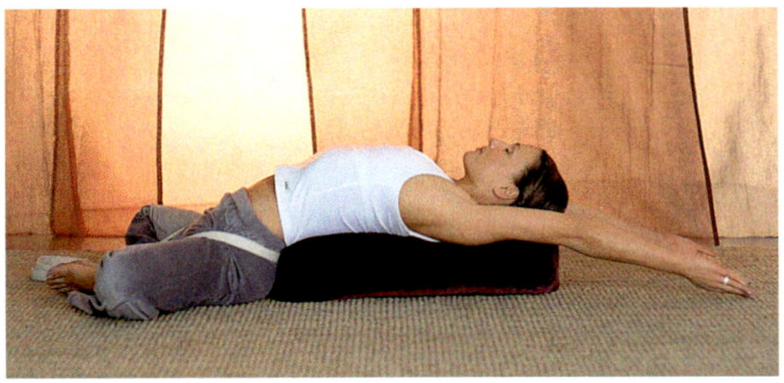

4 **Variante:** Die Arme auszustrecken dehnt die Rumpfvorderseite intensiver.

Lassen Sie die Knie zu Boden sinken.
Arme seitlich ablegen.
Der Brustkorb wölbt sich, indem Sie die Schultern nach hinten-unten dehnen.
Tun Sie nichts mehr.

4 **Variante:** Um Brustkorb und Schultern intensiver zu dehnen, strecken Sie die Arme lang nach hinten weg, parallel zueinander.

Ziel: Sie empfinden die Dehnung der Leisten als angenehm, die Knie nähern sich immer mehr dem Boden.

Effekte: Reguliert den Blutdruck, lässt Beine, Hüften und Leisten beweglicher werden. Behebt Verdauungs- und Menstruationsbeschwerden. Zudem wird das Immunsystem gestärkt.

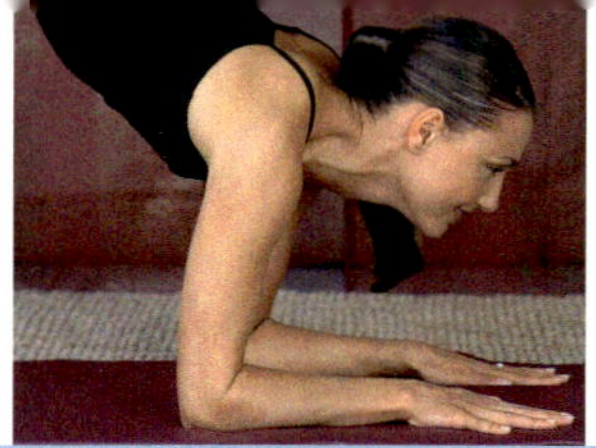

Lasst Eure Seele
So beharrlich
Wie möglich sein
Lasst Euren Körper
So ausdauernd
Wie möglich sein
Trachtet danach
Beides im Gleich-
gewicht zu halten

Chao-Hsiu Chen

Die Yoga-Praxis

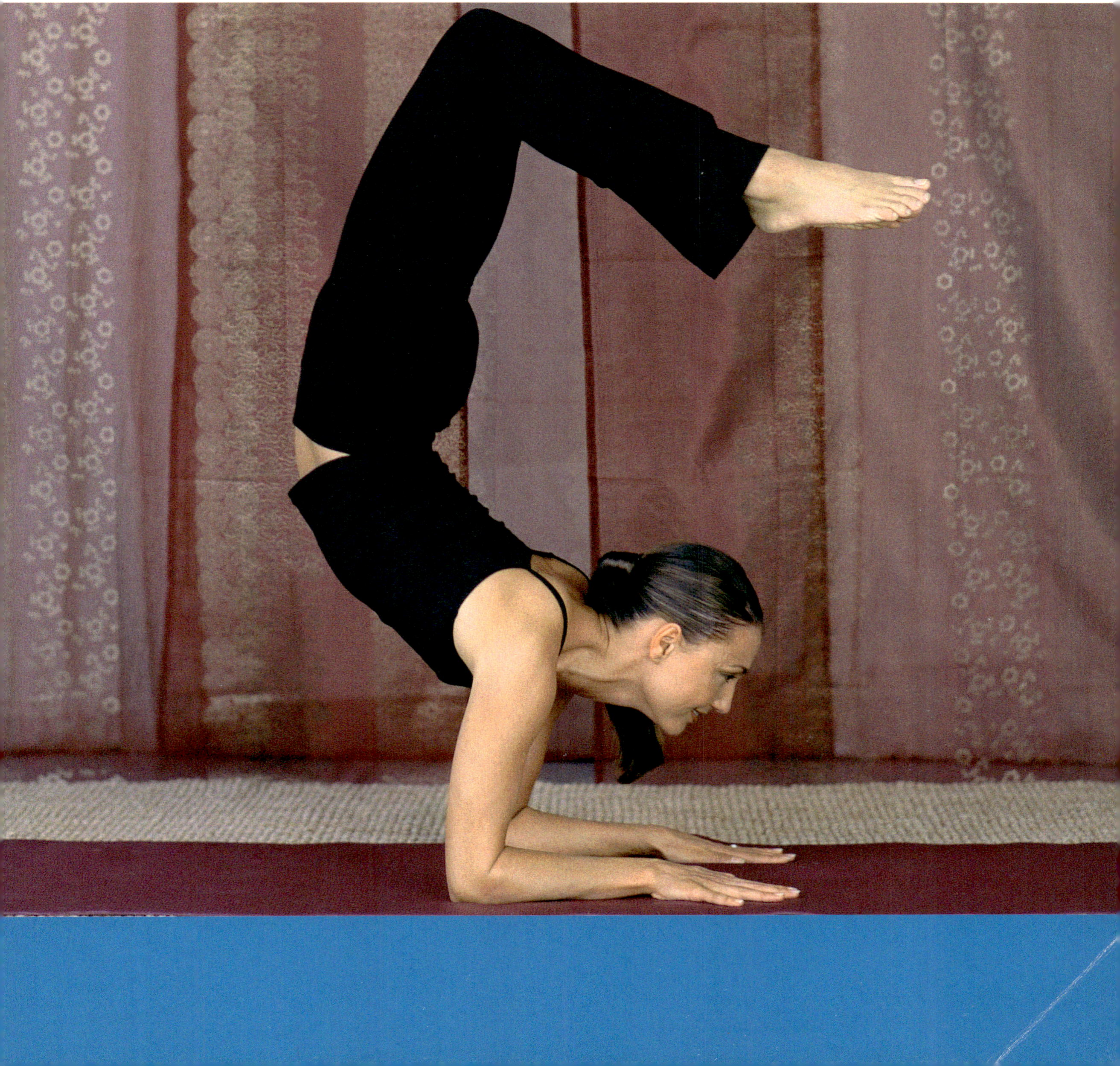

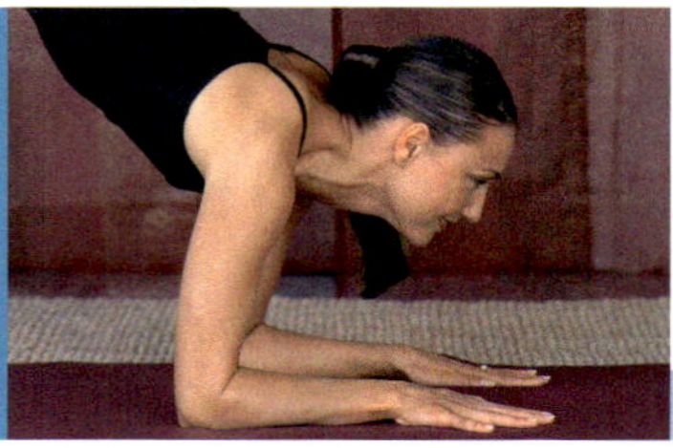

Für gute Laune

Yoga lässt Sie lächeln

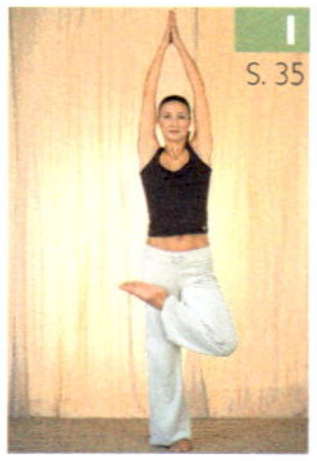

1 S. 35

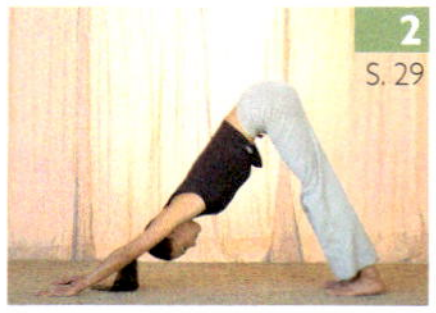

2 S. 29

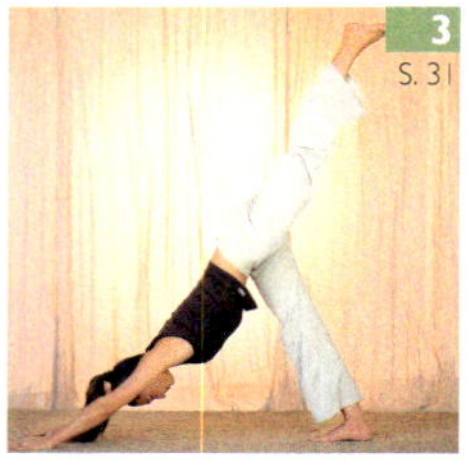

3 S. 31

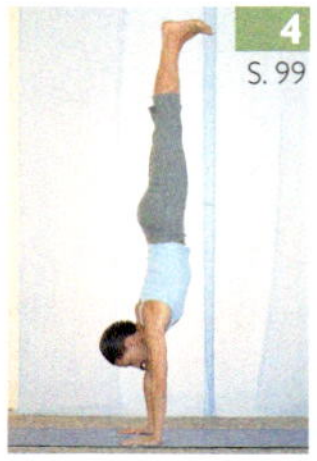

4 S. 99

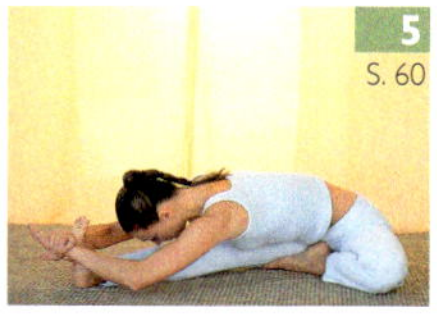

5 S. 60

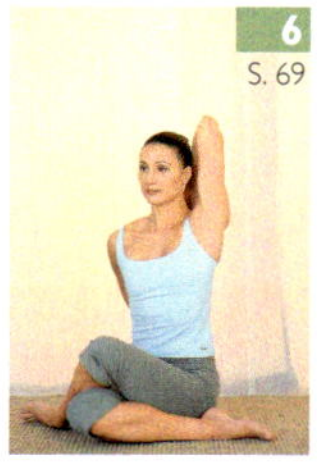

6 S. 69

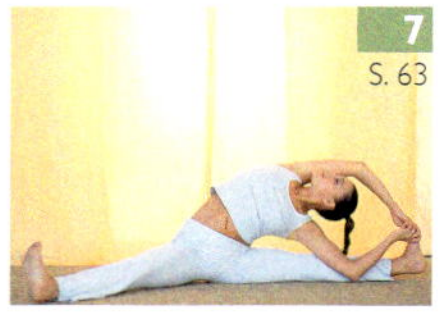

7 S. 63

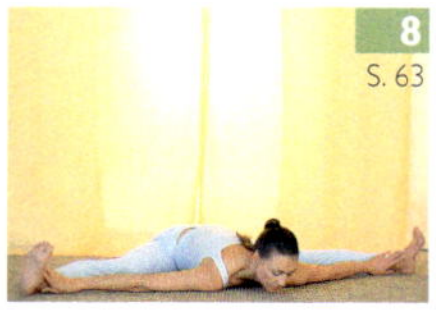

8 S. 63

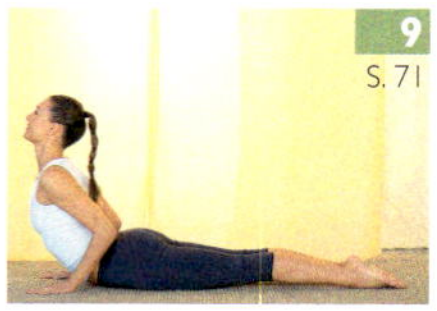

9 S. 71

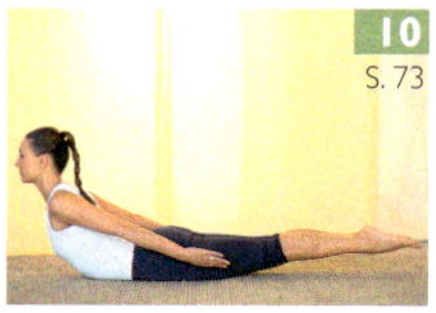

10 S. 73

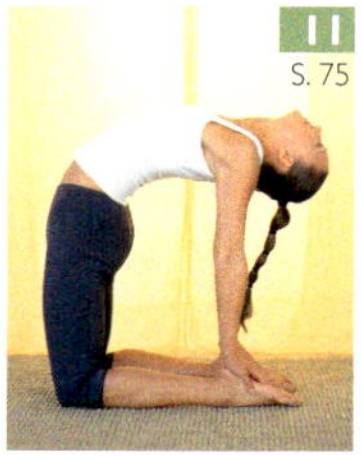

11 S. 75

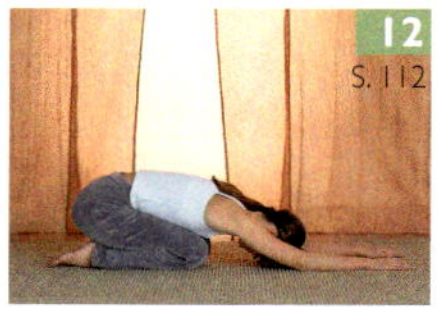

12 S. 112

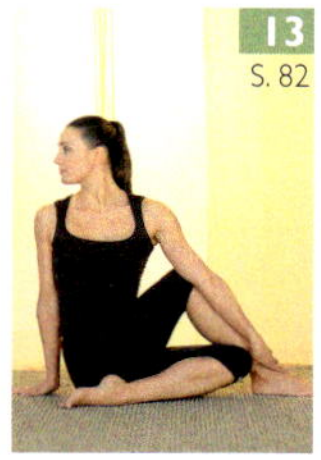

13 S. 82

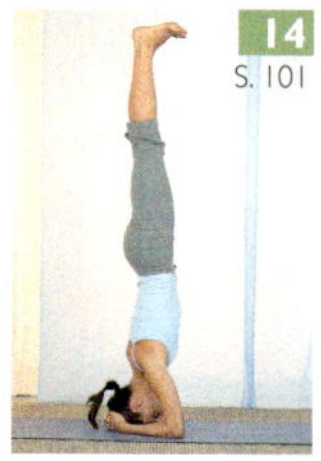

14 S. 101

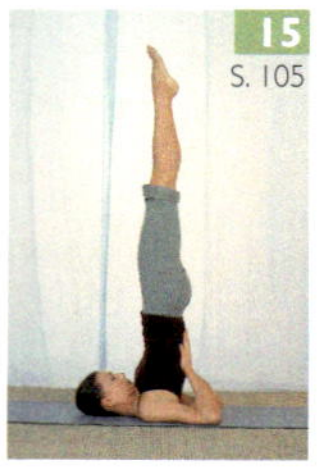

15 S. 105

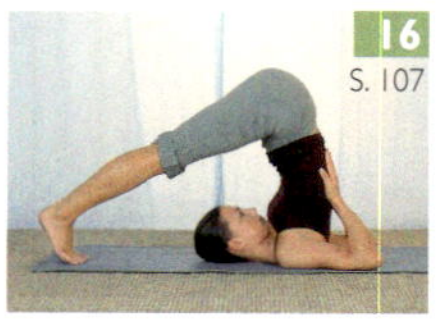

16 S. 107

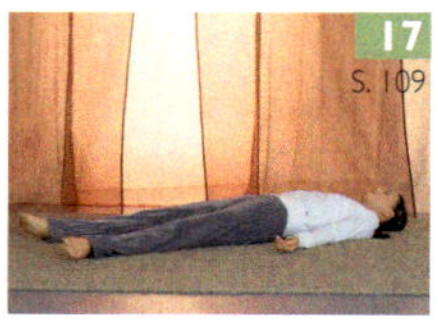

17 S. 109

Diese Abfolge von Asanas hebt die Stimmung. Wenn Sie traurig sind, Ihnen eine Laus über die Leber gelaufen ist, Sie einen unerfreulichen Tag hinter sich haben oder Ihnen jemand die Laune verdorben hat: Ziehen Sie sich auf Ihre Yoga-Matte zurück und üben Sie ganz in Ruhe und mit Hingabe diese Haltungen hintereinander weg. Sie werden nicht anders können als lächeln.

Übungsfolgen

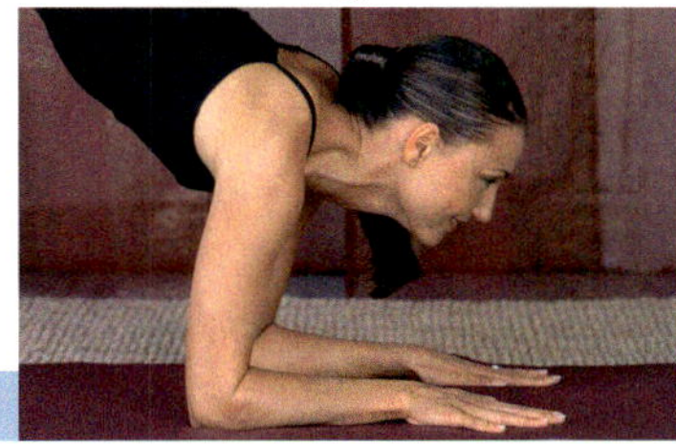

Sonnengebet – Surya Namaskar

Alles ist im Fluss

Das Sonnengebet ist ein klassisches **Vinyasa**, das eigentlich in allen Yoga-Varianten praktiziert wird. Dabei handelt es sich um eine Folge von Asanas, die nahtlos, möglichst fließend ineinander übergehen. Je nachdem wie lange, wie schnell und wie oft Sie es einsetzen, kann das bewegte Gebet als Herz-Kreislauf-Training betrachtet werden.

Beginnen Sie sehr langsam und steigern Sie nach und nach das Tempo. Hierbei steht die Synchronisation von Atem und Bewegung im Mittelpunkt. Es geht darum, diese Einheit zu spüren

Idealerweise beten Sie früh morgens die Sonne an, da das fließende Üben sehr aktivierend wirkt. Üben Sie mehrere Durchläufe hintereinander.

6 > 7 Knie leicht beugen, mit dem linken Fuß einen großen Schritt zurück

7 > 8 Rechten Fuß neben den linken bringen

8 > 9 Schultern so weit nach vorne schieben, bis sie senkrecht über den Händen sind

9 > 10 Erst die Knie zum Boden bringen, dann den Brustkorb

10 > 11 Beine strecken und das Becken zum Boden bringen

12 > 14 Über den Vierfüßlerstand (Foto 13) zum Hund zurückkommen

14 > 15 Rechten Fuß mit Schwung nach vorne zwischen die Hände bringen

19 > 20 Arme erst zur Seite ausstrecken, dann mit dem Aufrichten über den Kopf heben

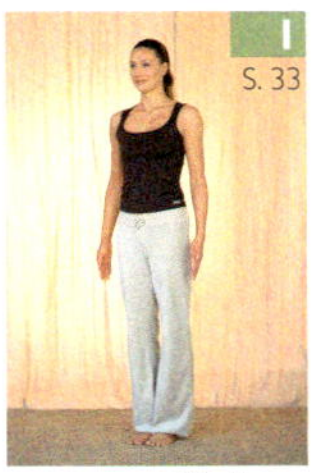

Einatmen

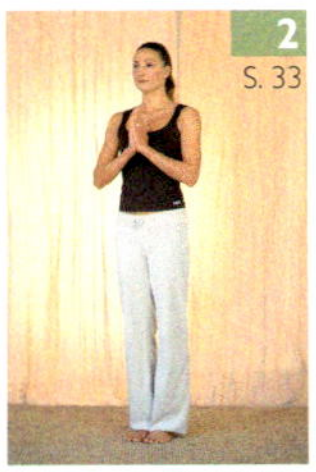

Ausatmen

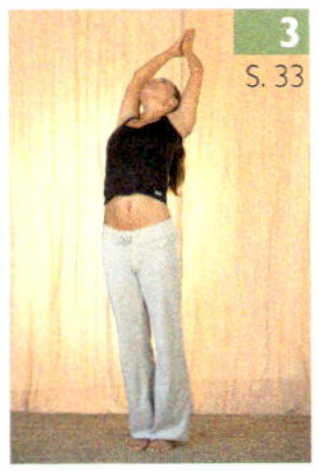

Einatmen

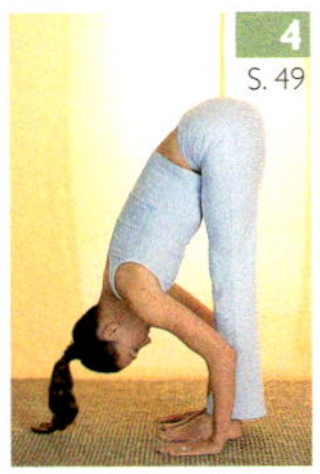

Ausatmen

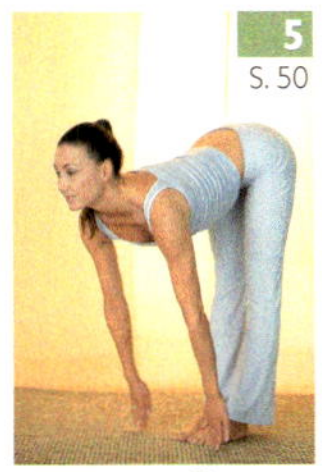

Einatmen

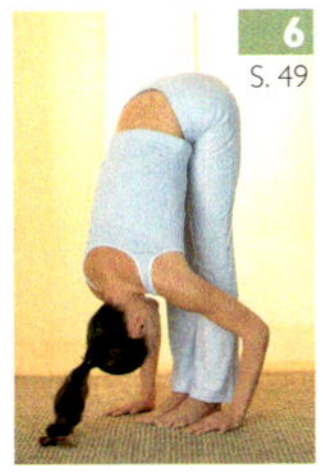

Ausatmen

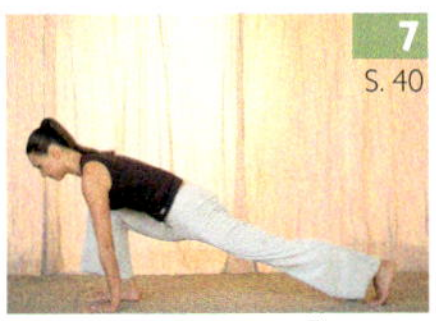

Einatmen

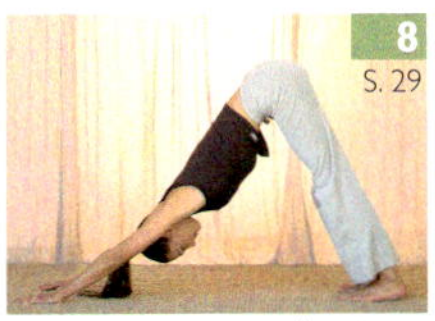

Ausatmen

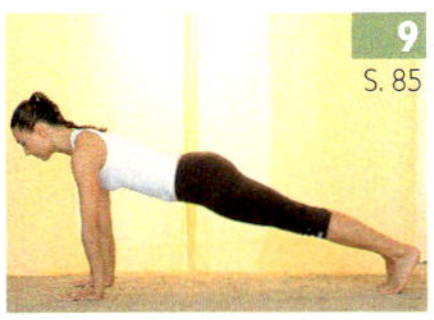

Einatmen

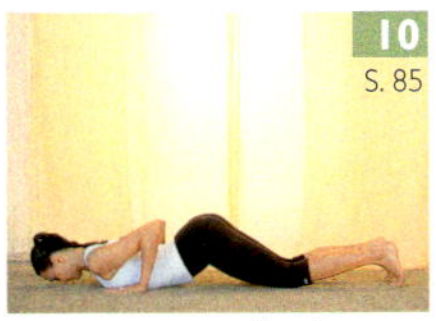

Ausatmen …

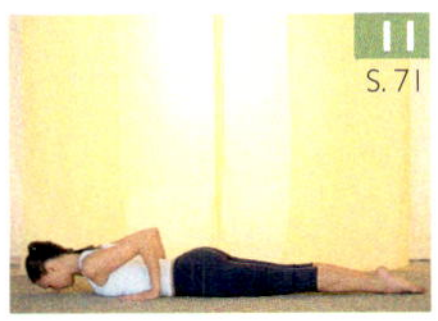

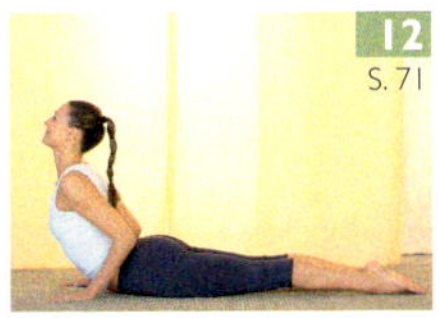

Einatmen

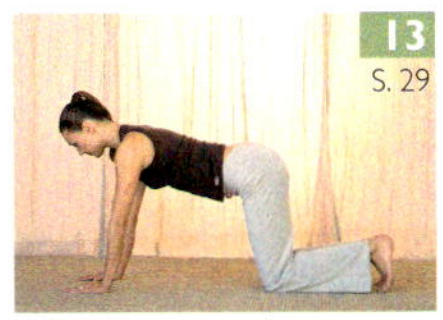

Ausatmen …

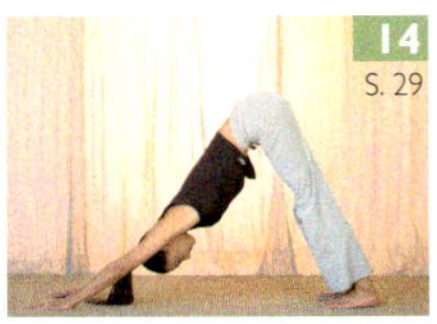

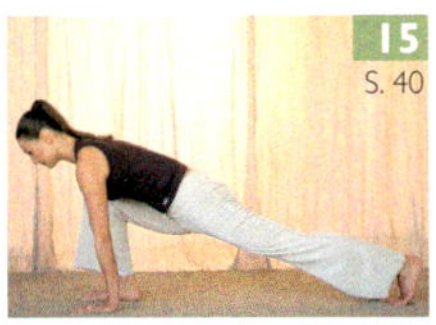

Einatmen

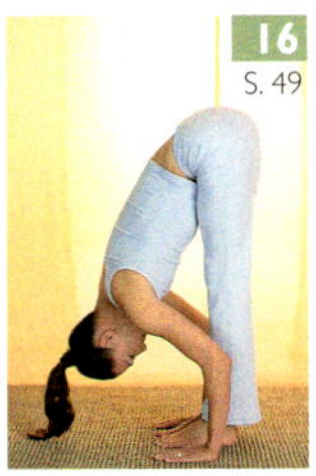

Ausatmen

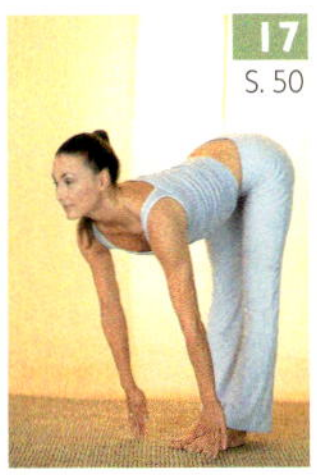

Einatmen

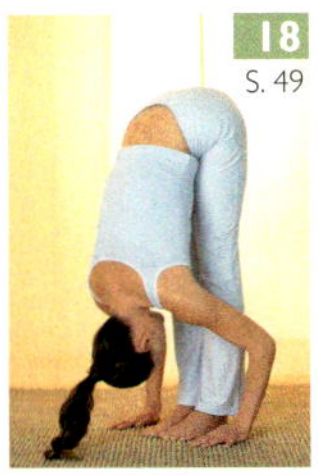

Ausatmen

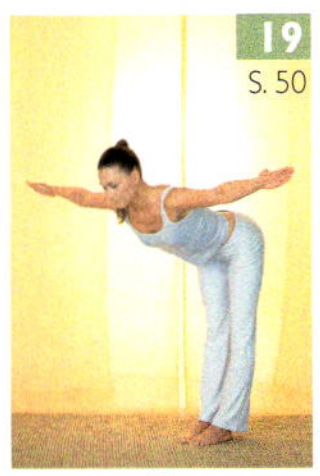

Einatmen …

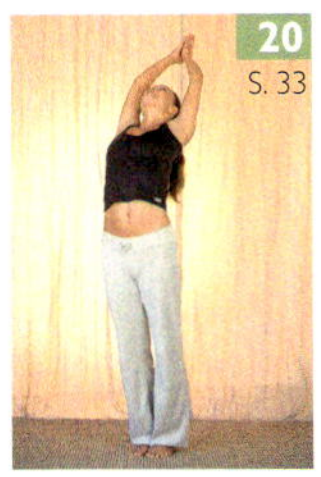

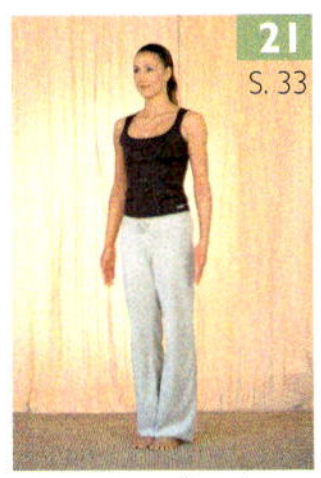

Ausatmen

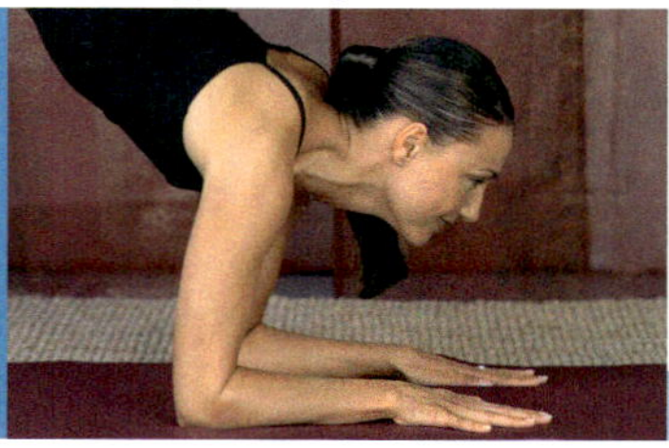

Sonnengebet für Fortgeschrittene

Erweitertes Surya Namaskar

Eine Erweiterung des Basis-Sonnengebetes: Sie können so viele Stehhaltungen einfügen, wie Sie mögen. Dabei gibt es verschiedene Varianten. Entweder üben Sie direkt nacheinander immer im Wechsel mit dem rechten und dem linken Bein nach vorn. Oder Sie absolvieren erst mehrere Haltungen auf der rechten und danach mehrere auf der linken Seite. Üben Sie die Haltungen 1–26 zunächst immer mit dem rechten Bein vor. Und dann die ganze Serie mit dem linken Bein vor. Schließen Sie Ihr Sonnengebet dann mit den Haltungen 27–41 ab.

1 Ausatmen, Einatmen mit Namasté, Ausatmen und Arme über den Kopf

8 5 Atemzüge lang halten

12>13 Nach vorne über die Zehen rollen und die Arme strecken

13>14 Mit Kraft der Arme nach hinten drücken, über die Zehen rollen und das Becken nach oben heben

14 5 Atemzüge lang halten

14>15 Den rechten Fuß genau zwischen die Hände aufsetzen, Oberkörper aufrichten

15 5 Atemzüge lang halten

15>17 Die Arme senken, die rechte Hand zum Boden bringen. 5 Atemzüge lang halten, dann zurück in die Stolze-Krieger-Haltung.

18 5 Atemzüge lang halten

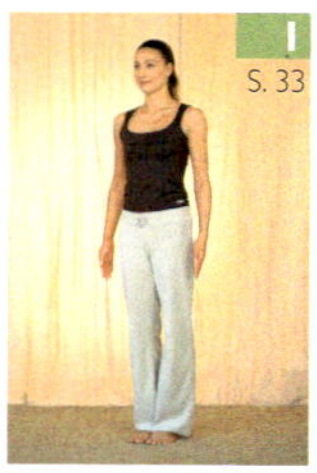

Einatmen

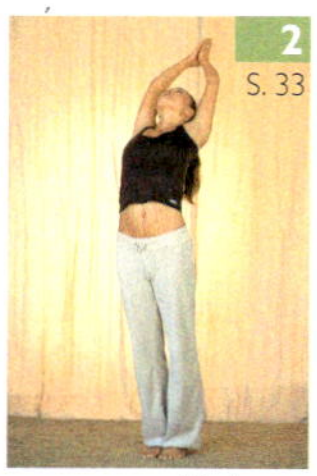

Einatmen

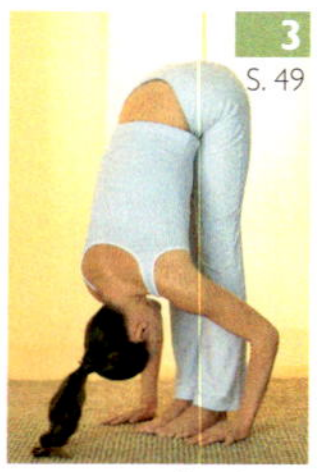

Ausatmen

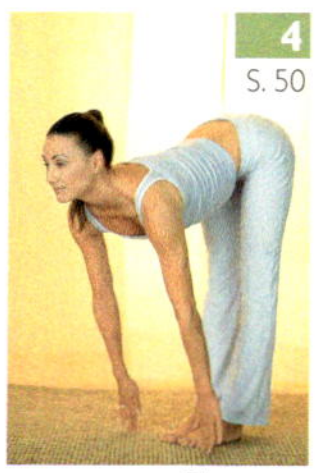

Einatmen

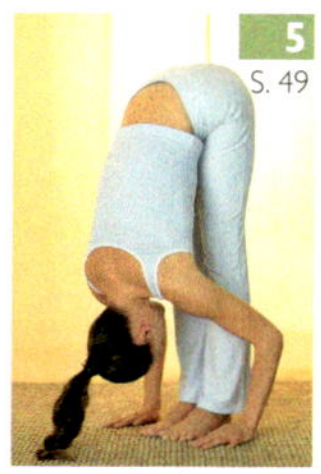

Ausatmen

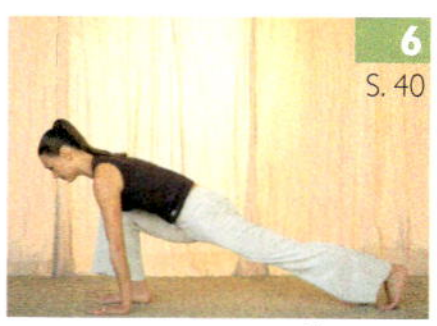

Einatmen

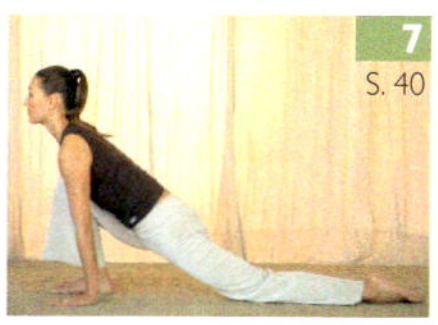

Ausatmen

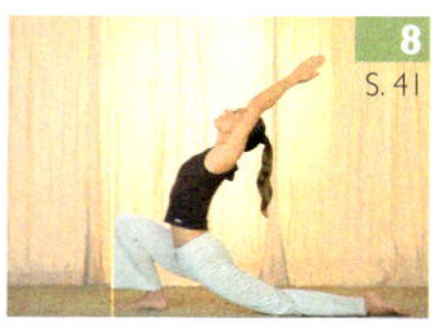

Einatmen

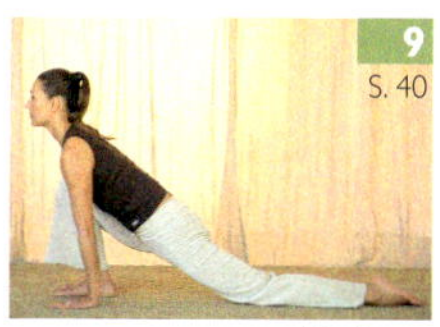

Einatmen

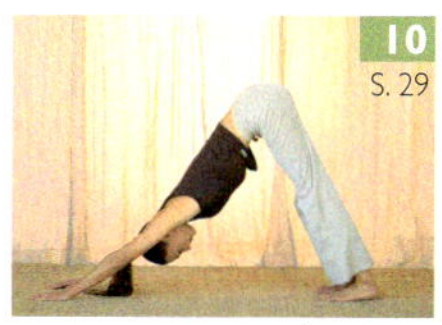

Ausatmen

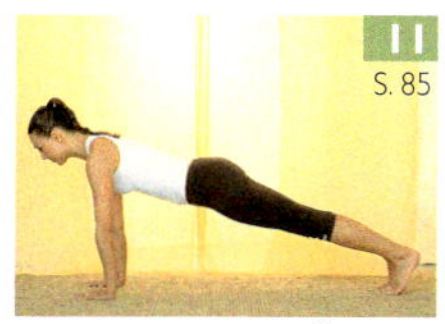

Einatmen

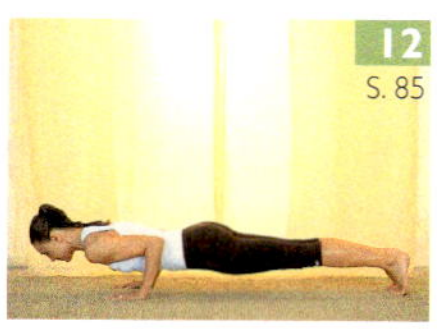

Ausatmen

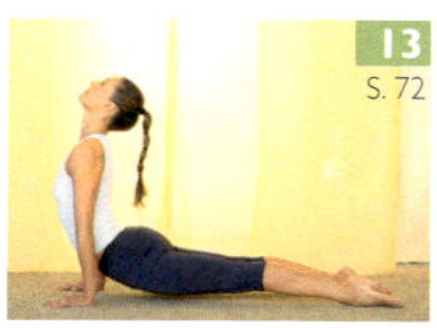

Einatmen

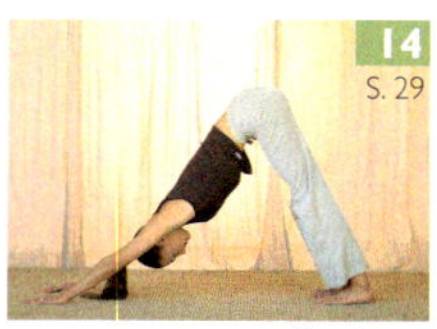

Ausatmen

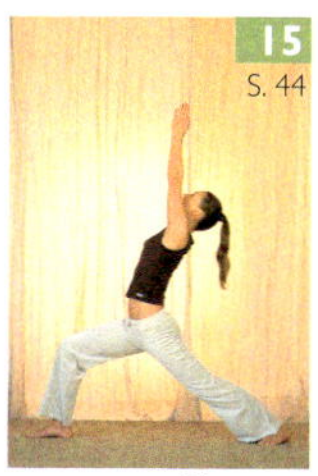

Einatmen

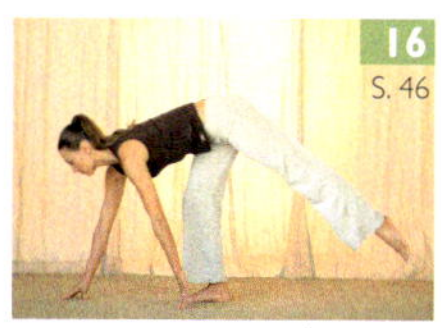

Ausatmen

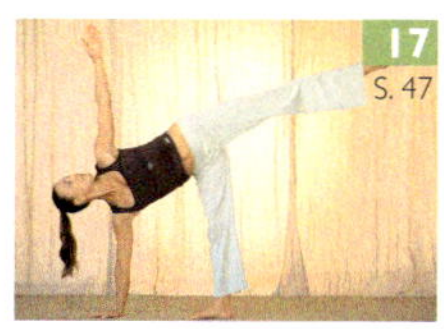

Einatmen

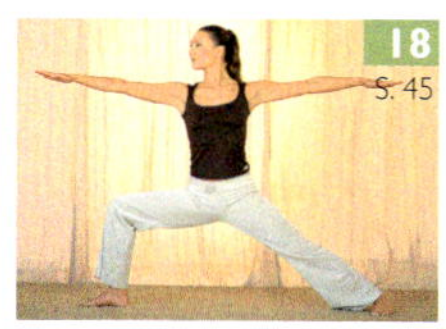

Ausatmen

18>19 Das rechte Bein wieder strecken für die Dreieckshaltung
19 5 Atemzüge lang halten

19>20 Den linken Arm senken und die linke Hand zur Außenseite des rechten Fußes bringen
20 5 Atemzüge lang halten

20>21 Den rechte Arm senken, beide Hände neben den rechten Fuß zu Boden bringen. Das linke Bein heben.
21 5 Atemzüge lang halten

24>25 Arme weit zu Seite strecken und über den Kopf heben
27-28 Jede Seite 5 Atemzüge lang halten

29 5 Atemzüge lang

30>31 Jede Seite 5 Atemzüge lang halten

32 10 Atemzüge lang in der Haltung verweilen

33-36 Je 5 Atemzüge lang halten

37-38 Je Seite 5 Atemzüge lang halten

39 10 – 30 Atemzüge lang verweilen

40 5 – 10 Atemzüge lang halten

41 10 Minuten lang still liegen

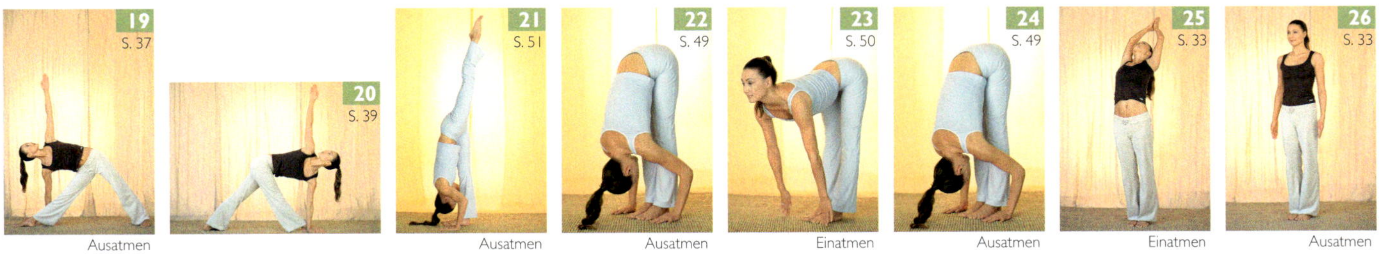

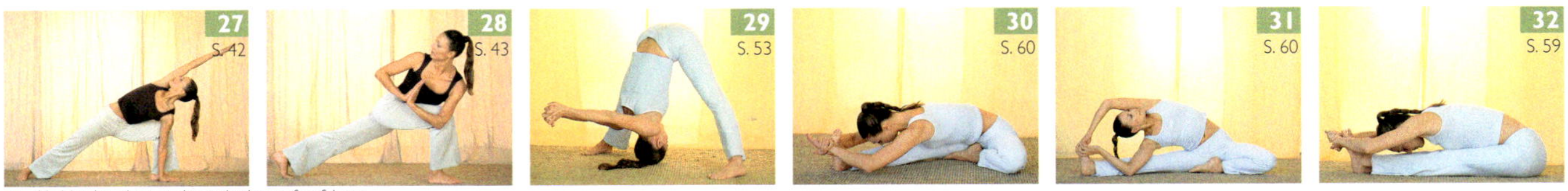

▲ Ab hier im eigenen Atemrhythmus fortfahren.

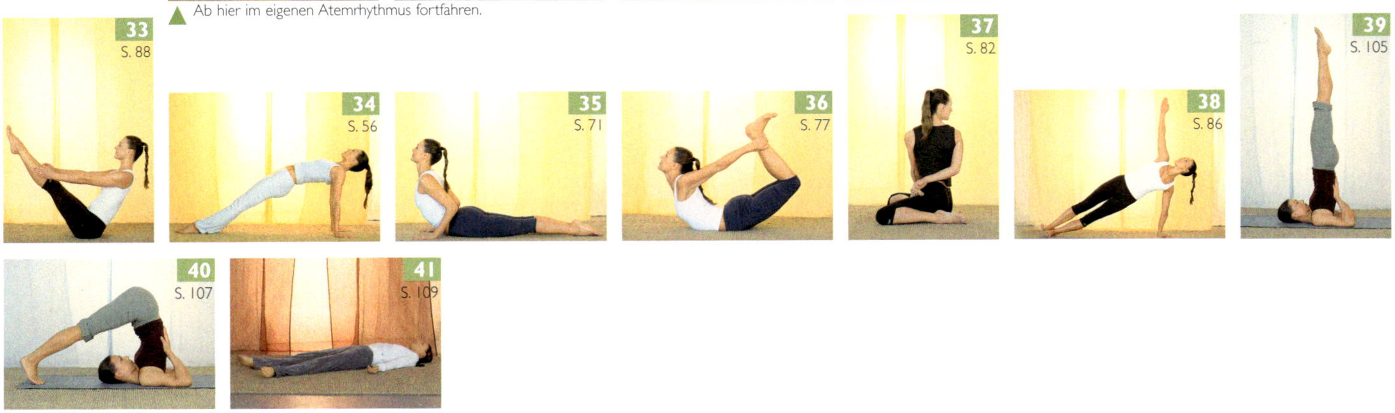

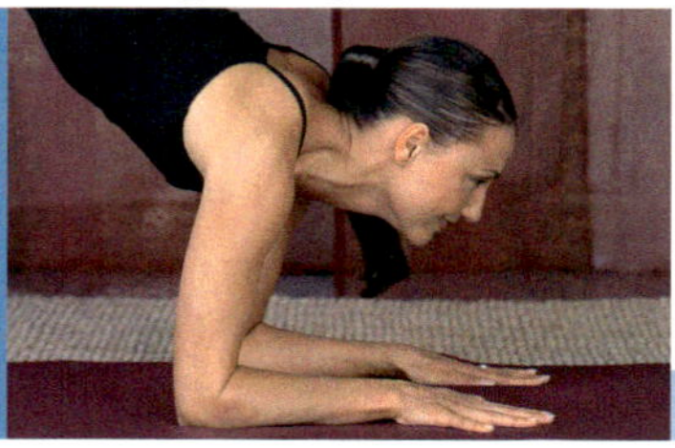

Bei Menstruations-beschwerden

Sanft und behutsam bewegen

Während der Periode sollten keine Umkehrhaltungen geübt werden, da verbrauchtes Blut in den Körper zurückfließen würde. Vorwärtsbeugen hingegen regulieren die Blutung und fördern zudem die Durchblutung der Unterleibsorgane, was entkrampft und beruhigt. Dieser Übungszyklus nimmt auch Schmerzen im unteren Rücken und kann PMS-(Prämenstruelles Syndrom) Probleme dauerhaft lindern.

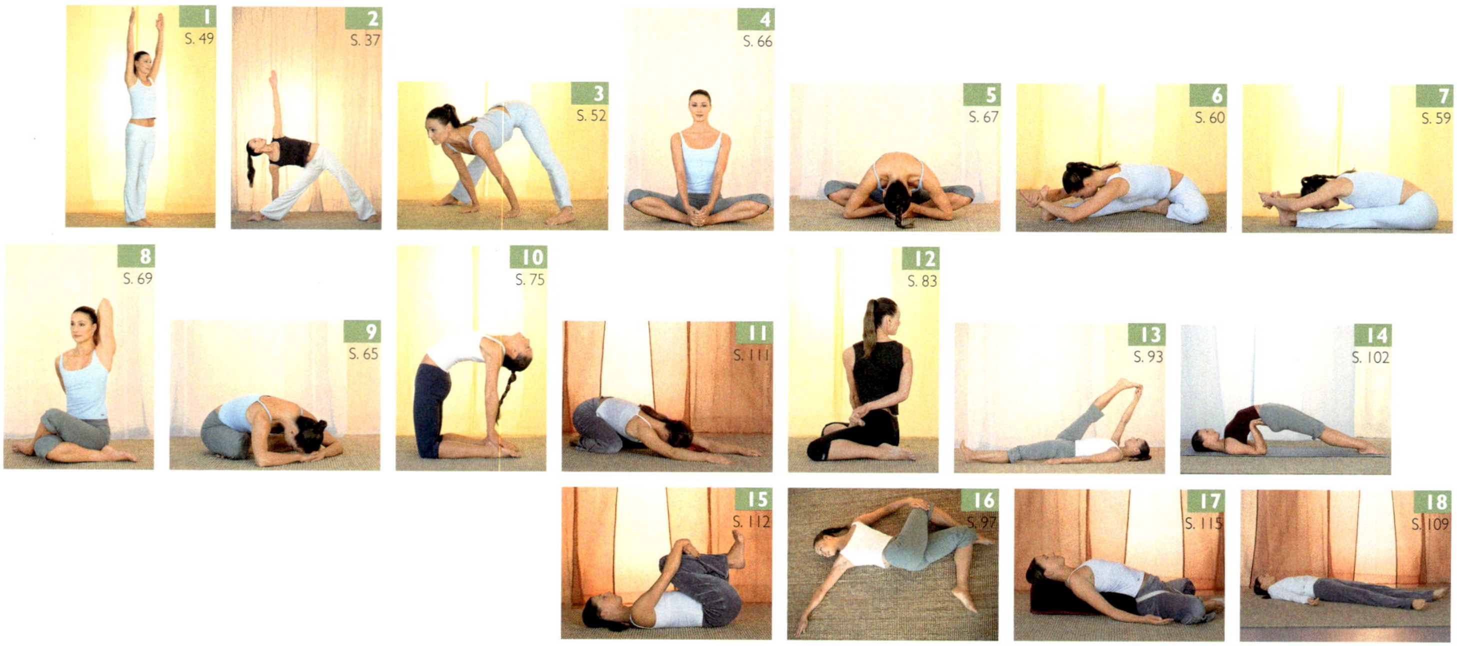

Glossar

Asanas: Präzise Körperhaltungen. Das Sanskrit-Wort bedeutet Halt bzw. Sitz.

Ashtanga Yoga: Acht Stufen zur Selbstverwirklichung durch Yoga-Übungen.

Ayurveda: Indische Heilkunde oder Medizin.

Chakra: Wörtlich Rad. Sieben feinstoffliche Energiezentren des Körpers. Durch Asanas und Pranayama aktiviert, wandeln sie kosmische in geistige Energie um.

Guru: Lehrer, spiritueller Meister, der sein Wissen weitergibt.

Hatha Yoga: Klassisches indisches Übungssystem.

Kundalini: Göttliche, kosmische Energie, die in jedem Menschen verborgen ist.

Mudra: Eine Stellung der Versiegelung. Mudras sind Handhaltungen, die den Energiefluss lenken bzw. halten.

Patanjali: Philosoph, Entwickler der Yoga-Philosophie und Verfasser des Yoga-Sutra (ca. 200 v. Chr.).

Prana: Hauch, Atem, lebenswichtige Energie oder Lebenskraft.

Pranayama: Ausdehnung des Atems und seine Beherrschung.

Raja Yoga: Das ursprüngliche Yoga, die königliche Verbindung mit dem Universal-Gott, vollkommene Beherrschung des Selbst.

Scheitelpunkt: Liegt auf der Mitte des Kopfes, die Fontanelle.

Sanskrit: Altindische Literatur- und Gelehrtensprache.

Shiva: Oberste Gottheit des Hinduismus, der Herr des Tanzes, der Ursprung und Quelle des Yoga ist.

Vinyasa: Eine Folge von Asanas, die nahtlos aneinander gereiht fließend geübt werden.

Yoga Sutra: Das klassische Werk über Yoga von Patanjali, Sammlung von Aphorismen über die Philosophie und Praxis des Yoga.

Yogi(n): Schüler/in, Suchende/r der Wahrheit, die/der dem Yoga-Pfad folgt.

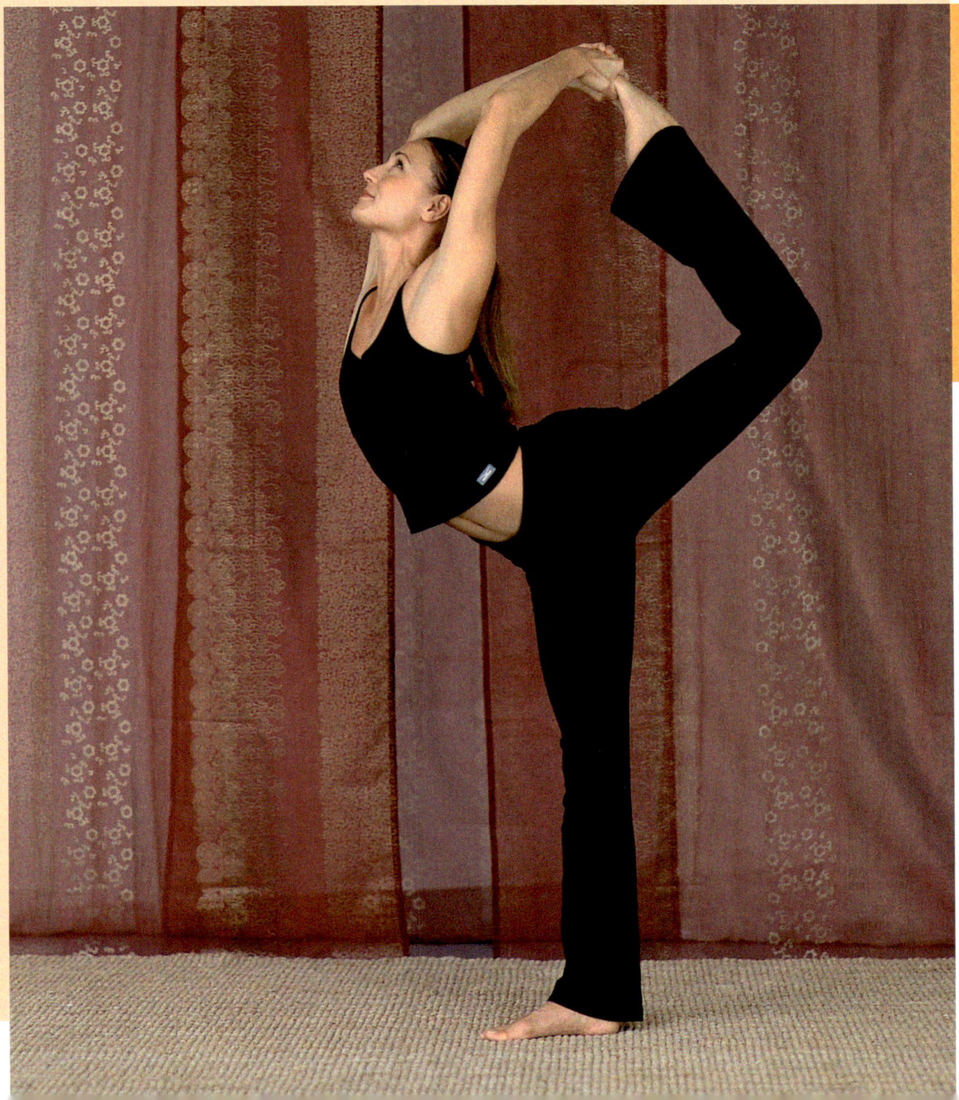

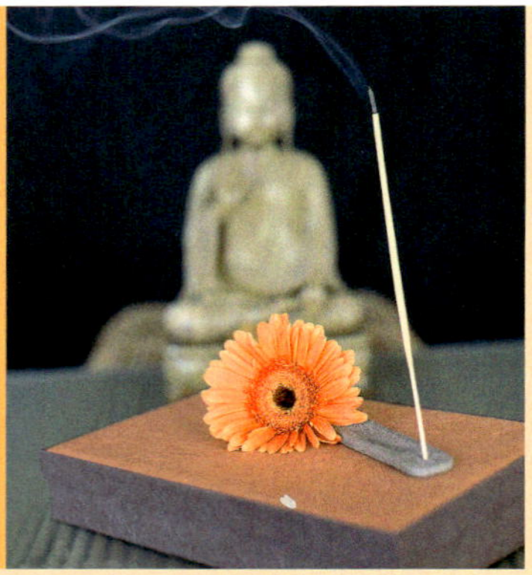

Weiterführende Literatur

Dr. KARL BAIER: Yoga auf den Weg nach Westen – Beiträge zur Rezeptionsgeschichte, Königshausen & Neumann Verlag Würzburg, 1998

O. W. BARTH (Hrsg.): B. K. S. Iyengar: Licht auf Yoga. Scherz Verlag Frankfurt am Main, 1993

O. W. BARTH (Hrsg.): B. K. S. Iyengar: Licht auf Pranayama. Scherz Verlag Frankfurt am Main, 2000

O. W. BARTH (Hrsg.): Bettina Bäumer: Patanjali – Die Wurzeln des Yoga. Scherz Verlag Frankfurt am Main, 1993 (7)

O. W. BARTH (Hrsg.): Carsten Unger, Katrin Hofmann-Unger: Yoga und Psychologie, Verlag Ganzheitlich Leben Ahrensburg, 1999

T.K.V. DESIKACHAR: Yoga – Gesundheit von Körper und Geist. Leben und Lehren Krishnamacharyas. Theseus Verlag, Berlin 2000

T.K.V. DESIKACHAR: The Heart of Yoga. Developing A Personal Practice. Inner Traditions International Vermont, USA, 1999 (2)

GODFREY DEVEREUX: Dynamic Yoga. The Ultimate Workout That Chills Your Body As It Charges Your Body. Thorsons (HarperCollinsPublishers) London, 1998

B.K.S. Iyengar: Yoga – Der Weg zu Gesundheit und Harmonie. Dorling Kindersley London, 2001

SWAMI VISHNU-DEVANANDA: Das Große Illustrierte Yoga Buch. Aurum Verlag Bielefeld, 2001 (7)

Eckard Wolz-Gottwald (Hrsg.): Yoga – Philosophie – Karten. Verlag Via Nova Petersberg, 2001

Internet

Hilfsmittel:
www.yoga-shop.de
www.bausinger.de
www.iyoga.de

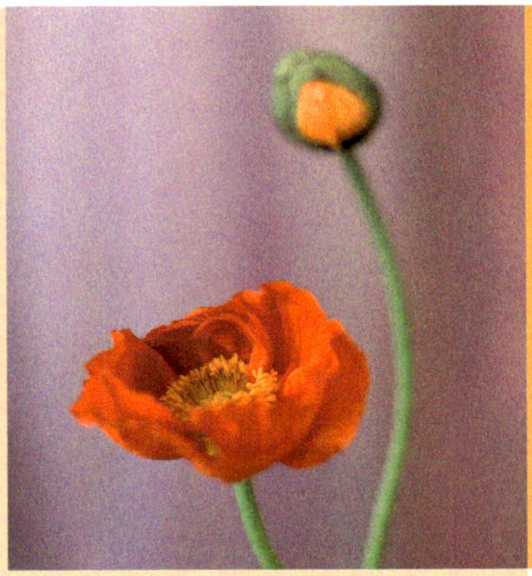

Danksagung

Wir danken
KOKON GmbH, Lenbachplatz 3, 80333 München (www.kokon.com) für Deko-Stoffe, Accessoires, Vorhänge und Schals.
LEBENSWERTE, Robert Nemetz-Walzel, Augustenstraße 33, 80333 München (www.lebens-werte.com) für Möbel, Accessoires und Deko.
Yogamattenvertrieb CLAUS & UWE GRZESCH GbR, Kapellenweg 10, 79415 Bad Bellingen für die Matten (www.yogamatsandmore.com).
VENICE BEACH (Okka Pötzsch) c/o ten east pr media events, Ehrenbergstraße 44 c, 22767 Hamburg für sämtliche Outfits.

Ganz besonderen Dank an Benita Cantieni und Michael Forbes.

Weitere Asanas
Cover: Ein-Bein-Bogen (Eka-Pada-Urdhva-Dhanurasana)
Seite 25: Vorwärtsdehnen im Sitz mit Gurt
Seite 27: Die Taube (Eka-Pada-Rajakapotasana 1)
Seite 70: Die Taube (Eka-Pada-Rajakapotasana 1)
Seite 84 und 117: Skorpion (Vrishchikasana 1)
Seite 123: Dancing Shiva (Natarajasana)

Die Autorinnen

Barbra J. Noh stammt aus einer Kampfsportfamilie und lernte zunächst Judo und Taekwondo, ehe sie sich für eine Ballett- und Tanzausbildung in ihrer australischen Heimatstadt Melbourne entschied. Seit 1990 lebt und arbeitet sie in Europa. Nach Engagements an deutschen Staatstheatern sammelte sie erste Erfahrungen mit Yoga und ließ sich daraufhin in Südindien zur Yoga-Lehrerin ausbilden. Seit 2000 bietet sie eigene Kurse und Workshops an und ist weiterhin als Tänzerin tätig. www.barbra-noh.com.

Ute Witt M. A. verbrachte Kindheit und Jugend mit Leistungssport (Turnen, Rhythmische Sportgymnastik, Fechten) in ihrer Geburtsstadt Wolfsburg, ist seit 1987 Redakteurin und studierte Germanistik und Soziologie in Hannover. Beruflich spezialisierte sie sich im TV- und Printbereich auf Sport-, Gesundheits- und Lifestyle-Themen. Seit 1993 überzeugte Iyengar-Yoga-Schülerin. Weitere Buch-Publikationen: »Die besten Übungen der Welt« (Rowohlt) und »Ess- und Tisch-Knigge« (Gräfe & Unzer).

Unser Respekt und unsere Verehrung gelten den Yogameistern der Vergangenheit und Gegenwart, denen wir das große Geschenk Yoga zu verdanken haben.

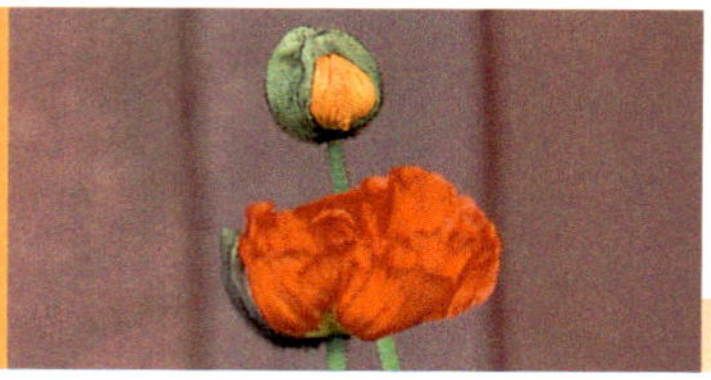

Register

Verzeichnis der Asanas

Bei mehreren Angaben ist die mit Bild **fett** gekennzeichnet.

Register

Hinweis
Das vorliegende Buch wurde sorgfältig erarbeitet. Dennoch erfolgen alle Angaben ohne Gewähr. Weder Autoren noch Verlag können für eventuelle Nachteile oder Schäden, die aus den im Buch vorgestellten Informationen resultieren, eine Haftung übernehmen.

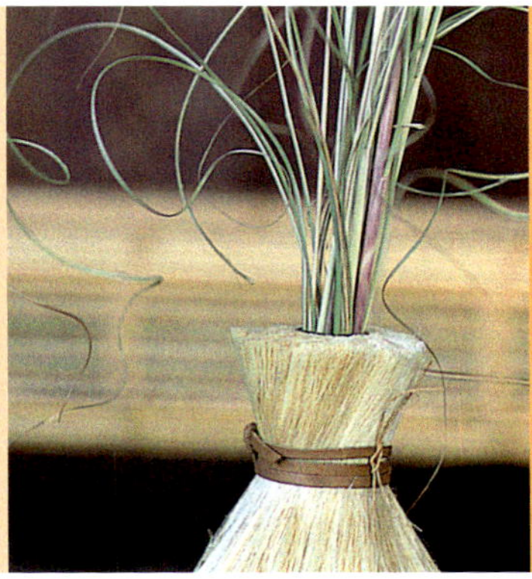

Bibliographische Information der Deutschen Bibliothek

Die Deutsche Bibliothek verzeichnet diese Publikation in der Deutschen Nationalbibliographie; detaillierte bibliographische Daten sind im Internet über http://dnb.ddb.de abrufbar.

BLV Verlagsgesellschaft mbH
München Wien Zürich
80797 München

© 2004 BLV Verlagsgesellschaft mbH, München

Das Werk einschließlich aller seiner Teile ist urheberrechtlich geschützt. Jede Verwertung außerhalb der engen Grenzen des Urheberrechtsgesetzes ist ohne Zustimmung des Verlags unzulässig und strafbar. Das gilt insbesondere für Vervielfältigungen, Übersetzungen, Mikroverfilmungen und die Einspeicherung und Verarbeitung in elektronischen Systemen.

Umschlaggestaltung: Joko Sander Werbeagentur, München
Umschlagfotos: Sammy Hart

Idee und Konzept: Ute Witt und Barbra J. Noh
Fotoproduktion und Text: Ute Witt
Asanas und Übungsfolgen: Barbra J. Noh
Fotos: Sammy Hart
Illustrationen: Joanna Hegemann, Hamburg
Lektorat: Christa Klus-Neufanger
Herstellung: Ruth Bost
Layoutkonzept Innenteil: Sabine Fuchs, Riemerling
Layout und Satz: Buch & Konzept Anne Wehland, München

Gedruckt auf chlorfrei gebleichtem Papier

Printed and bound in Germany
ISBN 3-405-16726-4

Damit Sie in Bestform kommen!

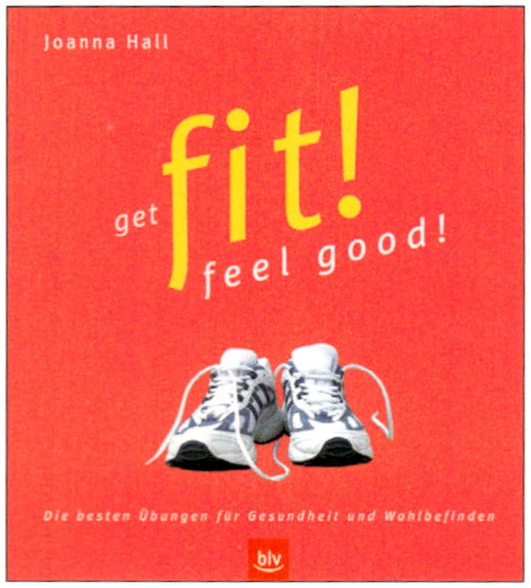

Joanna Hall
Get fit! Feel good!
Gesundheit und Wohlbefinden für Körper, Geist und Seele: effektive Übungen für jeden Fitness-Level und Tipps für mehr Bewegung im Alltag; mit Rezepten für Menüs und Snacks.

Carolin Schricker/
Dr. med. Walter Eichinger/
Prof. Dr. med. Rüdiger Lange
Walking
Walking für verschiedene Zielgruppen, sportmedizinische Grundlagen, Training, Technik; Variationen – z. B. Nordic-, Aqua- und Power-Walking; Ausrüstung und Ernährung.

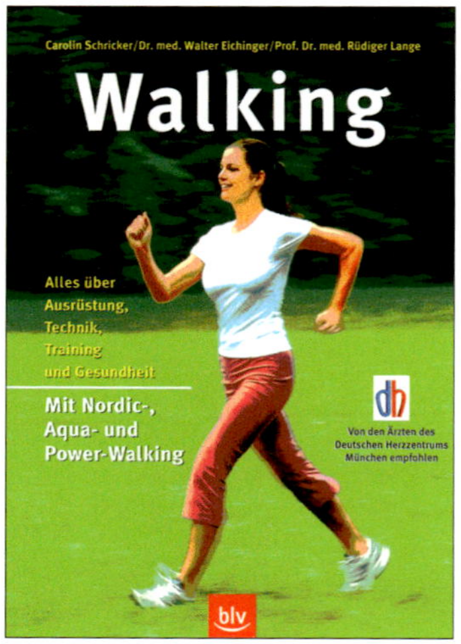

BLV aktiv + gesund
Lothar Schwarz/Markus Schwarz
Herz-Kreislauf-Training
Zur Vorbeugung und Rehabilitation: Tipps für Ausdauersportarten, Dehn- und Kräftigungsprogramme mit Hinweisen für Herzpatienten.

Uschi Moriabadi
Pilates – Das Übungsbuch
Der aktuelle Fitness-Trend mit Übungen für jedes Alter und jede Leistungsstufe; die »Magischen Fünf«: ausgewählte Übungen für den Rücken, das Training am Morgen und am Abend, für Einsteiger und für Fortgeschrittene.

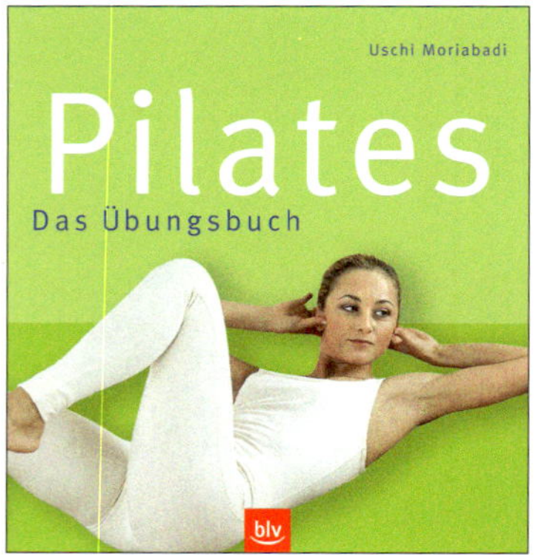

BLV Sportpraxis Top
Dagmar Sternad
Richtig Stretching
Mehr Körperbewusstsein, bessere Atmung und Entspannung mit Stretching: Anatomie, Physiologie, Training, Übungen für alle Muskelgruppen.

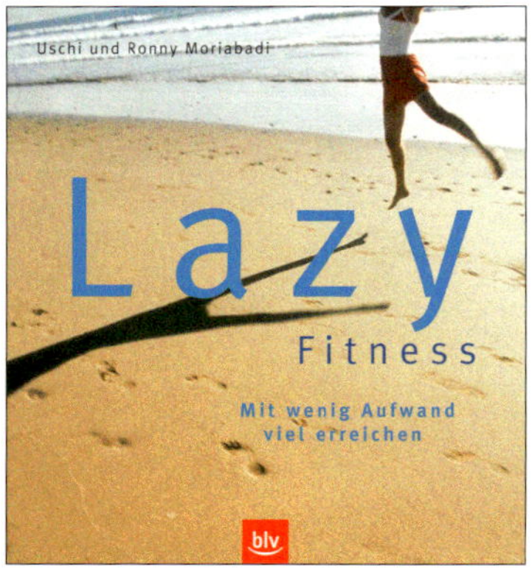

Ronny und Uschi Moriabadi
Lazy Fitness
Der Start in ein aktiveres Leben – das Programm für mehr Bewegung im Alltag: Übungen zum Aufwachen, für eine bessere Atmung, für Autofahrer, bei Verspannungen, für Herz und Kreislauf, für den Urlaub usw.

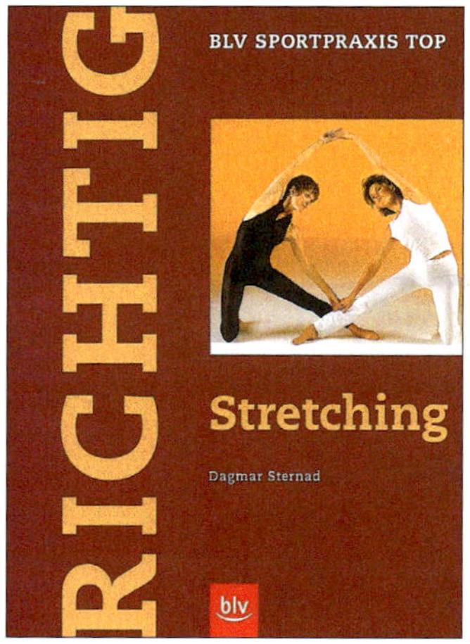

Dr. med. Thomas Wessinghage
Laufen
Der Lauf-Klassiker – komplett überarbeitet; neue Erkenntnisse zu Lauftechnik, Ausrüstung, Training; Laufen und Gesundheit mit aktuellen Forschungsergebnissen der Sportmedizin; Termine von Marathonläufen weltweit.

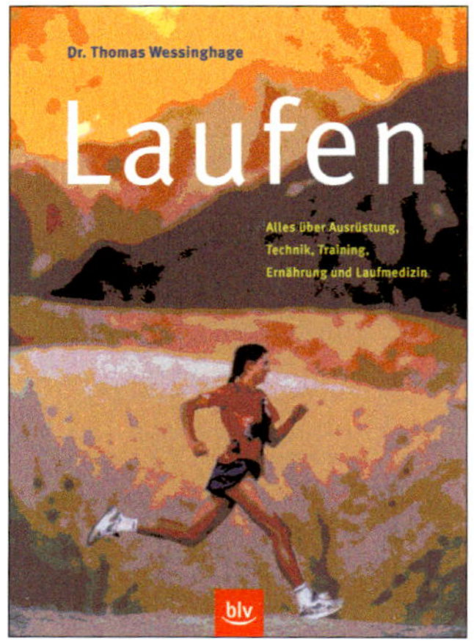

BLV Sportpraxis Top
Wolfgang Mießner
Richtig Trainieren mit der Pulsuhr
Herzfrequenz-kontrolliertes Training mit der Pulsuhr; sportbiologische und sportmedizinische Grundlagen.

BLV Sportpraxis Top
Wolfgang Mießner
Richtig Body-Styling
Den Körper formen durch Muskel- und Cardiotraining: Grundlagen, Trainingspraxis, Regeneration.

Im BLV Verlag finden Sie Bücher zu den Themen: Garten und Zimmerpflanzen • Natur • Heimtiere • Jagd und Angeln • Pferde und Reiten • Sport und Fitness • Wandern und Alpinismus • Essen und Trinken

Ausführliche Informationen erhalten Sie bei:
BLV Verlagsgesellschaft mbH • Postfach 40 03 20 • 80703 München
Tel. 089/12705-0 • Fax 089/12705-543 • http://www.blv.de